特色畜药精选

雷后兴　林　娜　张晓芹　袁宙新◎主　编

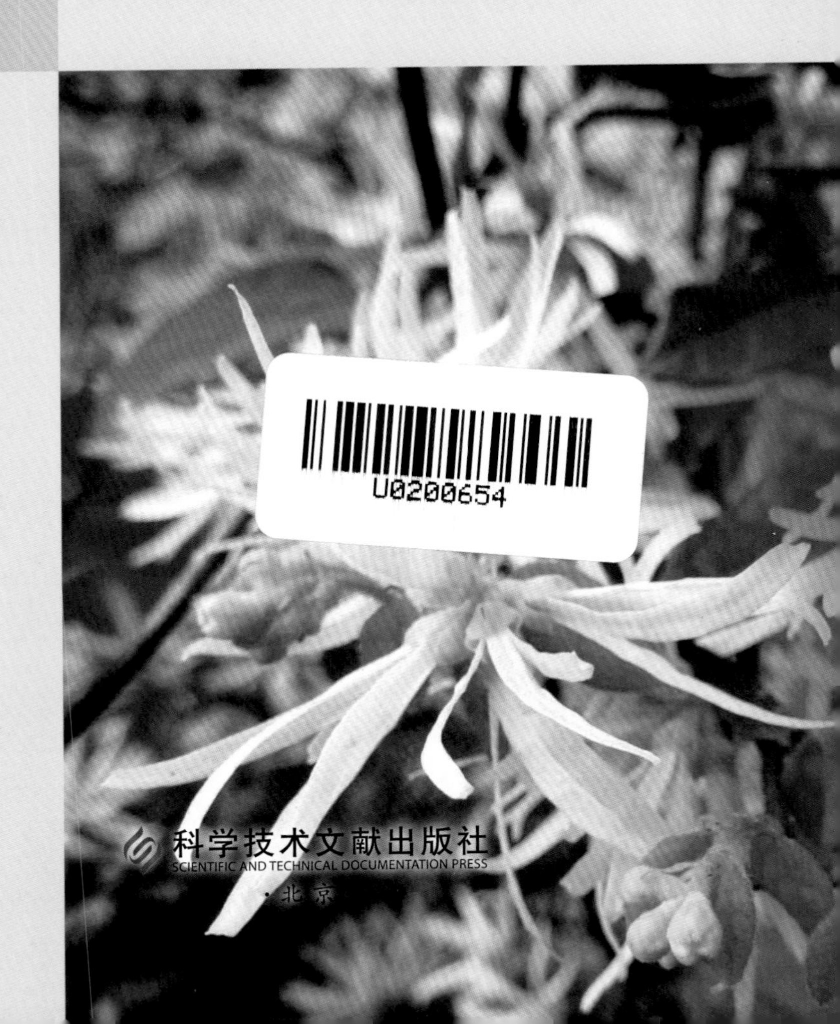

科学技术文献出版社
SCIENTIFIC AND TECHNICAL DOCUMENTATION PRESS
·北京·

图书在版编目（CIP）数据

特色畲药精选 / 雷后兴等主编. —北京：科学技术文献出版社，2022.12

ISBN 978-7-5189-9785-5

Ⅰ. ①特…　Ⅱ. ①雷…　Ⅲ. ①畲族—民族医学—药用植物　Ⅳ. ①R298.308

中国版本图书馆CIP数据核字（2022）第213257号

特色畲药精选

策划编辑：张　蓉　责任编辑：彭　玉　张　波　责任校对：张永霞　责任出版：张志平

出 版 者　科学技术文献出版社
地　　址　北京市复兴路15号　邮编 100038
编 务 部　（010）58882938，58882087（传真）
发 行 部　（010）58882868，58882870（传真）
邮 购 部　（010）58882873
官方网址　www.stdp.com.cn
发 行 者　科学技术文献出版社发行　全国各地新华书店经销
印 刷 者　北京地大彩印有限公司
版　　次　2022 年 12 月第 1 版　2022 年 12 月第 1 次印刷
开　　本　850×1168　1/32
字　　数　293千
印　　张　7.75
书　　号　ISBN 978-7-5189-9785-5
定　　价　68.00元

主编简介

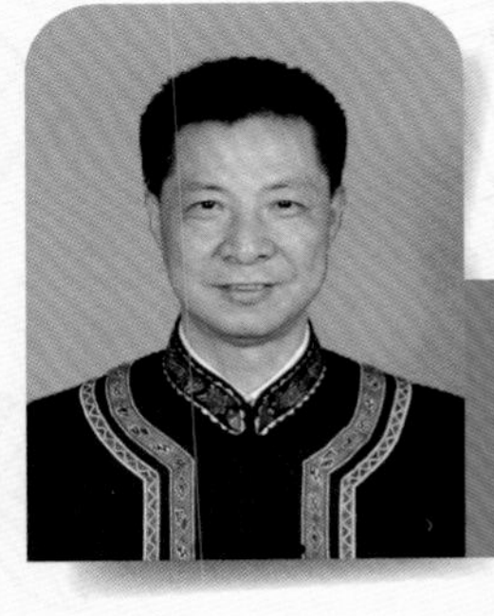

雷后兴

浙江省丽水市中医院名誉院长，畲医药研究所所长，主任医师，教授（专业技术二级岗），硕士研究生导师，第十一至第十三届中国人民政治协商会议全国委员会委员，享受国务院特殊津贴

专业特长：畲医药传承与开发应用研究、儿科疾病诊治等。

学术成果：主持或参与完成国家、省及市级科研课题 15 项；主持申报的“畲族医药”项目于 2007 年被浙江省人民政府列入浙江省第二批非物质文化遗产保护名录，“畲族医药·痧症疗法”于 2008 年被国务院列入国家第二批非物质文化遗产保护名录；在国内外学术刊物公开发表论文 100 余篇；作为主编出版《中国畲族医药学》《中国畲药学》《中国畲药图谱》《丽水特色中药（第二辑）》和《实用畲族药膳学》等 5 部专著，作为副主编出版《浙江丽水药物志》《畲药物种 DNA 条形码鉴定》《整合畲药学研究》《中草药民间单方验方集》等 5 部专著。

社会任职：现任中国民族医药学会常务理事、中国民族医药学会畲医药分会会长、中国民族医药学会科研分会副会长、中国民族医药学会儿科分会副会长、浙江省非物质文化遗产保护协会传统医药专业委员会副主任委员、浙江省医师协会儿科医师分会常务委员、丽水市医学会副会长、丽水市中医药学会副会长、丽水市医学会儿科学分会主任委员。

所获荣誉：入选国家中医药管理局中医药科技咨询与评审专家库专家、浙江省中医药管理局科技咨询与评审专家库专家、浙江省医药卫生科技评审专家库专家、浙江省科技评审专家库专家；被评为畲医药传承人、全国畲族医药研究学术带头人、丽水市重点科技创新团队带头人；获浙江省科学技术进步奖三等奖 3 项，中华中医药学会科学技术奖三等奖 1 项，浙江省中医药科学技术奖一等奖 1 项、二等奖 5 项，丽水市科学技术进步奖二等奖 4 项、三等奖 1 项；获国家发明专利 3 项；研制出由畲药组成的袋泡茶 2 种；获“浙江省优秀医师奖”“浙江省优秀儿科医师”“丽水市专业技术拔尖人才”“丽水市杰出人才”“丽水市民族团结进步模范个人”“浙江省民族团结进步模范个人”“全国少数民族医药工作表现突出个人”及丽水市第一届“绿谷特级名医”荣誉称号等。

主编简介

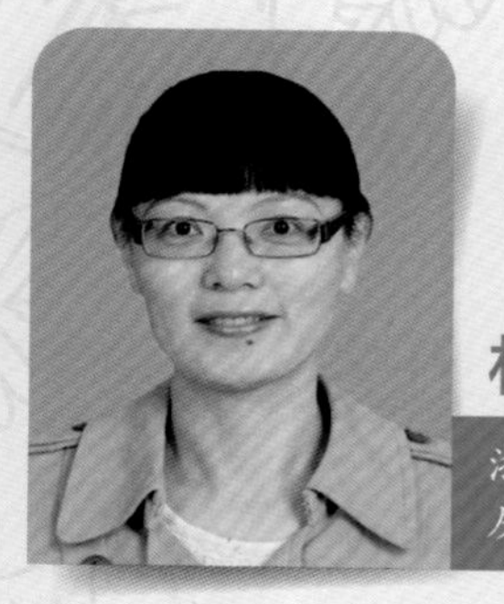

林　娜

浙江省丽水市中医院药剂科副主任兼中药房主任，主任中药师

专业特长：主要从事中药药事管理工作，擅长中药饮片的验收与鉴定、畲药资源研究开发、畲药及中药知识科普。

学术活动：主持省市级科研项目 2 项，完成近 2 万字的《丽水长寿人群自我保健方式与药食两用中草药关系的调研》报告，主编出版《特色畲药科普汇编》；2014 年始组建“百草团”小组，定期上山辨识、采集药用植物标本，并开展畲药资源调查，近两年来，积极推进畲医药及中医药科普活动进校园、进社区、下基层等活动；2018 年始带领团队成员在丽水市中医院微信公众平台定期推送“百草团”之畲药科普系列内容，截至 2021 年末已发表畲药科普文章 60 余篇。

社会任职：现任中国民族医药学会畲医药分会常务理事、中华中医药学会中药炮制分会委员、中华中医药学会中药制药工程分会委员、浙江省中医药学会中药制剂分会常务委员、丽水市中药药事质控中心副主任委员、丽水市畲族医药研究会常务理事等。

所获荣誉：首届全国中药特色技术传承人才；浙江省中医药重点学科畲医药心血管病学后备学科带头人、丽水市畲医药学重点学科后备学科带头人；获浙江省科学技术进步奖三等奖 1 项；获国家发明专利 1 项；获第九届“华东－千红杯”优秀医院药师荣誉称号等。

主编简介

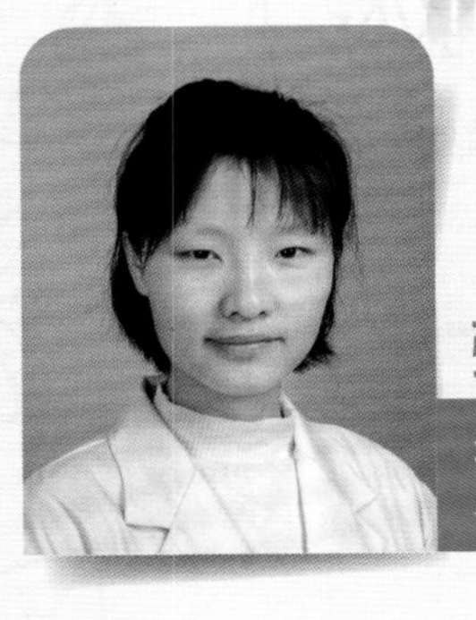

张晓芹

浙江省丽水市中医院药学研究中心副主任，
北京中医药大学博士

专业特长：从事中药制剂研发、质量标准提升，以及畲医药的传承和开发研究。

学术成果：承担及参与科研项目16项；以第一作者或通讯作者发表论文20篇，其中SCI收录论文2篇；作为副主编出版专著3部。

社会任职：现任中国民族医药学会畲医药分会常务理事、中国中药协会精准中药专业委员会委员、浙江省药学会药物制剂专业委员会青年分会委员、丽水市莲都区政协委员。

所获荣誉：入选浙江省“中医药青苗人才”培养计划、丽水市“138人才工程”第二层次培养人员；被评为丽水市畲医药学重点学科后备学科带头人、丽水市畲医药防治心脑血管病科技创新团队后备学科带头人；获中国民族医药学会科学技术进步奖三等奖2项、浙江省科学技术进步奖三等奖1项、丽水市自然科学优秀论文二等奖1项；获国家发明专利2项；获丽水市第四届“绿谷新秀”荣誉称号等。

主编简介

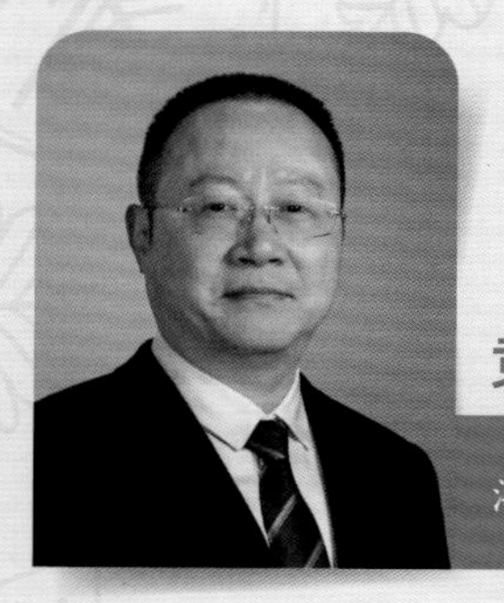

袁宙新

浙江省丽水市中医院药剂科主任，副主任药师

专业特长：主要从事医院中草药制剂的研究与开发，特别是畲药的研究；重视中药资源普查和民间资料的收集，进行科研项目的研究及推广，具有丰富的畲药研究经验。

学术成果：参与省市级中草药方面科研项目 14 项，主持国家科技部重点研发计划项目“十五个少数民族医防治常见病特色诊疗技术、方法、方药整理与示范研究”畲药子课题 1 项；出版中草药专著 5 部。

社会任职：现任中国民族医药学会畲医药分会常务理事、中国民族医药学会科普分会常务理事、中国民族医药协会专家智库专家组成员、丽水市药学会常务理事、丽水市畲族医药研究会常务理事、丽水市药学会临床药理专业委员会副主任委员、丽水市药学会医院药学专业委员会委员、丽水市药学会中药与天然药物专业委员会委员、丽水市中医药学会中药饮片价格分会副主任委员、丽水市中药药事质控中心副主任委员。

所获荣誉：获省市级科学技术进步奖 5 项；获国家发明专利 3 项；获浙江省第十一届“优秀药师”荣誉称号等。

编委会

编写组

主　审： 刘春生　陈坚波

主　编： 雷后兴　林　娜　张晓芹　袁宙新

副主编： 李丕回　杨巧君　雷　强　郑勇飞　吴　俊　雷建光　邱岳东　柳王美

编　委：（按姓氏笔画排序）

丁　薇　王春春　王娜妮　毛佳乐
叶伟波　叶咏菊　叶垚敏　叶娇燕
刘　爽　刘春露　李丕回　杨巧君
吴　俊　吴银霞　邱岳东　邱圆媛
应晓央　张晓芹　张梦梅　陈岳娟
陈海涛　林　娜　林　超　金雪艳
周贤燕　郑圣鹤　郑勇飞　胡　珍
柳王美　俞　辉　袁宙新　袁慧强
夏虹影　徐巧芳　诸葛智鑫　黄晓燕
黄爱鹂　程慧芳　蓝　艳　雷　强
雷后兴　雷建光　潘　铨　潘锋君

摄　影： 钟建平　谢建军　周重建

内容简介

目前，中医药图书市场上介绍畲药的著作相对较少，仅查到畲医传人雷后兴于2014年出版的《中国畲药学》，其中收载了畲族民间常用植物药479种。

本书在《中国畲药学》的基础上，进一步挖掘和归纳，对101种特色畲药进行了整理，并涵盖了2015年版《浙江省中药炮制规范》收载的11种畲族习用药材。

本书以简洁的语言介绍了101种特色畲药的基源、生长环境和分布、植物特点、现代研究、民间应用等，是专家、学者及普通百姓认识和学习畲药的重要工具书。

序 言

民族医药是我国传统医药和优秀民族文化的重要组成部分，是各族人民长期与疾病做斗争的经验总结和智慧结晶，其不仅在历史上为各族人民的生存繁衍做出了重要贡献，而且如今在提高人民群众的健康水平、促进经济社会发展方面仍然发挥着不可替代的作用。扶持和发展民族医药是医学繁荣兴旺的体现，更是自然科学创新发展的重要源泉。

畲族是我国一个古老的少数民族，畲族人自称“山哈”，中华人民共和国成立前，民族学者称之为“畲民”，中华人民共和国成立后，1956 年将该民族定名为“畲族”。畲族是我国东南地区一个历史悠久的少数民族。据《中国统计年鉴 2021》公布，全国畲族人口 746 385 人，主要分布在闽、浙、赣、粤、黔、皖和湘七省。畲民长期居住在山区，山区村落分散，人口稀少，交通不便，经济落后，畲民生活困难，营养缺乏，体质较差，导致疫病流行严重。中华人民共和国成立前，疥疮、痢疾、疟疾、天花、肝炎、结核病、地方性甲状腺肿、妇女病、血丝虫病、血吸虫病等 10 多种疾病严重威胁着畲民的健康，给畲民的生存带来了极大的影响。在这种特定的历史条件和特殊的地理环境中，畲民为谋求生存与繁衍，在长期与疾病做斗争中，积累了丰富的防病治病经验和技艺，并将其世代相传，有些畲民便成为了民间医生。畲族医药也逐步形成了具有典型民族特色的医药，成为祖国医药学宝库中的一个重要组成部分。

为了解畲族药用植物，雷后兴等专家从 20 世纪 90 年代就开始了畲族医药的调研工作，前期积累了丰富的畲族医药资料。本书在《中国畲药学》的基础上，进一步挖掘畲族常用的药物，分别针对其植物学特征、民间应用、现代研究等方面进行了描述，语言简洁明了，方便大众了解，是宣传畲族医药的优秀科普著作。

本书既具有一定的学术价值，又对畲药的开发具有指导意义，将为畲药的开发利用做出良好的铺垫，同时也是一本老百姓喜爱的科普读物。

刘春生

北京中医药大学

2022 年 7 月 1 日

前 言

浙江省丽水市是“两山”理念的重要萌发地和先行实践地，被誉为“中国生态第一市”“中国长寿之乡”“中国气候养生之乡”“国家森林城市”“国家园林城市”“中国优秀生态旅游城市”“国家级生态示范区”。丽水市位于浙江省的西南部、浙闽两省的接合处，其区域内有瓯江、钱塘江、闽江、赛江、飞云江、椒江，被称为“六江之源”。丽水市中药材资源十分丰富，野生药材繁多，是浙西南的“天然药园”和“华东药用植物宝库”（华东药用植物园），已发现中药材资源 2033 种，占浙江省的 85.24%。

丽水市景宁畲族自治县是全国唯一的畲族自治县，畲族人民在长期与疾病斗争中形成了畲医药疗法。2007 年，“畲族医药”被列入浙江省非物质文化遗产名录；2008 年，“畲族医药·痧症疗法”被列入第二批国家级非物质遗产名录。2017 年，丽水市政府在《加快推进中医药健康发展的实施意见》中明确提出要传承发展畲族医药事业。畲医药的开发利用尚处于起步阶段，具有较高的开发前景。

从 20 世纪 90 年代开始，畲族传人雷后兴及其团队开始进行畲药的品种溯源和资源整理工作，并于 2014 年出版《中国畲药学》，为畲药的发展奠定了良好的基础。2020 年，雷后兴等人在前期研究的基础上，进一步筛选、挖掘民间应用广泛的畲药，并抓取其植物特征、现代研究、民间应用等重点内容，重新整理编撰成此书。

本书在编写过程中，邀请了北京中医药大学刘春生教授和金华职业技术学院陈坚波老师作为主审，对本书涉及的植物学特征进行反复审核，以期减少错误。若读者在阅读过程中发现不妥之处，请不吝赐教，批评指正！

希望本书可以成为民族医药工作者重要的学习工具。此外，本书在撰写过程中，尽量采用简洁、通俗易懂的语言，亦是期望本书能被老百姓所认可。

编写者

2022 年 7 月

目录

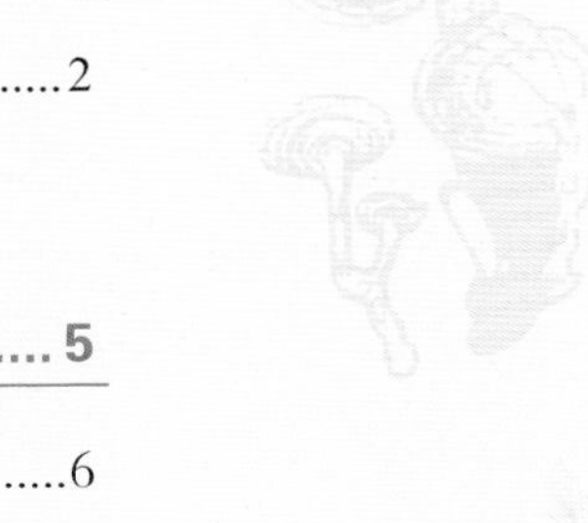

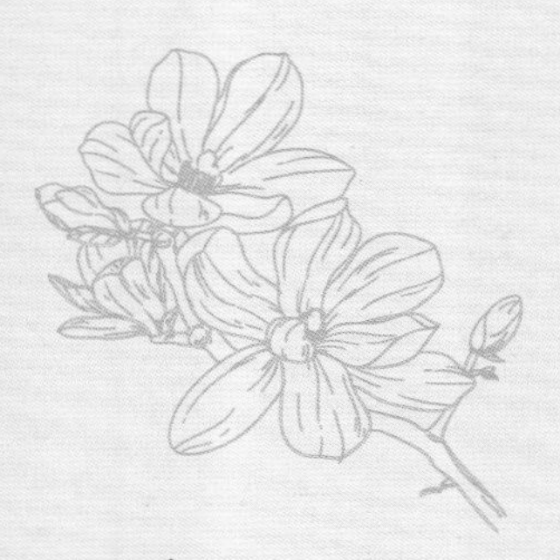

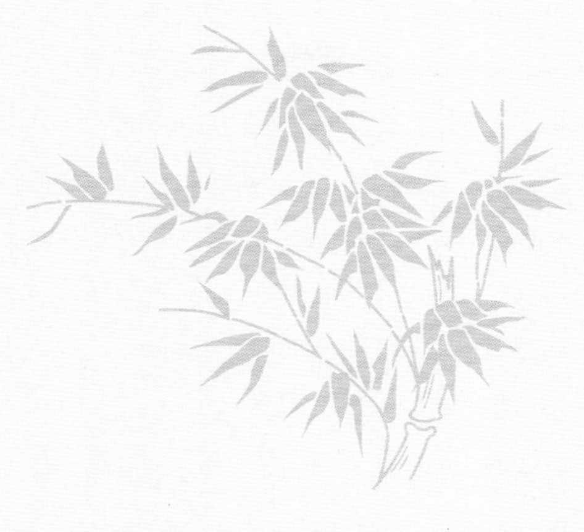

第一章／菌类植物

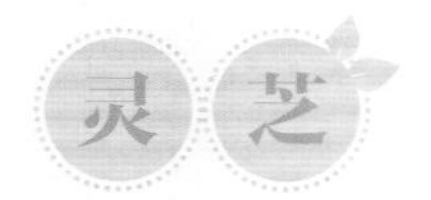

灵芝

别名

丹芝、三秀、灵芝草、木灵芝、菌灵芝。

来源

为多孔菌科真菌赤芝 *Ganoderma lucidum*（Leyss. ex Fr.）Karst. 或紫芝 *Ganoderma sinense* Zhao，Xu et Zhang 的干燥子实体。

植物特征

赤芝：其菌盖（菌帽）木栓质，半圆形或肾形，宽 12 ~ 20 厘米，厚约 2 厘米，皮壳坚硬，初为黄色，渐变为红褐色，有光泽，具环状棱纹和不太明显的辐射状皱纹，边缘薄而平截，常稍内卷。菌盖下表面有许多小孔，称为菌管孔，菌肉呈白色至浅棕色。菌柄侧生，近圆柱形，长达 19 厘米，粗可达 4 厘米，呈红褐色至紫褐色，有"漆样"光泽（图 1–1–1）。

紫芝：其子实体形状与赤芝极相似，菌盖和菌柄皮壳呈黑紫色或紫褐色，具有"漆样"光泽。

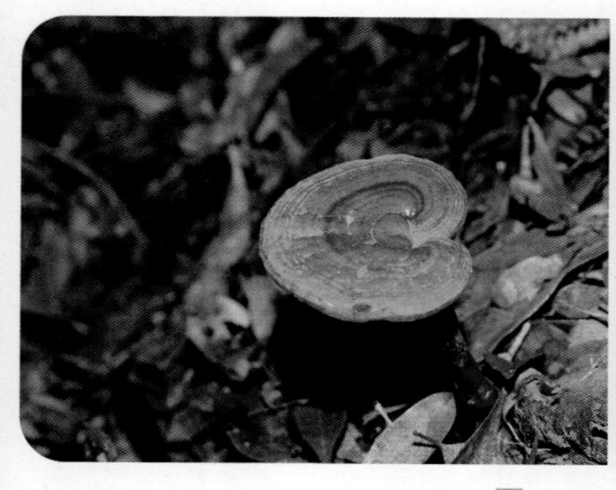
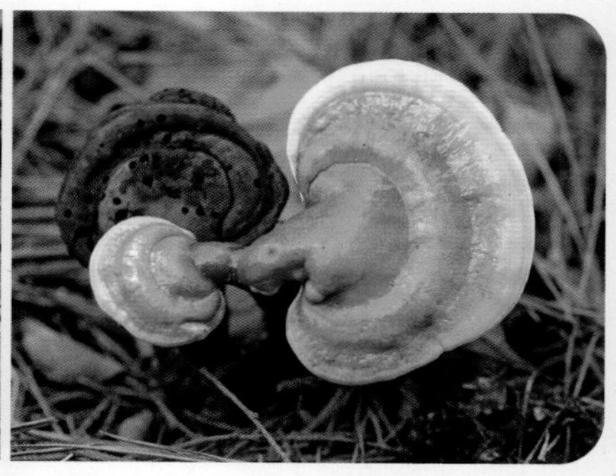

图 1–1–1　赤芝

分布

灵芝产于我国华东、华南、河北、山西、江西、广西壮族自治区及广东等地，紫芝产于我国浙江、江西、湖南、广西壮族自治区、福建及广东等地。

采收加工

全年可采，洗净，晒干。人工培养，在放孢子后菌盖边缘不再生长（没有浅白色边缘），即子实体成熟，宜及时采收，阴干或在 40 ~ 50 ℃下干燥。

功效与主治

功效：补气益血、养心安神、止咳平喘。主治：头晕、失眠、神经衰弱、高血压、冠心病、高胆固醇血症、肝炎、慢性支气管炎、哮喘、硅沉着病、风湿性关节炎。

用法与用量

水煎服，3 ~ 15 克；研末吞服，每次 1.5 ~ 3 克。

现代研究

灵芝含多糖、麦角甾醇、硬脂酸、苯甲酸、真菌溶菌酶、酸性蛋白酶、甜菜碱，以及赖氨酸、苏氨酸等 15 种氨基酸。孢子含精氨酸、色氨酸、脯氨酸等 13 种氨基酸，以及甘露醇、硬脂酸、α－海藻糖等。子实体含还原糖、蛋白质、甾体类、三萜类、内酯类、香豆精苷、生物碱、挥发油、油脂及氨基酸等。菌丝体所含成分与子实体相似，并含多种酶类，有镇静、镇痛、止咳、祛痰、强心、解毒、抗缺氧、抗放射性损伤的作用。

民间验方

1. 神经衰弱、头昏失眠：灵芝 3 ~ 5 克，水煎服；也可将灵芝烘干，研成极细末，每服 1 ~ 1.5 克，温开水送服，可连续服用。

2. 肾虚腰痛：灵芝 5 ~ 10 克、猪瘦肉 60 克、冰糖 20 克，吃肉喝汤；亦可将灵芝适量切碎，用白酒浸泡 7 天后，每次饮 20 ~ 30 毫升。

3. 白细胞减少症：灵芝 10 克、红枣 10 枚，水煎服。

4. 胃神经痛：灵芝 3 ~ 5 克、青木香 6 克，水煎服。

5. 急性传染性肝炎：灵芝 10 克、茵陈 30 克，水煎服，每日 1 剂，连服 10 ~ 15 天。

6. 高胆固醇血症：灵芝 10 克，水煎 3 次，分 2 ~ 3 次服，每日 1 剂。

7. 过敏性哮喘：灵芝 15 克，水煎，分 2 次服。

注意事项

实证慎用。

参考文献

[1] 崔玲．中华百草良方・上卷 [M]. 天津：天津古籍出版社，2007.
[2] 时级田，周重建．家庭实用中草药典・上卷 [M]. 天津：天津古籍出版社，2009.
[3] 王智森，赵正平，赵献超，等．基础药藏学 [M]. 北京：中国中医药出版社，2011.
[4] 赫近大，黄璐琦．中国中药材及原植（动）物彩色图谱 [M]. 广州：广东科技出版社，2014.

（丁　薇）

第二章／蕨类植物

铜丝藤根

别名

铁蜈蚣、铁丝草、铁脚蜈蚣根。

来源

为海金沙科植物海金沙 *Lygodium japonicum*（Thunb.）Sw. 的干燥根及根茎、成熟孢子及全草（图 2–1–1）。

植物特征

为多年生攀援草本，长 1 ～ 4 米。根茎细而匍匐，被细柔毛；茎细弱，呈干草色，有白色微毛；叶为一至二回羽状复叶，纸质，两面均被细柔毛，分为孢子叶（图 2–1–2）和营养叶（图 2–1–3）。能育羽片呈卵状三角形，长宽近乎相等，为 12 ～ 20 厘米，或长稍过于宽，二回羽状复叶，孢子囊穗长 2 ～ 4 毫米，往往长远超过小羽片的中央不育部分，排列稀疏，呈暗褐色，无毛；不育羽片呈尖三角形，与能育羽片相似，但有时为一回羽状复叶，小叶阔线形，或基部分裂成不规则的小片。孢子囊生于能育羽片的背面，在二回小叶的齿及裂片顶端成穗状排列，穗长 2 ～ 4 毫米，孢子囊盖呈鳞片状、卵形，每盖下生一横卵形的孢子囊，环带侧生，聚集一处。孢子囊多在夏、秋季产生。

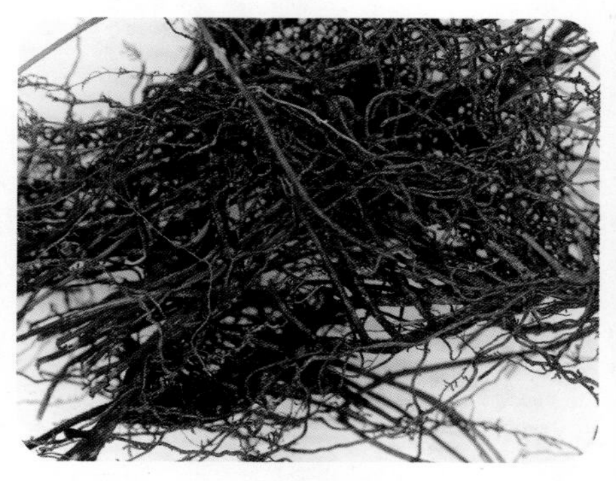

图 2–1–1　**铜丝藤根**

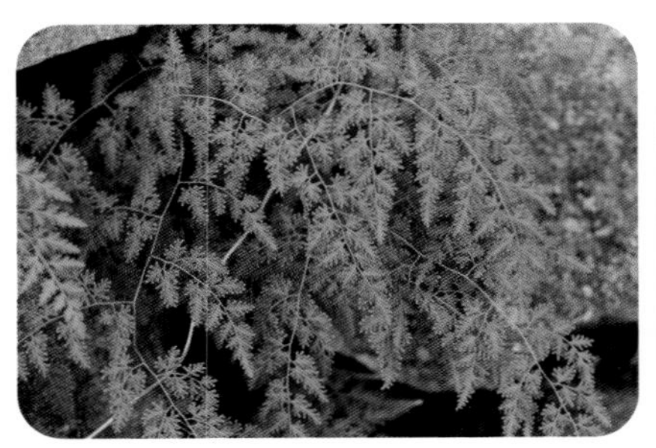

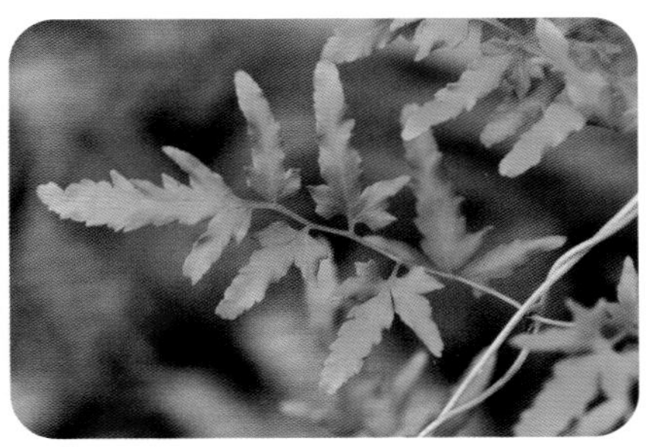

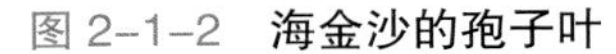

图 2-1-2　**海金沙的孢子叶**

图 2-1-3　**海金沙的营养叶**

分布

海金沙生于阴湿山坡灌丛中或路边林缘，分布于我国华东、中南、西南地区。

采收加工

秋季采挖根部，除去杂质，洗净，干燥。

功效与主治

功效：清热解毒、利湿消肿。主治：肺炎、流行性乙型脑炎、急性胃肠炎、黄疸型肝炎、湿热肿满、淋病等。

用法与用量

内服煎汤，20 ~ 50 克。

现代研究

海金沙全草主要含黄酮类、萜类、甾体类、酚酸类、脂肪酸及脂类化合物，具有抗菌、抗病毒、抗氧化、抗雄激素和促进生发等多方面的药理活性，在利尿排石方面具有显著的功效。

民间验方

1. 泌尿系统结石：泽泻、车前子、滑石、海金沙孢子、石韦、鸡内金各 10 克，炙甘草 6 克。气虚血瘀者，加黄芪 30 克、牛膝 15 克；结石嵌顿、疼痛甚者，加三棱 10 克、益母草 15 克。每日 1 剂，水煎，分 2 次温服，一般服药 1 ~ 2 周。

2. 带状疱疹：将海金沙成熟孢子用麻油调成糊状，敷于患处并包扎，连续使用 7 ~ 10 天。

3. 胃脘痛：取海金沙孢子若干，装入空心胶囊中，每次吞服 3 ~ 5 克

（6 ~ 10 粒）；或者不装入胶囊，用温开水直接吞服，可使胃脘痛减轻，发作次数减少，伴随症状好转。

4. 婴幼儿腹泻：鲜海金沙全草 5 克，洗净切碎，米泔水 100 毫升浸渍、捣烂，加热后过滤取汁，加适量蜂蜜，即可服用。1 周岁以上幼儿每次 50 毫升，每日 2 次，温服；1 周岁以下酌减。一般服药 1 天，最多不超过 2 天。脱水严重者配合补液治疗。

5. 急性乳腺炎：鲜海金沙全草 250 克（洗净）放入锅中，加黄酒 250 毫升，然后加清水，水量以浸过药面为度，武火急煎 15 分钟，稍凉后滤出药渣，药汁 1 次服完，每日 2 剂，一般 2 剂可愈。

6. 肺炎、乳痈、急性病毒性肝炎、急性黄疸性肝炎：铜丝藤根（海金沙根部）、马兰根、忍冬藤、抱石莲各 15 克，均用新鲜品，用水煎服。

7. 烧烫伤：用麻油或茶籽油 150 克，调和 40 克海金沙孢子敷患处，可使患处立即好转并有淡化瘢痕的功效。

注意事项

小便不利及诸淋属肾水真阴不足者勿服，肾脏真阳不足者忌用。

参考文献

[1] 华爱莲 . 畲药铜丝藤根的药理药效研究 [C].2017 畲族医药学术研讨会，2017：161-165.

[2] 程科军，李水福 . 整合畲药学研究 [M]. 北京：科学出版社，2017.

[3] 岑庚钰，蒙小丽，梁远芳，等 . 海金沙化学成分和药理作用研究概况 [J]. 中国民族民间医药，2018，27（14）：48-50.

（刘　爽）

别名

小叶贯众、小狼萁、冷水禾、地鸡头、凤凰衣、大叶凤凰尾，墙蕨、公鸡吊（畲药名）。

来源

为鳞毛蕨科植物贯众 *Cyrtomium fortunei* J.Sm. 的根茎。

植物特征

为多年生常绿草本，蕨类植物。根状茎粗短（图 2–2–1）。叶丛生，叶柄基部密被褐色或栗褐色大鳞片，长卵形或披针形，质厚而有光泽，上部鳞片逐渐缩小；叶片呈广披针形，奇数一回羽状复叶，长 1 ~ 1.5 尺，羽片 10 ~ 20 对，互生，呈镰刀形，先端长渐尖，基部圆形或上侧三角状耳形突起，边缘有细齿，顶生羽片和侧生羽片分离，同形或有时为 2 ~ 3 叉。孢子囊群圆形，散布羽片背面，囊群盖呈圆形，盾状（图 2–2–2）。

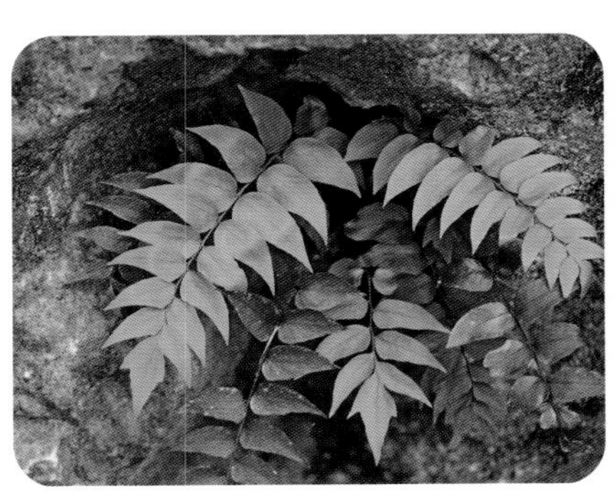

图 2–2–1 **贯众**

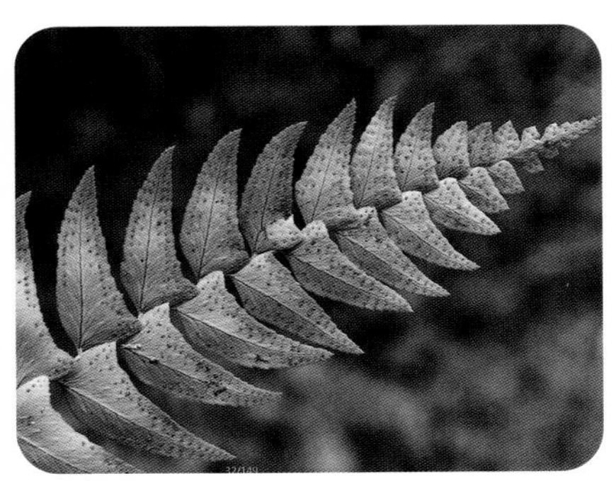

图 2–2–2 **贯众的孢子囊群**

分布

贯众生于较阴湿的山脚溪边、路边、墙脚、林下及竹园内。

采收加工

全年可采，挖取根茎，清除泥沙，鲜用或切片晒干备用。

功效与主治

功效：清热解毒、凉血止血、杀虫。主治：风热感冒、温毒发斑、痄腮、血热吐衄、便血、崩漏、多种肠道寄生虫病。

用法与用量

煎服，10 ~ 15 克。清热解毒及杀虫宜生用，止血宜炒炭用。

现代研究

贯众主要含绵马酸类、黄绵马酸类等化学成分，对各型流感病毒有不同程度的抑制作用，有一定的抑菌作用，还有较强的驱虫作用，对绦虫有强烈的毒性，可使绦虫麻痹而排出，还能驱钩虫、蛔虫、鞭虫等。另外，贯众还可以使子宫收缩，具有止血、保肝、抗早孕、抗肿瘤等功效。

民间验方

1. 预防流行性感冒：贯众根茎 9 克，水煎，分 2 次服，儿童酌减；贯众根茎 125 克、金银花 100 克、甘草 100 克、黄芩 200 克，水煎代茶饮，供 100 人预防使用。

2. 流行性脑膜炎：贯众根茎 5 斤、板蓝根 3 斤，煎浓汁代茶饮，供 100 人预防使用。

3. 急性黄疸型传染性肝炎：贯众根茎、凤尾草、马鞭草、摩来卷柏、乌韭各 50 克，水煎服。

4. 毒蛇咬伤后伤口不愈：取贯众 100 克，捣碎，加入白酒 500 毫升，浸 10 天后，外洗伤口，每日数次。

5. 解诸热毒，或食毒、酒毒、药毒等：贯众、黄连、甘草各 15 克，骆驼峰 25 克，上药捣成为细末，每服 15 克，冷水调下。

6. 钩虫病：贯众 150 克，苦楝皮、紫苏、土荆芥（藜科植物）各 25 克，水煎服。

7. 血痢不止：贯众根 25 克，煎酒服。

8. 火烧疮：贯众煅灰，和香油调涂，止痛。

注意事项

有小毒，不可过量。脾胃虚寒者慎用。

参考文献

[1] 雷后兴，李建良 . 中国畲药学 [M]. 北京：人民军医出版社，2014.
[2] 浙江省卫生局 . 浙江民间常用草药（第三集）[M]. 浙江：浙江人民出版社，1972.
[3] 甘慈尧 . 浙南本草新编 [M]. 北京：中国中医药出版社，2016.
[4] 杨丽 . 中药学 [M]. 北京：人民卫生出版社，2005.

（金雪艳）

圆盖阴石蕨

别名

老鼠尾巴、石差昱（畲药名）。

来源

为骨碎补科阴石蕨属圆盖阴石蕨 *Humata tyermanni* Moore 的根状茎。

植物特征

为多年生草本，高 20 厘米，根状茎直径 4 ～ 5 毫米，长而横走，密被膜质线状披针形鳞片，鳞片基部呈棕色，其余部分呈灰白色（图 2–3–1）。叶远生，革质，无毛；叶片呈三角状心形，三至四回羽状深裂，羽片有柄，呈披针形。孢子囊群近叶缘着生于叶脉的顶端，囊群盖近圆形仅基部一点着生（图 2–3–2）。孢子期 5 ～ 11 月。

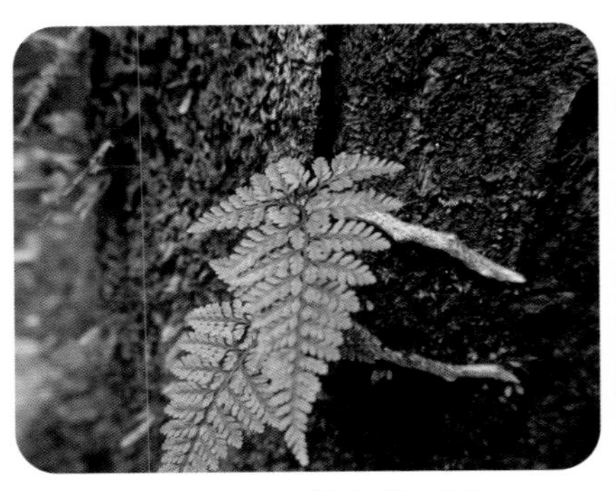

图 2–3–1 圆盖阴石蕨

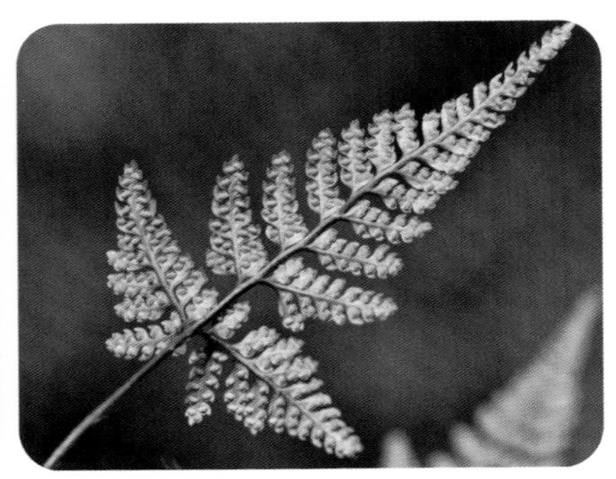

图 2–3–2 圆盖阴石蕨的孢子囊群

分布

圆盖阴石蕨主要分布于我国华东、华南和西南等地，越南也有分布，附生于山地背阴岩壁、石墙和大树上。丽水全市有产。

采收加工

根状茎入药，全年可采，采后去毛（鳞片），晒干或鲜用。

功效与主治

功效：祛风活血、消肿止痛。主治：风湿痹痛、湿热黄疸、咳嗽、哮喘、肺痈、乳痈、牙龈肿痛、白喉、淋病、带下、蛇伤等。

用法与用量

内服 9 ~ 18 克，鲜用加倍，水煎服。外用鲜品捣敷或煎汤熏洗。

现代研究

圆盖阴石蕨中三萜类化合物及酚酸类化合物含量较高。五环三萜类化合物特别是羽扇豆烷型具有很好的保肝活性，与圆盖阴石蕨具有治疗湿热黄疸的功效相符。酚酸类化合物具有很好的清除自由基、抗菌消炎等生理活性，其中含量较高的原儿茶酸还有祛痰、平喘的作用，可用于治疗慢性气管炎，这也是圆盖阴石蕨传统活性之一。

民间验方

1. 关节炎：圆盖阴石蕨 30 克，水煎服；或圆盖阴石蕨 60 克、抱石莲 30 克，水煎服或冲黄酒服，连服 5 ~ 6 次，并以圆盖阴石蕨鲜根茎去毛捣烂敷痛点，适用于证偏热者。

2. 圆盖阴石蕨还可用于治疗腰肌劳损、伤筋骨折、关节酸痛、吐血、便血、血尿、乳痈、带状疱疹、荨麻疹、疥疮、脱肛等。

3. 民间还常应用圆盖阴石蕨清热解毒的功效，如治疗带状疱疹时，把圆盖阴石蕨磨成粉加麻油调和外涂，加伸筋草效果更佳。

注意事项

圆盖阴石蕨药性偏凉，祛风湿以风湿热痛为主。

参考文献

[1] 王锋，池翠云，何翠红，等 . 圆盖阴石蕨的化学成分研究 [J]. 中成药，2011，33（4）：645-648.

[2] 甘慈尧 . 浙南本草新编（续编）[M]. 北京：中国中医药出版社，2018.

（叶娇燕）

第三章／被子植物

——双子叶植物

食凉茶

别名

山蜡梅，食凉餐、食凉青（畲药名）。

来源

为蜡梅科植物柳叶蜡梅 *Chimonanthus salicifolius* S.Y.Hu 或浙江蜡梅 *Chimonanthus zhejiangensis* M.C.Liu 的干燥叶。

植物特征

柳叶蜡梅为半常绿灌木，小枝细。叶对生，叶片纸质，呈长椭圆形、披针形，上面粗糙，下面有白粉（图 3–1–1）。花单生于叶腋，淡黄色。果托梨形，先端收缩，果脐平（图 3–1–2）。

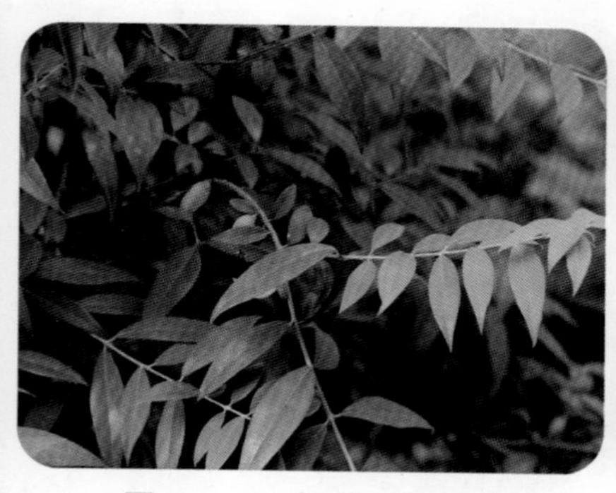

图 3–1–1　柳叶蜡梅的叶

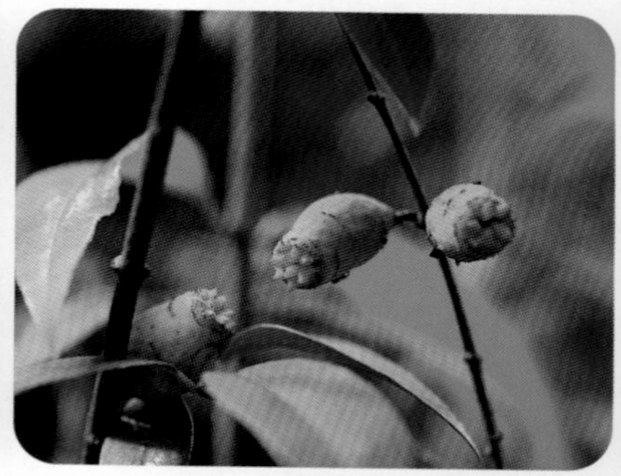

图 3–1–2　柳叶蜡梅的果托

浙江蜡梅为常绿灌木。叶片革质，呈卵状椭圆形，上面光亮，深绿色，下面淡绿色，无白粉（图 3–1–3）。花单生于叶腋，少有双生，淡黄色。果托薄而小，多钟形，先端微收缩，果脐周围呈领状隆起（图 3–1–4）。

分布

食凉茶多生长于丘陵、山地灌木丛中或稀疏林内，丽水地区主产。

采收加工

夏、秋二季叶茂盛时采收，叶片抢水洗净，阴干或低温干燥。

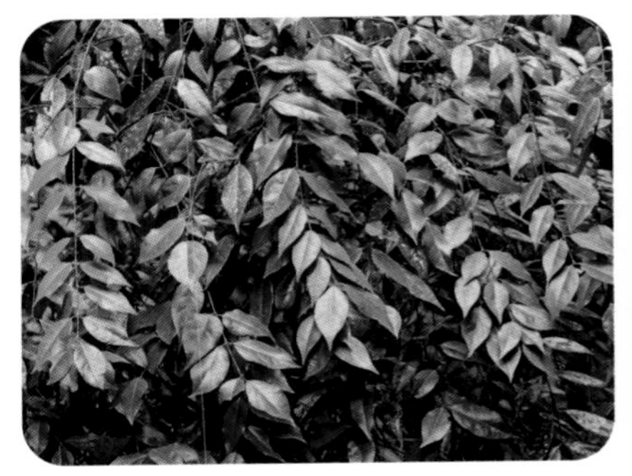

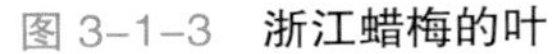

图 3-1-3 浙江蜡梅的叶

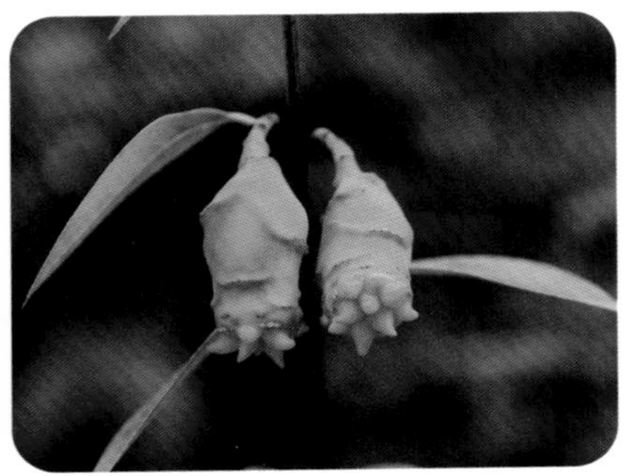

图 3-1-4 浙江蜡梅的果托

功效与主治

功效：祛风解表、清热解毒、理气健脾、消导止泻。主治：风热表证、脾虚食积、胃脘痛、嘈杂、吞酸、腹胀腹泻。

用法与用量

6~15 克，入煎剂，宜后下，或开水泡服。

现代研究

食凉茶富含挥发油，具有抗菌消炎的作用。其所含的生物碱类具有较强的消脂和降压的功效。另外，食凉茶还有较好的止泻、抗癌作用。近年来，食凉茶也用于衣柜防蛀虫。

民间验方

1. 过食荤腥、食积不化：食凉茶 6 克，开水泡服。
2. 腹胀、吞酸、胃脘痛：食凉茶 9 克，水煎服。
3. 感冒、预防流行性感冒：食凉茶 6 ~ 9 克，水煎服。
4. 胃炎、胃十二指肠溃疡：食凉茶 15 克，水煎服。
5. 脾虚腹泻：食凉茶 10 克，开水泡服。

注意事项

食凉茶大剂量使用时，偶有恶心、上腹不适等不良反应。

参考文献

[1] 雷后兴，李建良．中国畲药学 [M]. 北京：人民军医出版社，2014.

[2] 程科军，李水福．整合畲药学研究 [M]. 北京：科学出版社，2017.
[3] 浙江省食品药品监督管理局．浙江省中药炮制规范（2015 年版）[M]. 北京：中国医药科技出版社，2016.

（李丕回）

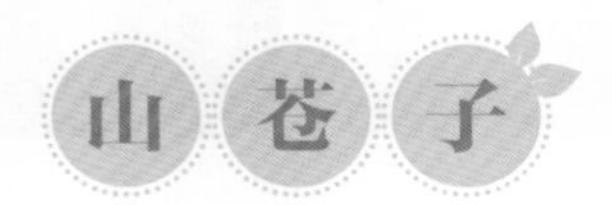

山苍子

别名

木香子、木姜子、山鸡椒，姜母柴、白金剪（畲药名）。

来源

为樟科木姜子属植物山鸡椒 *Litsea cubeba*（Lour）Pers. 的根、茎叶、果实。

植物特征

为落叶灌木或小乔木（图 3-2-1）。叶互生，披针形或长圆形。伞形花序单生或簇生，总梗细长（图 3-2-2）。根呈圆锥形，灰白色。果球（中药荜澄茄）如黄豆大，初时为绿色，气味香辣，熟时呈黑色。

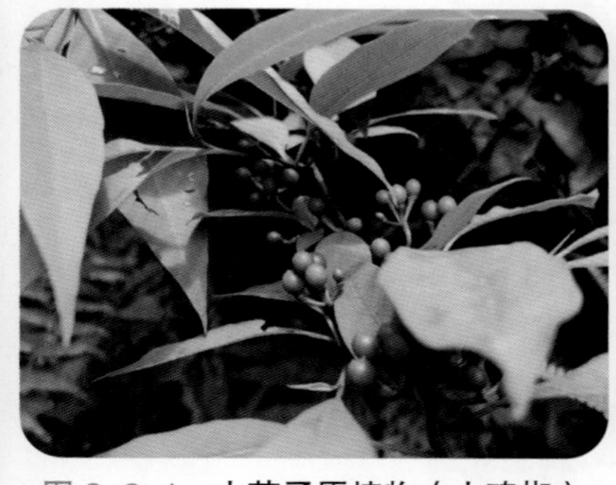

图 3-2-1　山苍子原植物（山鸡椒）

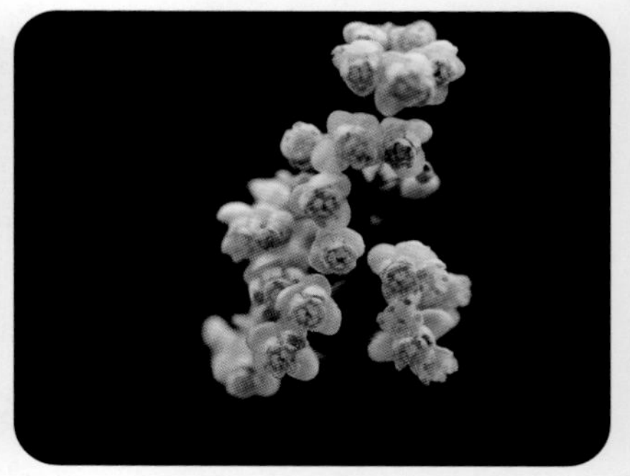

图 3-2-2　山鸡椒的花

分布

山鸡椒常生长于向阳的山地，灌丛或林中路旁，水边。

采收加工

茎叶：畲族习用嫩茎叶，在端午节前后采收；果实：秋季成熟后采摘；根：秋冬季采挖。

功效与主治

1. 茎叶：具有理气散结、解毒消肿、收敛止血的功效，可用于治疗胃寒呕逆、脘腹胀满和冷痛、肠鸣泄泻等病症；外用止血。山苍子茎叶还是松阳端午茶里面重要的配方之一。

2. 果实（荜澄茄）：具有温中散寒、行气止痛的功效。

3. 根：具有活血消肿、止痛的功效。

用法与用量

煎服，茎叶 3 ~ 6 克，果实（荜澄茄）1 ~ 3 克，根 10 ~ 20 克；如用鲜品，用量为干品的 2 ~ 3 倍。

现代研究

山苍子果实精油具有一定的消炎、抗癌活性。山苍子油呈浅黄色，微透明，气味芳香，保质期长，具有天然的防腐作用，有“天然植物芳香油”之称，是我国允许使用的食用香料。

民间验方

1. 风寒感冒：山苍子根 20 克、白毛藤 15 克、千里光 15 克，水煎服，加红糖 10 克，每日 1 剂，分 2 次服用。

2. 脘腹胀痛：山苍子果实 5 克、红藤 12 克、红木香 10 克，水煎服。

3. 伤食：山苍子根 15 克，泡开水服用。

4. 外伤出血：山苍子鲜叶适量，捣烂敷患处。

注意事项

实热及阴虚火旺者禁用。

参考文献

[1] 雷后兴，李建良. 中国畲药学 [M]. 北京：人民军医出版社，2014.
[2] 浙江省食品药品监督管理局. 浙江省中药炮制规范（2015 年版）[M].

北京：中国医药科技出版社，2016.
[3] 钟艳梅，郑清梅，王璐，等. 山苍子油消炎抗癌活性及保鲜效果研究[J]. 广东农业科学，2014，41（16）：100-105.

（周贤燕）

宽叶金粟兰

别名

大叶及已、红四块瓦、四叶对、四大天王、四大金刚。

来源

为金粟兰科植物宽叶金粟兰 *Chloranthus henryi* Hemsl. 的带根全草。

植物特征

为多年生草本，植株较其他金粟兰属植物高大，高 40 ~ 65 厘米。茎单生或数个丛生，根茎粗壮，黑褐色。叶常 4 片，较其他金粟兰属植物叶片宽阔，生于茎顶，纸质，呈宽椭圆形、卵状椭圆形或倒卵形，先端渐尖，基部楔形或宽楔形，边缘具锯齿，齿端有一腺体，背面中脉、侧脉有鳞屑状毛；叶脉 6 ~ 8 对（图 3-3-1）。叶柄短，长 0.5 ~ 1.2 厘米；鳞叶呈卵状三角形，膜质，托叶小，钻形。穗状花序一条或多条，顶生或腋生，花序梗长 4 ~ 8 厘米，花白色（图 3-3-2）。核果呈球形，径约 3 毫米，具短柄。花期 4 ~ 6 月，果期 7 ~ 8 月。

分布

宽叶金粟兰生于山坡、林下阴湿地或路边灌丛中。

采收加工

夏季采收，洗净，鲜用或干燥。

功效与主治

功效：散寒止咳、活血止痛、散瘀解毒。主治：风寒咳嗽、风湿骨痛、四肢麻木、月经不调、闭经，小儿惊风等；外用治疗跌打损伤、瘀血肿痛、毒蛇咬伤。

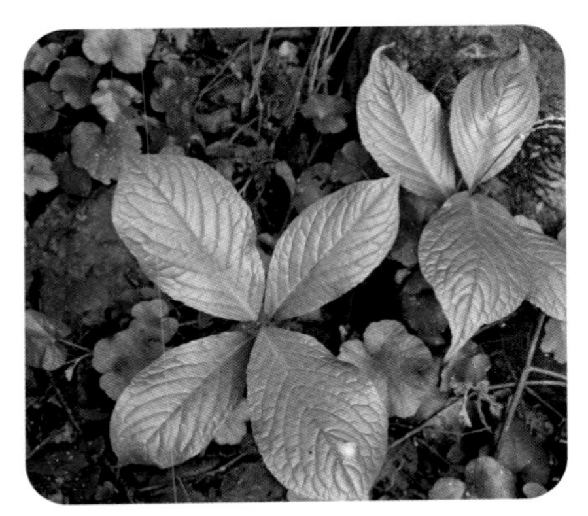
图 3-3-1　宽叶金粟兰的叶

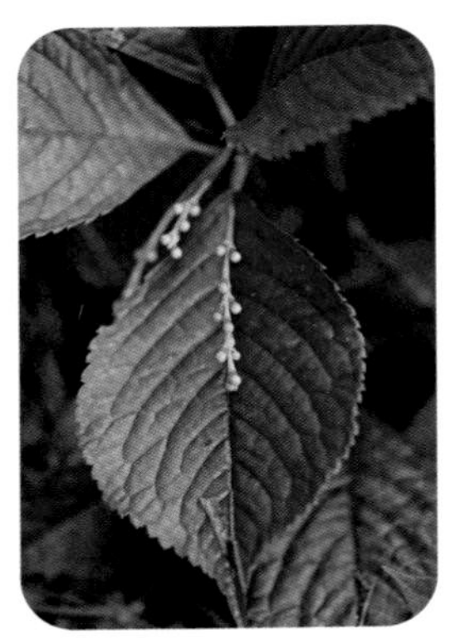
图 3-3-2　宽叶金粟兰的穗状花序

用法与用量

内服煎汤，3 ~ 6 克；外用适量。

现代研究

金粟兰属植物含有挥发油、倍半萜类、苯丙素类、酰胺类等化学成分，具有抗菌、消炎、抗肿瘤、抗 HIV-1、增强免疫、保护神经、利胆、收缩子宫等生物活性。需要注意的是，金粟兰属的植物也具有一定的毒性，临床上有由大量内服丝穗金粟兰导致中毒的案例，但目前中毒原理研究得还不够透彻。浙江大学的吴斌博士曾在对宽叶金粟兰的研究中发现，其含 17% 的硝酸钾，硝酸钾有过量致人呕吐而产生中毒的现象，所以大家在应用时一定要多加小心。此外，金粟兰属的部分植物种类富含芳香油，如金粟兰、丝穗金粟兰的鲜花极香，所以金粟兰常用于熏制茶叶，其花和根状茎可提取芳香油。

民间验方

1. 风湿骨痛：3 ~ 6 克，水煎服。

2. 跌打损伤、无名肿毒：根适量，捣烂外敷患处或浸酒内服，每日早、晚各服 1 次，每次 5 ~ 10 毫升。

3. 头疮、头癣、皮肤瘙痒：根及全草适量，水煎外洗。

4. 痈疮、昆虫咬伤：鲜叶适量，捣烂外敷。

5. 小儿胎毒：宽叶金粟兰 30 克、茜草 15 克，煎水洗。

6. 小儿高热惊风：宽叶金粟兰3克，捣烂冲开水取汁服，并用叶适量，用火烤热搽全身。

注意事项

1. 对开放性骨折不建议外敷，以防大量吸收而中毒。

2. 宽叶金粟兰有毒，不宜长期或大剂量使用。

3. 心脏病患者、孕妇等人群忌用。

参考文献

[1] 张虹．金粟兰属药用植物研究进展[J]．内蒙古中医药，2016，35（2）：155－156.

（胡　珍）

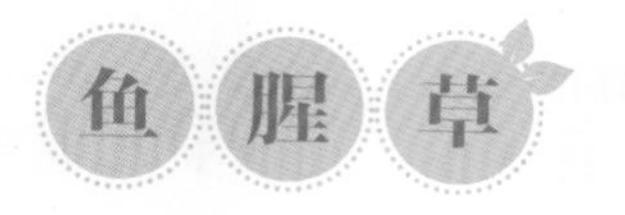

鱼腥草

别名

臭胆味、臭交耳，臭节、臭盏（畲药名）。

来源

为三白草科植物蕺菜 *Houttuynia cordata* Thunb. 的地上部分。

植物特征

为多年生草本，高15～40厘米，有鱼腥气。茎下部匍匐，节上生不定根。叶互生，叶柄基部扩大成鞘状，叶片呈薄纸质，心形或宽卵形，上面密生细腺点；托叶条形，下部与叶柄合生（图3-4-1）。穗状花序生于茎顶，基部有4片白色倒卵形的总苞片，使整个花序像一朵花；花小，两性，无花被；雄蕊3，花丝下部与子房合生；雌蕊1枚，花柱3（图3-4-2）。蒴果顶端开裂。

分布

蕺菜生于背阴湿地、林缘路边、田塍上、沟边草坡或草丛中。

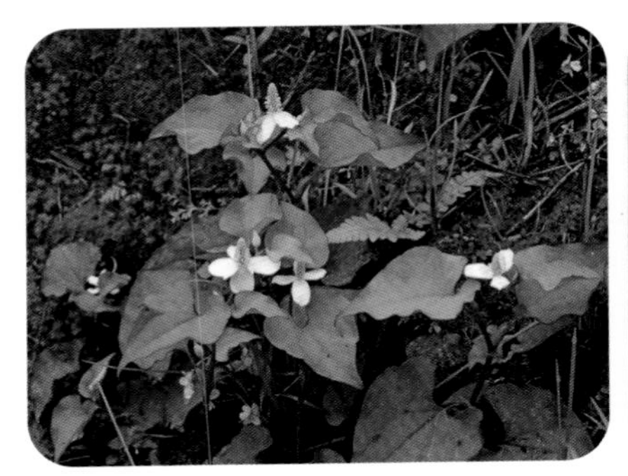

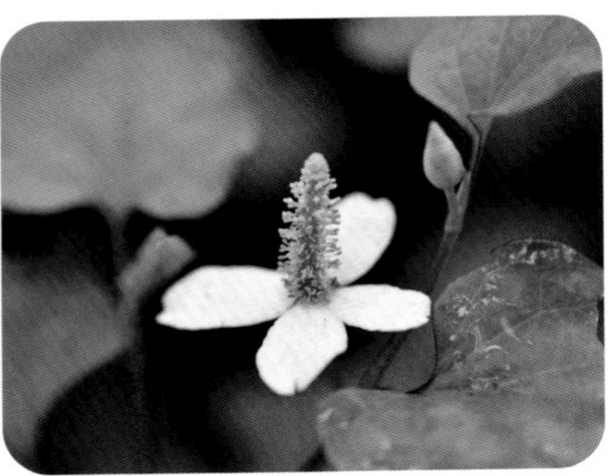

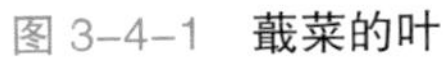

图 3-4-1 蕺菜的叶

图 3-4-2 蕺菜的花

采收加工

夏、秋二季采收，洗净，鲜用或低温干燥。

功效与主治

功效：清热解毒、消痈排脓、利尿通淋。主治：肺痈吐脓、痰热喘咳、热痢、热淋、痈肿疮毒。

用法与用量

水煎服，15 ~ 25 克，不宜久煎；鲜品用量加倍，水煎或捣汁服。外用适量，捣敷或煎汤熏洗患处。

现代研究

鱼腥草的主要活性成分为挥发油、黄酮类、生物碱等。其主要药理作用是抗菌、抗病毒及增强免疫等，临床广泛用于治疗呼吸系统疾病、五官科疾病、妇科疾病和皮肤科疾病，均取得比较满意的疗效。

民间验方

1. 咳嗽发热：鱼腥草 30 ~ 50 克，水煎服。

2. 气管炎：鱼腥草 60 克，水煎服；或鱼腥草 30 克、陈皮 15 克、枇杷叶 12 克、淡竹叶 15 克，水煎服。

3. 急性肾炎：鱼腥草 20 ~ 50 克、车前草 10 克，水煎服。

注意事项

古代医籍记载：鱼腥草有小毒，但根据民间应用及各地临床报道，均未发现应用鱼腥草有不良反应。而鱼腥草注射液在广泛应用过程中，发生了许多不良反应，主要表现是输液后引发较重的过敏。

参考文献

[1] 雷后兴，李建良．中国畲药学 [M]. 北京：人民军医出版社，2014.
[2] 甘慈尧．浙南本草新编 [M]. 北京：中国中医药出版社，2016.
[3] 梁明辉．鱼腥草的化学成分与药理作用研究 [J]. 中国医药指南 .2019，17（2）：153−154.

（邱圆媛）

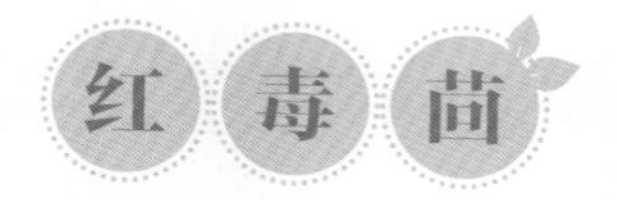

红毒茴

别名

莽草，山木蟹、梦幢香（畲药名）。

来源

为八角科植物披针叶茴香 *Illicium lanceolatum* A.C.Smith 的根及根皮。

植物特征

为灌木或乔木。叶互生或 2 ~ 5 片簇生，革质，呈倒披针形或长披针形，先端长渐尖，基部楔形；中脉在叶上面下凹，在下面凸起，侧脉不明显。花呈粉红至深红、暗红色，腋生或近顶生，单生或 2 ~ 3 朵簇生，花被片 10 ~ 15，花梗细长（图 3–5–1）。红毒茴果实为聚合果，由 10 ~ 14 个分果瓣组成，较大，直径在 4 厘米以上；单果呈扁平小艇状，果皮薄，先端有向内弯曲的倒钩状尖头，有特异香气，味淡，久尝有麻舌感（图 3–5–2）。

分布

披针叶茴香多生于阴湿的峡谷杂木林中。

采收加工

根或根皮入药。全年可采收，根洗净切段干燥；或剥取根皮，干燥。

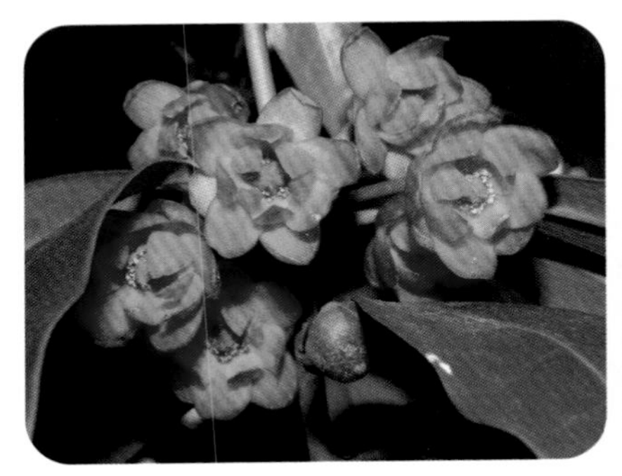

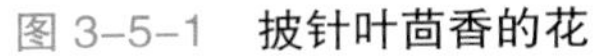

图 3–5–1　披针叶茴香的花

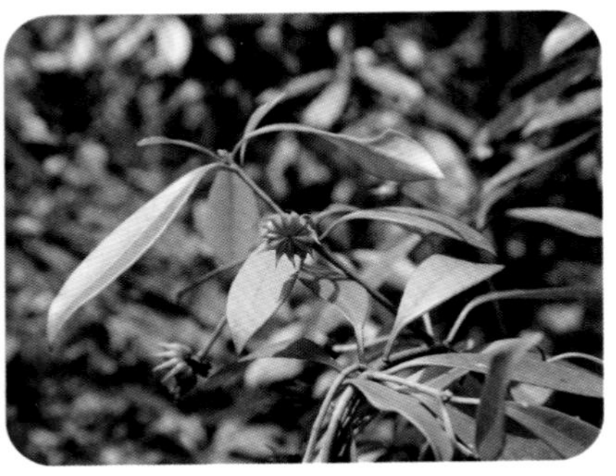

图 3–5–2　披针叶茴香的果实

功效与主治

功效：祛风除湿、散瘀止痛。主治：跌打损伤、风湿痹痛。

用法与用量

0.9 ~ 1.5 克，水煎服。

现代研究

红毒茴含有倍半萜内酯化合物（莽草毒素、伪莽草毒素、6– 去氧伪莽草毒素）及挥发油（柠檬烯）。红毒茴有较强的镇痛、抗血栓形成、兴奋中枢等作用，可作用于呼吸及血管运动中枢，大剂量使用时，可造成使用者大脑及脊髓先兴奋后抑制，并最终导致呼吸、循环中枢衰竭而死亡。红毒茴注射液具有消炎、镇痛、调节免疫功能、缩短炎症期的作用。

民间验方

1. 跌打损伤：红毒茴的根 6 ~ 9 克，水煎，或根皮粉 0.9 ~ 1.5 克，冲黄酒、红糖适量，早晚各服 1 次；局部肿痛明显者，另用红毒茴的根皮粉、广东石豆兰，稍加醋同捣烂，敷伤处。

2. 急慢性扭伤、腰肌劳损（包括肌肉和韧带的扭挫伤）：红毒茴的根 9 克，配当归、牛膝各 15 克，川芎 9 克，红花 3 克，水煎加黄酒温服，每日 1 剂，可连服 5 剂，休息 2 ~ 3 日，再连服 5 剂，一般 5 剂为 1 个疗程。适用于椎间盘突出症，有止痛作用。

注意事项

红毒茴因毒性大，民间一般为外用，无专业人员指导不建议内服，如内服应严格控制剂量，一般不用鲜根，因毒性更大。

参考文献

[1] 雷后兴，李建良．中国畲药学[M]．北京：人民军医出版社，2014.

[2] 浙江省食品药品监督管理局．浙江省中药炮制规范（2015 年版）[M]．北京：中国医药科技出版社，2016.

（应晓央）

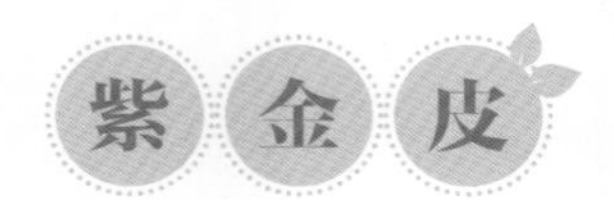

紫金皮

别名

冷饭团、猢狲饭团、过山龙，糯米藤，猢狲球（畲药名）。

来源

为五味子科植物南五味子 *Kadsura longipedunculata* Finet et Gagnep. 的根皮。

植物特征

为藤本植物，各部无毛。叶互生，革质，呈椭圆形或椭圆状披针形，先端渐尖，基部楔形，边缘有疏齿。雌雄异株，花单生于叶腋，雄花花被片呈白色或淡黄色，雄蕊群呈球形；雌花花被片与雄花相似，雌蕊群呈椭圆体形或球形（图 3–6–1）。聚合果呈球形，浆果深红至暗蓝色（图 3–6–2）。

分布

南五味子于我国长江以南各省山区均有分布，生在山坡杂木林中，或林缘及山谷溪坑边的灌木丛中。

采收加工

根皮入药，全年可采收，干燥。

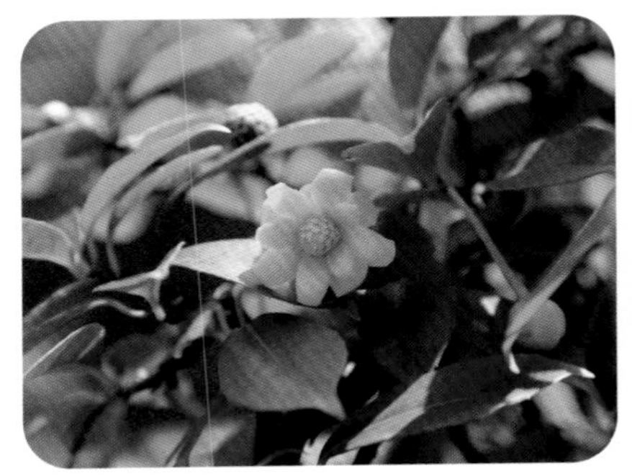

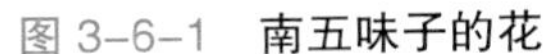

图 3-6-1　南五味子的花

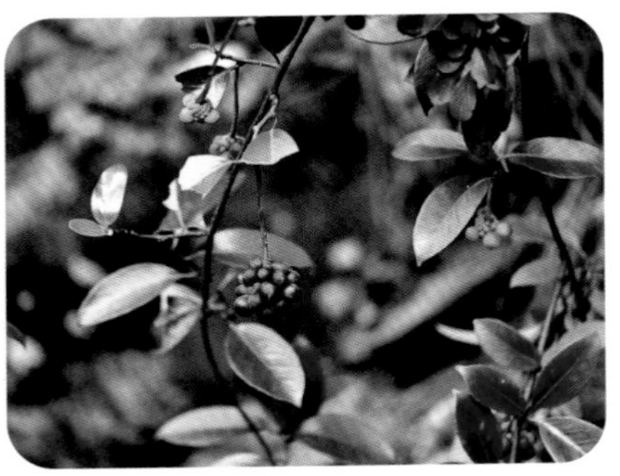

图 3-6-2　南五味子的果实

功效与主治

功效：理气止痛，祛风通络，活血消肿。主治：气滞、腹胀痛、胃痛、筋骨疼痛、月经疼痛、跌打损伤、无名肿痛。

用法与用量

4.5 ~ 9 克，水煎服；或浸酒，入丸、散用。外用适量，研末调敷患处。

现代研究

紫金皮主要含木脂素、三萜类及倍半萜类化合物等化学成分，具有较好的抗肿瘤、抗 HIV、抗氧化、抗血小板聚集等作用。紫金皮的乙醇提取物具有明显的抑制及杀灭细菌作用，尤其对革兰阳性菌的抑制作用较为显著，具有一定的抗溃疡和抗腹泻作用。

民间验方

1. 胃气痛或痧气腹痛：紫金皮研细粉，每次 1.5 ~ 2.1 克，开水送服。

2. 胃肠炎、胃溃疡、神经性呃逆：紫金皮、山鸡椒各 9 克，乌药 4.5 克，水煎服。

3. 胃、十二指肠溃疡：紫金皮研粉，每日 6 ~ 9 克，开水冲服。

4. 外伤出血：紫金皮适量，研细粉外敷。

注意事项

无。

参考文献

[1] 雷后兴，李建良 . 中国畲药学 [M]. 北京：人民军医出版社，2014.
[2] 浙江省食品药品监督管理局 . 浙江省中药炮制规范（2015 年版）[M]. 北京：中国医药科技出版社，2016.

（应晓央）

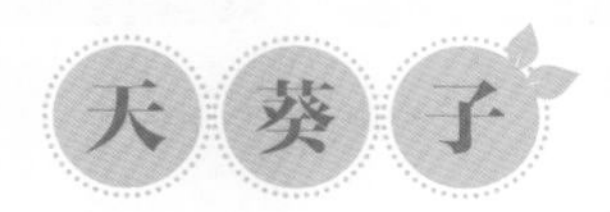

天葵子

别名

老鼠屎、蛇不见、千年老鼠屎（畲药名）。

来源

为毛茛科植物天葵 *Semiaquilegia adoxoides*（DC.）Makino 的主根。

植物特征

为多年生草本植物。茎丛生，1 ~ 5 条，被稀疏的白色柔毛，茎的上部分枝。叶为掌状三出复叶，分基生复叶和茎生复叶，叶柄扩大成鞘，叶片轮廓呈卵圆形至肾形，三深裂，小叶片呈扇状菱形或倒卵状菱形，小叶深裂片有 2 ~ 3 个小裂片，两面均无毛，有的叶背面呈紫色。花小，花梗纤细，被伸展的白色短柔毛；萼片呈白色或淡紫色，狭椭圆形；花瓣匙型，顶端近截形，基部凸起呈囊状；苞片呈倒披针形至倒卵圆形，不裂或三深裂（图 3–7–1）。蓇葖果呈卵状长椭圆形，表面横向脉纹凸起，通常 4 枚聚生（图 3–7–2）。种子呈卵状椭圆形，表面有许多小瘤状突起。主根呈不规则的短柱状，略弯曲，表面呈暗褐色至灰黑色，具不规则的皱纹（图 3–7–3）。

分布

天葵主要生长于山坡林缘、路边、沟边及阴湿处。

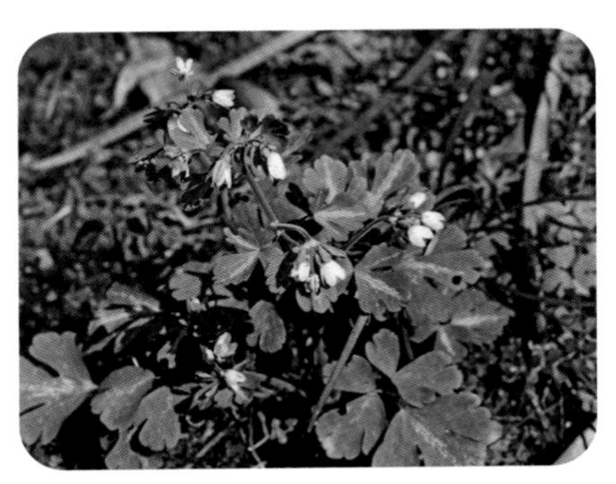

图 3-7-1 天葵的花

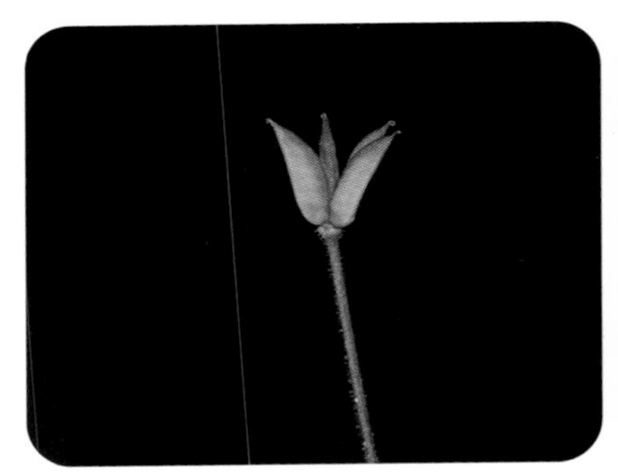

图 3-7-2 天葵的果实

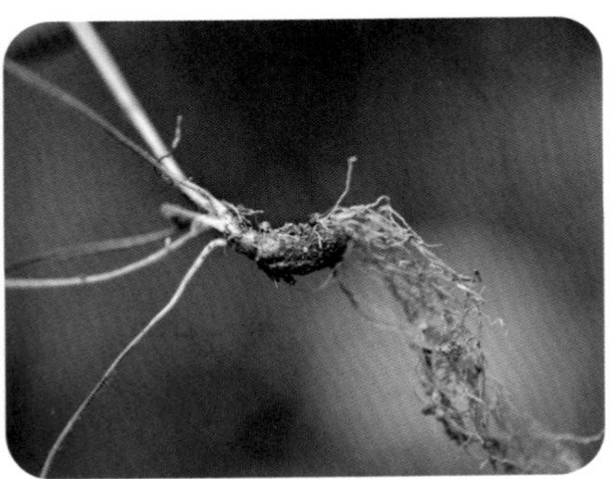

图 3-7-3 天葵的根

采收加工

秋季采收，洗净，鲜用或干燥。

功效与主治

功效：清热解毒、消肿散结、利水通淋。主治：痈肿、疔疮、乳痈、瘰疬（类肿瘤）、蛇虫咬伤、小儿高热、目赤肿痛、咽痛等。畲族用于治疗胃炎。

用法与用量

内服 15 ~ 45 克，水煎服。

现代研究

天葵主要成分为内酯类和氰苷类化合物，还含有黄酮类化合物、生物碱等，有增强机体抗氧化能力、清除自由基、抗菌、消炎、抗肿瘤、降血糖、降血脂、调节机体免疫功能、抗凝、杀虫等作用。

民间验方

1. 胃炎：鲜天葵的主根 90 克，加猪瘦肉炖后，喝汤食肉；或鲜天葵的主根 250 克、天胡荽 250 克、长梗南五味子约 50 克、甘草约 6 克，放入羊肚中炖服（分 5 次服用）。

2. 淋巴结核、肺结核、肾结核：天葵的主根 12 克，加萝藦藤 15 克，水煎服；如尿频，加金樱子根 30 克；如血尿，加大蓟根 30 克。

3. 疔肿、乳腺炎：天葵的主根 9 克，加犁头草全草 15 克、蒲公英全草 30 克、金银花 15 克、野菊花 15 克，水煎服。

4. 小儿高热惊风：天葵的主根 3 ~ 6 克，水煎服。

5. 败血症：天葵的主根 15 克，加蒲公英全草、金银花、紫花地丁或匍伏堇全草各 30 克，水煎服。

注意事项

天葵性寒、有小毒，脾胃虚寒的人内服时宜谨慎，应在专业人士指导下使用。另外，天葵与秋海棠科紫背天葵是来源不同的植物，使用时要注意区分。

参考文献

[1] 雷后兴，李建良 . 中国畲药学 [M]. 北京：人民军医出版社，2014.
[2] 程文亮，李建良，何伯伟，等 . 浙江丽水药物志 [M]. 北京：中国农业科学技术出版社，2014.
[3] 浙江省革命委员会生产指挥组卫生办公室 . 浙江民间常用草药（第二集）[M]. 杭州：浙江人民出版社，1970.
[4] 国家药典委员会 . 中华人民共和国药典 [S]. 北京：中国医药科技出版社，2015.
[5] 武飞，梁冰 . 中药天葵药理作用研究进展 [J]. 贵阳医学院学报，2015，40（7）：665−668.

（黄爱鹂）

预知子

别名

八月札、八月瓜、八月炸、木通子。

来源

为木通科植物木通 *Akebia quinata*（Thunb.）Decne.、三叶木通 *Akebia trifoliata*（Thunb.）Koidz. 或白木通 *Akebia trifoliata*（Thunb.）Koidz.var.*australis*（Diels）Rehd. 的干燥近成熟果实。

植物特征

预知子主要来源为木通科植物三叶木通的果实。

三叶木通为多年生落叶木质藤本。掌状复叶，小叶3，卵形或宽卵形，边缘明显的浅波状。花为总状花序，萼片淡紫色，雌雄同株，但不同朵（图3-8-1）。果实椭圆形，近成熟时呈淡紫色，表面有多数细小的深皱纹（图3-8-2）。

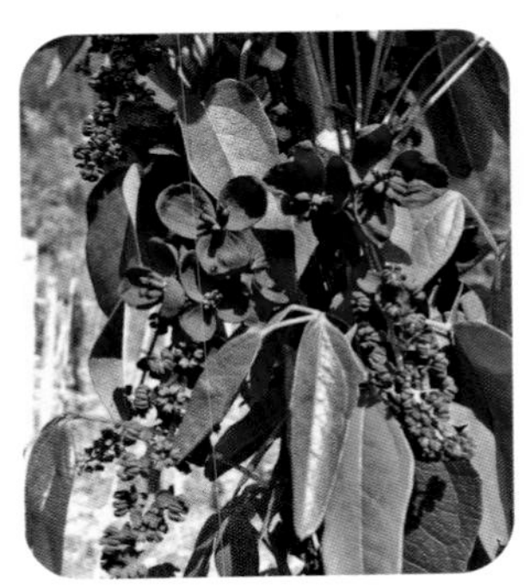

图3-8-1 三叶木通的花

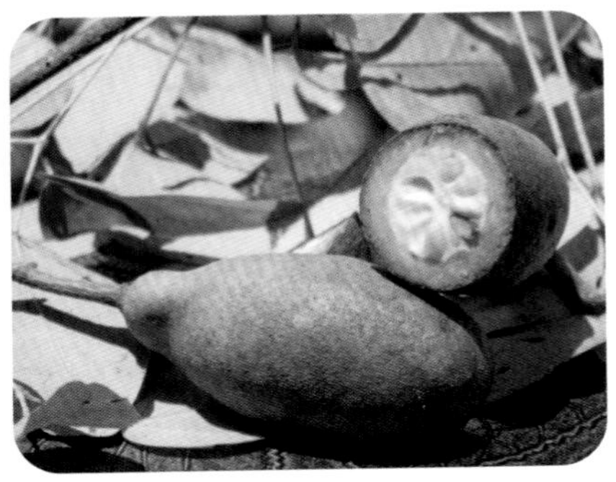

图3-8-2 三叶木通的果实（预知子）

木通为多年生落叶木质藤本（图3-8-3）。掌状复叶，小叶5，倒卵形或椭圆形。总状花序，雄花紫红色，较小；雌花暗紫色。肉质蓇葖果呈浆果状，椭圆形或长椭圆形，成熟时暗紫色。

白木通的形态与三叶木通相近，小叶全缘，质地较厚，果实呈黄褐色（图3-8-4，图3-8-5）。

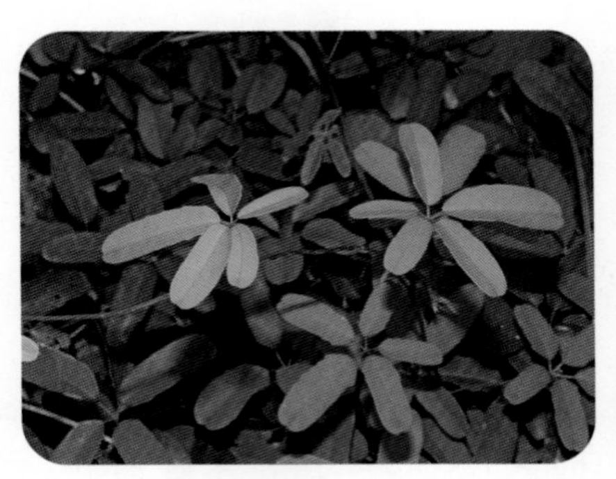

图 3-8-3　木通

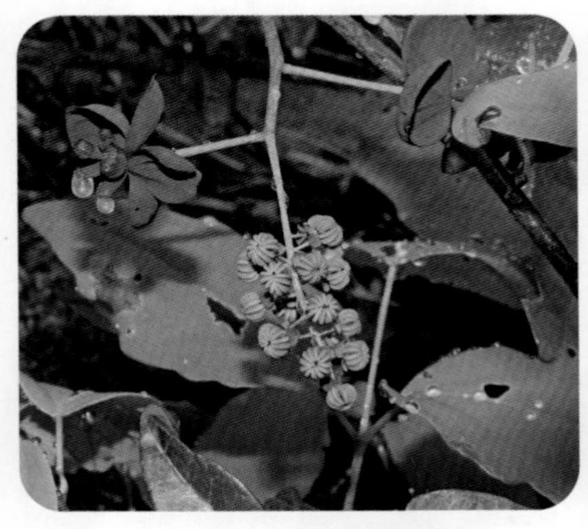

图 3-8-4　白木通的花序

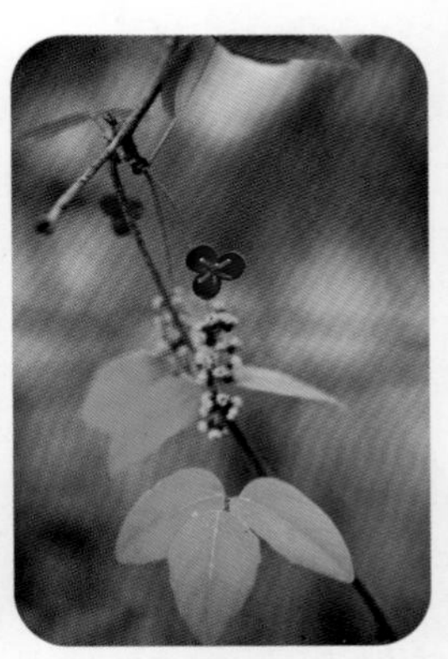

图 3-8-5　白木通的叶

分布

木通产于我国长江流域各省区，生于海拔 300 ~ 1500 米的山地灌木丛、林缘和沟谷中，日本和朝鲜均有分布。三叶木通产于我国河北、山西、山东、河南、陕西南部、甘肃东南部至长江流域各省区，生于海拔 250 ~ 2000 米的山地沟谷边疏林或丘陵灌丛中，日本也有分布。白木通产于我国长江流域各省区，向北分布至河南、山西和陕西，生于海拔 300 ~ 2100 米的山坡灌丛或沟谷疏林中。

采收加工

夏、秋二季于果实绿黄时采收，晒干或置沸水中略烫后晒干。

功效与主治

功效：疏肝理气、活血止痛、散结利尿。主治：脘胁胀痛、痛经经闭、痰核痞块、小便不利。

用法与用量

煎服，3 ~ 9 克。

现代研究

预知子的成熟果实富含糖、维生素 C 和 12 种氨基酸，食用果肉对肝脏有一定的保健作用；鲜果浸酒，可缓解女性的经期不适，对女性的更年期综合征所产生的失眠、焦虑症状也有一定的缓解作用。预知子乙醇提取物还有抗抑郁作用。

民间验方

1. 胃肠胀痛：预知子 15 克、青皮 9 克、南五味子 12 克，水煎服。

2. 肝区胀痛、黄疸：预知子 12 克、阔叶十大功劳 15 克、香附 12 克、藤葡蟠根 15 克、制元胡索 10 克、黄毛耳草 15 克、半枝莲 15 克，水煎服。

3. 经闭、痛经：预知子 10 克、益母草 15 克、蔓茎鼠尾草 15 克、地菍 20 克、茜草根 15 克，水煎服。

注意事项

孕妇慎服。

参考文献

[1] 雷后兴，李建良．中国畲药学 [M]. 北京：人民军医出版社，2014.

[2] 浙江省食品药品监督管理局．浙江省中药炮制规范（2015 年版）[M]. 北京：中国医药科技出版社，2016.

[3] 毛峻琴，伊佳，李铁军．中药预知子乙醇提取物抗抑郁作用的实验研究 [J]. 药学实践杂志，2009，27（2）：126-128.

（周贤燕）

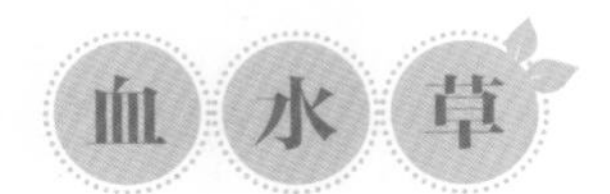

血水草

别名

水黄连，马蹄莲、细叶落回（畲药名）。

来源

为罂粟科植物血水草 *Eomecon chionantha* Hance 的全草。

植物特征

为多年生无毛草本，具红黄色液汁（图3–9–1，图3–9–2）。根呈橙黄色，根茎匍匐。叶全部基生，叶片呈心形或心状肾形，边缘呈波状，表面绿色，背面灰绿色，掌状脉5 ~ 7条，网脉细，明显。花葶呈灰绿色略带紫红色，直立，有3 ~ 5花，排列成聚伞状伞房花序；花瓣呈白色。蒴果呈狭椭圆形。花期3 ~ 6月，果期6 ~ 10月。

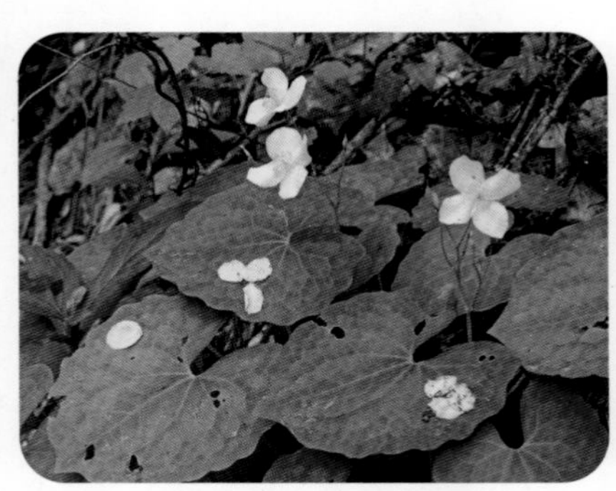

图 3–9–1　**血水草**

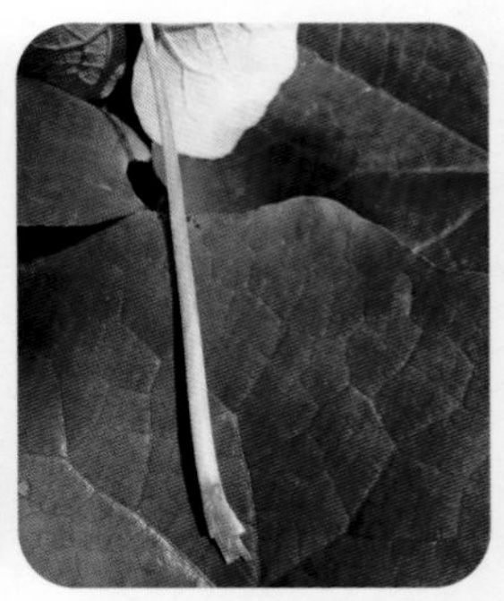

图 3–9–2　**血水草的汁液**

分布

血水草生于海拔1400 ~ 1800米的林下、灌丛下或溪边、路旁。丽水全市各县常见。

采收加工

夏、秋二季采挖，除去杂质泥沙，洗净，鲜用或干燥。

功效与主治

功效：清热解毒、活血化瘀、消肿止痛。主治：婴儿胎毒、湿疹、疮疖、无名肿毒、毒蛇咬伤、跌打损伤、劳伤腰痛、肺结核咯血。

用法与用量

鲜血水草捣烂外敷，适量。

现代研究

血水草中所含的生物碱类化合物有抑菌、杀钉螺作用，还有明显的镇痛作用。

民间验方

1. 小儿癣疮：血水草晒干研粉，调菜油外搽患处。
2. 湿疹瘙痒：鲜血水草茎叶适量，捣烂外搽。
3. 疮疖：鲜血水草适量，捣烂外敷。
4. 无名肿毒：鲜血水草适量，甜酒糟少许，捣烂外敷。
5. 劳伤腰痛：血水草根茎 6 ~ 30 克，配方浸酒服用。
6. 毒蛇咬伤：鲜血水草根茎 30 ~ 60 克，捣烂外敷。

注意事项

全草有毒，宜外用。内服慎用。

参考文献

[1] 雷后兴，李建良．中国畲药学 [M]. 北京：人民军医出版社，2014.
[2] 张艳，杜方麓．血水草的研究进展 [J]. 时珍国医国药，2005，16（3）：236-237.

（黄晓燕）

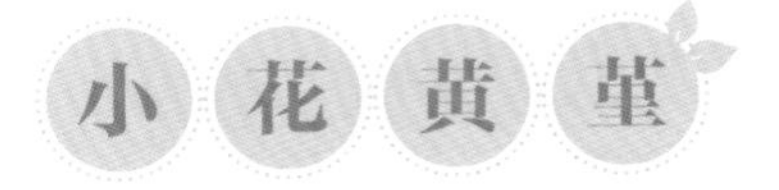

别名

黄花鱼灯草、臭桐彭、鸡屎草，半缸草、粪桶草（畲药名）。

来源

为紫堇科植物小花黄堇 *Corydalis racemosa*（Thunb.）Pers. 的全草。

植物特征

为一年生草本，光滑无毛，体柔软，多汁，有臭味。根细长而直。茎下部多分枝。叶基生与茎生，基生叶具长柄，常早枯萎；茎生叶具短柄，叶片三角形，二回或三回羽状裂，一回裂片 3 ~ 4 对，二回裂片卵形或宽卵形，末回裂片狭卵形至宽卵形或线形，先端钝或圆形。总状花序，花两侧对称，萼片小，卵形，花瓣淡黄色，花型似小牛角横挂枝端（图 3-10-1）。蒴果呈线形，长 2 ~ 3 厘米（图 3-10-2）。种子小，呈黑色扁球形，表面密生小圆锥尖突起。花期 4 ~ 5 月，果期 6 月。

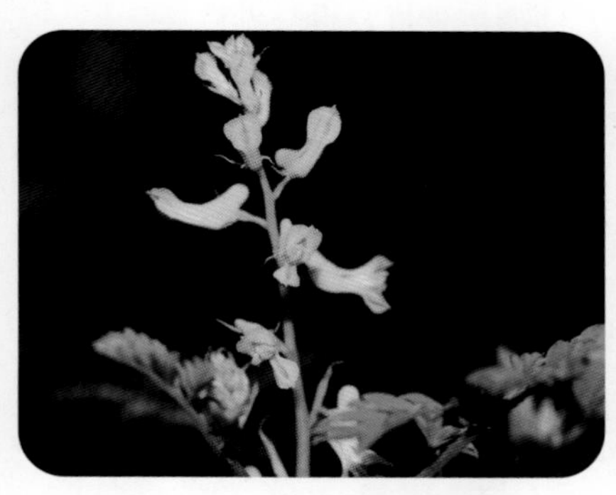

图 3-10-1　**小花黄堇的花**

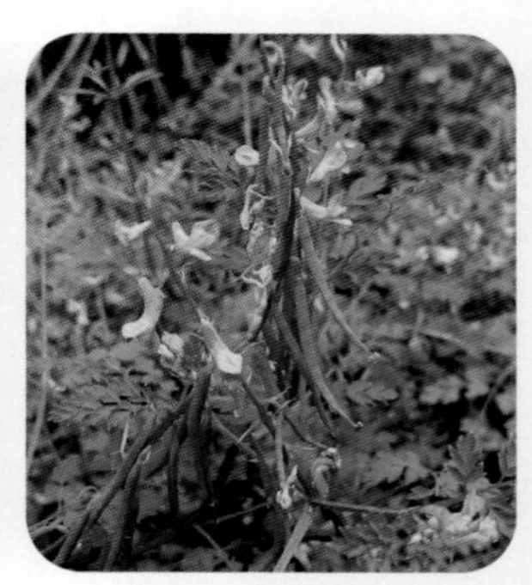

图 3-10-2　**小花黄堇的蒴果**

分布

小花黄堇多生于路边石缝、墙缝中及沟边阴湿处或阴凉下。

采收加工

夏季采收，洗净，鲜用或干燥。

功效与主治

功效：清热解毒、解暑利尿、止痢止血。主治：秋季腹泻、痢疾、疥疮等。

用法与用量

煎汤内服，9 ~ 15 克，鲜用加倍。

现代研究

小花黄堇主要含有原阿片碱和延胡索乙素生物碱等化学成分，具有消炎镇痛、抗菌杀虫、抗癌等活性。研究表明，小花黄堇挥发油中的成分以脂肪酸（棕榈酸）为主，其次是酮、醇、酯、醛类等化合物，且含量也相对较高。

民间验方

1. 秋季腹泻：小花黄堇 6 克，水煎服。

2. 疥疮：小花黄堇适量，米醋适量，捣烂取汁搽患处。

3. 咯血：鲜小花黄堇 30 ～ 60 克，捣汁，童便 1 杯冲服（如用水煎则疗效不佳）。

4. 急性肠炎、细菌性痢疾：暑热泄泻者，小花黄堇 30 克，或加爵床 15 克，水煎凉服；若细菌性痢疾初起，上方加入蜂蜜 30 克冲服，每日 1 ～ 2 剂。

5. 目赤肿痛：鲜小花黄堇加食盐少许捣烂，闭上患眼后，外敷包好，卧床 2 小时即效。

6. 毒蛇咬伤：鲜小花黄堇，捣汁涂敷。

注意事项

小花黄堇有一定的毒性，使用时要注意用量，并要经过专业人士的指导，不可随便尝试，以免造成严重后果！

参考文献

[1] 甘慈尧 . 浙南本草新编 [M]. 北京：中国中医药出版社，2016.

[2] 雷后兴，李建良 . 中国畲药学 [M]. 北京：人民军医出版社，2014.

[3] 浙江省卫生局 . 浙江民间常用草药（第三集）[M]. 浙江：浙江人民出版社，1972.

（叶垚敏）

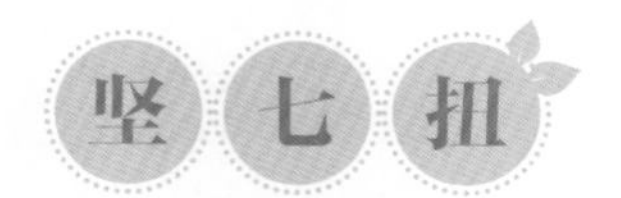

坚七扭

别名

金梨漆、满山白、檵木，坚漆（畲药名）。

来源

为金缕梅科植物檵木 *Loropetalum chinense*（R.Br.）Oliv. 的根、叶。

植物特征

为落叶灌木，多分枝，小枝有星毛。叶革质，呈卵形，先端尖锐，基部钝，不等侧，上面略有粗毛或秃净，干后暗绿色，无光泽，下面被星毛，稍带灰白色（图 3–11–1）。花 3 ～ 8 朵簇生小枝端，有短花梗，花序柄长约 1 厘米，被毛；花瓣 4 片，白色，带状，长 1 ～ 2 厘米，先端圆或钝（图 3–11–2）。蒴果呈卵球形，被黄褐色星状柔毛；种子呈亮黑色，卵球形。花期 3 ～ 4 月。

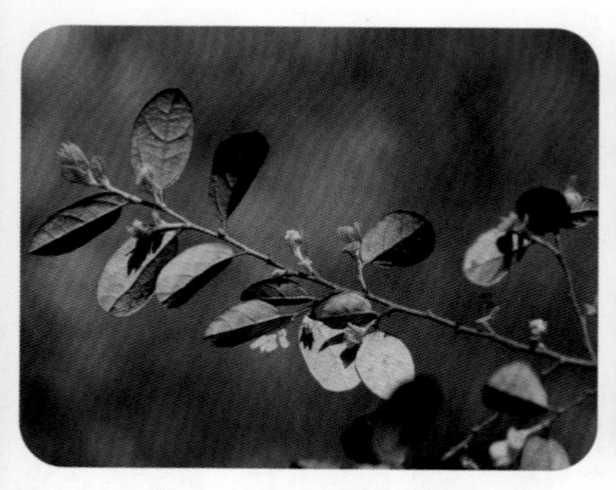

图 3–11–1　檵木的叶

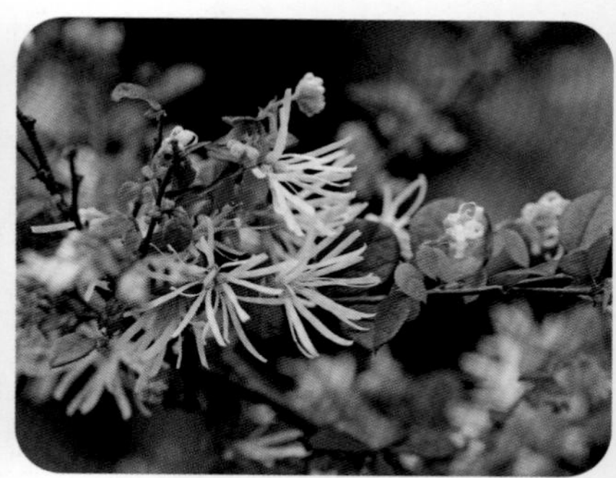

图 3–11–2　檵木的花

分布

檵木多生长于向阳的山地灌丛中。

采收加工

根秋季采收，洗净，鲜用或干燥；叶夏季采收，鲜用或干燥。

功效与主治

功效：清热解毒、收敛、止血。主治：吐血、崩漏、腹泻；外用治疗烧伤、烫伤、外伤出血。

用法与用量

煎汤内服，根 20 ~ 50 克，鲜品加倍；叶 15 ~ 30 克，外用适量。

现代研究

据研究报道，从坚七扭中分离鉴定出了 50 余个化合物，结构类型包括鞣质、黄酮类、木脂素类和萜类等。现代药理实验表明，坚七扭主要具有抑菌、消炎、促进愈合和抗氧化等生物活性。此外，坚七扭叶总黄酮提取物对脑缺血有明显的保护作用。

民间验方

1. 痔疮：檵木嫩叶适量，研成细粉，外敷。

2. 崩漏：檵木叶 50 克，加水煎成 200 毫升，一次服完，次日服参类补品；或檵木须根 15 克、乌脚鸡 9 克，水煎服，每日 1 剂。

3. 产后出血：檵木根 15 克、海金沙 6 克、地骨皮 9 克、益母草 6 克、龙须草 9 克，水煎服。

4. 刀伤出血：檵木叶适量，嚼碎外敷患处。

注意事项

坚七扭入药部位虽多，但也不可过量服用。

参考文献

[1] 程科军，李水福 . 整合畲药学研究 [M]. 北京：科学出版社，2017.

[2] 雷后兴，雷建光，王晓杭，等 . 中国畲药图谱 [M]. 天津：天津科学技术出版社，2019.

（叶垚敏）

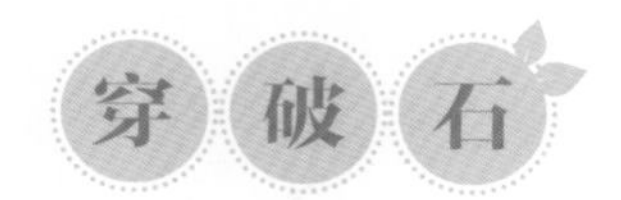

穿破石

别名

葨芝，黄鸡母、担米刺、石米刺（畲药名）。

来源

为桑科植物葨芝 *Maclura cochinchinensis*（Lour.）Corner 或柘 *Maclura tricuspidata* Carrière 的干燥根。

植物特征

葨芝为常绿直立或蔓生灌木，高呈 2 ~ 4 米（图 3–12–1）。枝具有粗壮、直立或略弯的枝刺。叶片革质，呈倒卵状椭圆形或椭圆形，全缘，两面无毛（图 3–12–2）。头状花序单生或成对腋生，花序梗短。聚花果呈球形，肉质，径约 3 ~ 5 厘米，橙红色，有毛（图 3–12–2）。

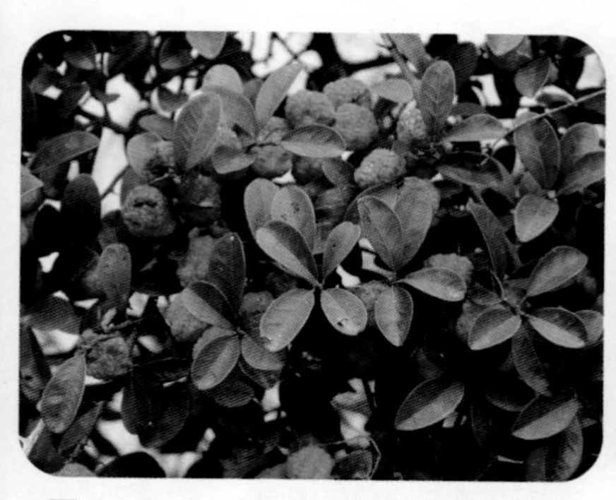

图 3–12–1　穿破石原植物（葨芝）

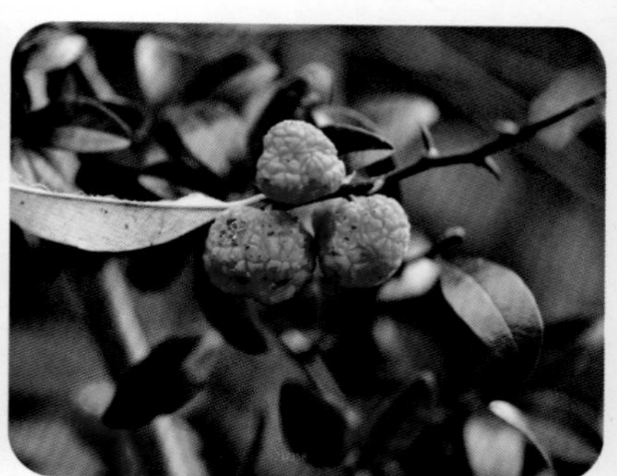

图 3–12–2　葨芝的叶和果

柘为落叶小乔木，高可达 10 米，通常呈灌木状（图 3–12–3）。幼枝有细毛，后渐脱落，老枝叶痕常凸起如枕，有枝刺。叶片呈卵形至倒卵形，全缘或有时 3 裂，幼时稍有毛。花序成对或单生于叶腋。聚花果球形，径约 2.5 厘米，呈橙红色或橙黄色，表面微皱缩（图 3–12–4）。

分布

穿破石生于溪边灌木丛中或山谷湿润的林下。

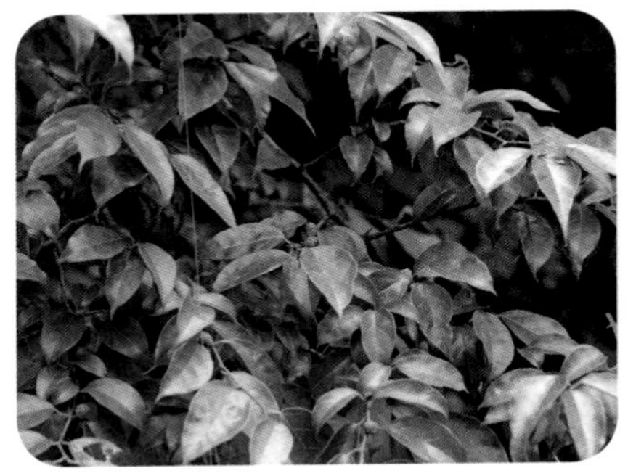

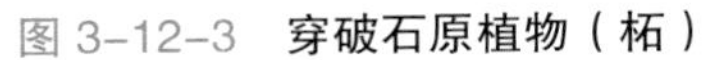

图 3-12-3 **穿破石原植物（柘）**

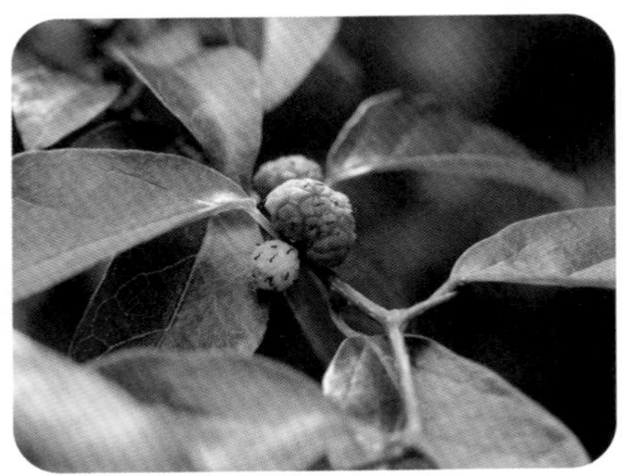

图 3-12-4 **柘的叶和果**

采收加工

秋、冬二季采收，洗净，切片，鲜用或干燥。

功效与主治

功效：活血、通络、利湿、止咳。主治：肺痨咳嗽、湿热黄疸、胁肋疼痛、风湿痹痛、跌扑损伤。

用法与用量

15 ~ 30 克，水煎服；外用适量。

现代研究

穿破石含有多种黄酮类化合物，具有消炎、镇痛、抗氧化、抗肿瘤等多种活性。另外，穿破石水提物和醇提物对急性肝损伤、肝纤维化有一定的保护和治疗作用。

民间验方

1. 闭合性骨折：鲜穿破石、鲜榔榆树皮和糯米饭混合捣烂，外敷患处，用杉树皮固定。

2. 跌打损伤、疖子、脓肿：穿破石 15 ~ 30 克，水煎服；另取其根皮捣烂，外敷患处。

3. 风湿痛：穿破石、牯岭勾儿茶、青棉花藤各 15 克，水煎服。

4. 痔疮出血：鲜穿破石 120 克，水煎服；另用红马蹄草捣烂，外敷患处，连续内服和外敷 3 次。

注意事项

孕妇慎用。

参考文献

[1] 雷后兴，李建良．中国畲药学 [M]. 北京：人民军医出版社，2014.
[2] 浙江省卫生局．浙江民间常用草药（第三集）[M]. 浙江：浙江人民出版社，1972.
[3] 植物志编委会．浙江植物志 [M]. 浙江：浙江科学技术出版社，1993.
[4] 浙江省食品药品监督管理局．浙江省中药炮制规范（2015 年版）[M]. 北京：中国医药科技出版社，2016.

（杨巧君）

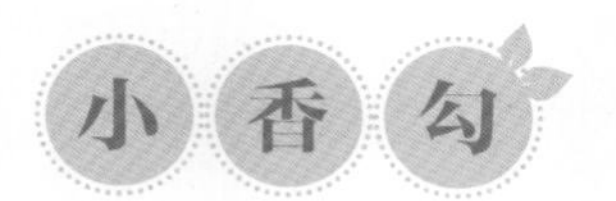

小香勾

别名

小叶牛奶绳、小康补（畲药名）。

来源

为桑科植物条叶榕 *Ficus pandurata Hance* var.*angustifolia* Cheng 或全叶榕 *Ficus pandurata* Hance var.*holophylla* Migo 的干燥根及茎。

植物特征

条叶榕为落叶小灌木。叶片呈厚纸质，狭披针形或线状披针形，先端渐尖，基部圆形至宽楔形，叶形较为狭长。隐花果单生叶腋，呈椭圆形或球形，顶端脐部突起明显（图 3–13–1）。

全叶榕为落叶小灌木。叶片呈纸质，狭卵形或倒披针形，先端渐尖，基部圆形至宽楔形，与条叶榕相比叶形较为宽长。隐花果单生于叶腋，呈椭圆形或球形，顶端脐部突起不明显（图 3–13–2）。

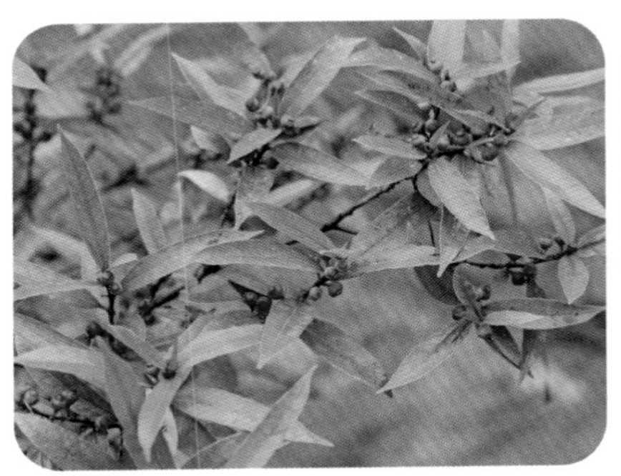

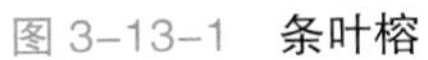

图 3-13-1 条叶榕

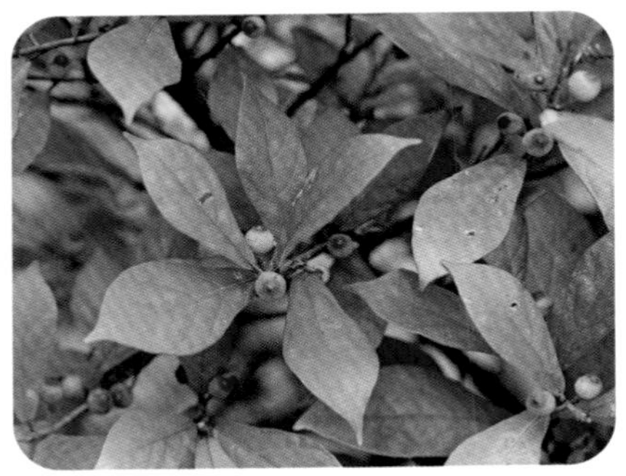

图 3-13-2 全叶榕

分布

小香勾多生长于山坡、路旁、旷野间，我国浙西南地区分布广泛。

采收加工

全年可采收，洗净干燥用。

功效与主治

功效：祛风除湿、健脾止泻。主治：消化不良、小儿疳积、腹泻、疝气、风湿痹痛。

用法与用量

10 ~ 30 克，水煎服。

现代研究

小香勾含有丰富的多酚类化合物，特别是黄酮类和异黄酮类化合物，且均具有很强的抗氧化作用。研究发现，小香勾具有抗肿瘤、抗菌、抗病毒的活性，以及对心血管和免疫系统的活性。此外，小香勾还有降血糖、降血脂、抗骨质疏松等作用。

民间验方

1. 消化不良性腹泻：小香勾 30 克，煎水 100 毫升，内服。

2. 小儿疳积：小香勾 100 克，加水 500 毫升，与鹌鹑蛋（约 30 个）一起煮，每日食蛋 4 ~ 8 个，每次 2 ~ 4 个。

3. 小儿疝气：小香勾根及茎 30 ~ 50 克、栀子根 20 ~ 30 克，加猪蹄、桂圆、荔枝和大枣适量，水煎服。

注意事项

无。

参考文献

[1] 雷后兴，李建良. 中国畲药学 [M]. 北京：人民军医出版社，2014.
[2] 甘慈尧. 浙南本草新编 [M]. 北京：中国中医药出版社，2016.
[3] 浙江省食品药品监督管理局. 浙江省中药炮制规范（2015 年版）[M]. 北京：中国医药科技出版社，2016.
[4] 程科军，李水福. 整合畲药学研究 [M]. 北京：科学出版社，2017.

（李丕回）

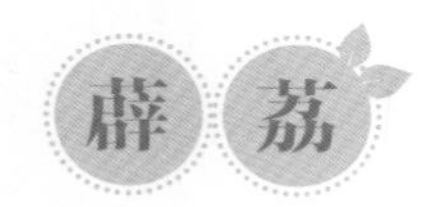

薜荔

别名

凉粉果、木莲、凉粉子、攀蓬（畲药名）。

来源

为桑科植物薜荔 *Ficus pumila* L. 的干燥不育花序托和茎叶。

植物特征

为攀援或匍匐灌木。叶两型，不结果枝节上生不定根，叶呈卵状心形，基部偏斜，近于无柄；至成长后，枝硬而直立，叶大而厚，托叶呈卵状三角形，外面被细柔毛，革质；叶片呈椭圆形，先端钝，基部圆形或稍心脏形，全缘，上面近于无毛，下面密生细柔毛，侧脉和网状脉在下面隆起，呈小蜂窝状。雄花和瘿花同生于一个隐头花序中，雄果顶端截平而微凹，手摸稍软，里面的瘿花籽就像一个个小蝌蚪，雄花籽呈线形（图 3–14–1，图 3–14–2）。

分布

薜荔产于我国台湾、福建、江西、浙江、安徽、江苏、湖南、广东、

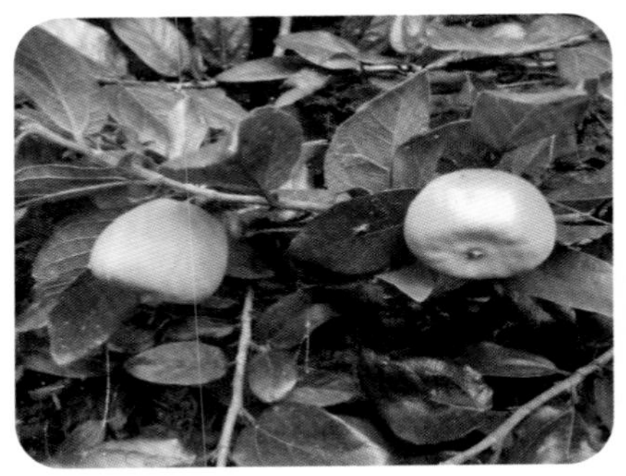

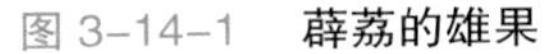

图 3-14-1 薜荔的雄果

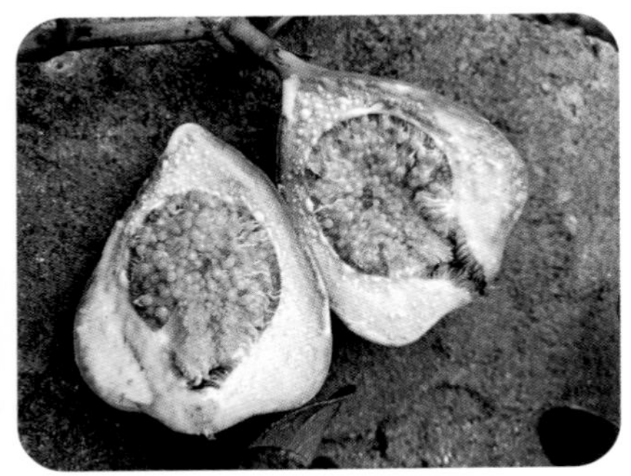

图 3-14-2 薜荔的雄花籽

广西壮族自治区、贵州、云南东南部、四川及陕西，北方偶有栽培。日本、越南北部也有分布。

采收加工

薜荔果：秋季采收将熟的花序托，剪去柄，晒干。

薜荔带叶不育枝节（浙络石藤）：全年均可采收其带叶的茎枝，鲜用或晒干。

功效与主治

1. 薜荔果：具有通乳、利湿、活血、消肿的功效，主治乳汁不下、遗精、淋浊、乳糜尿、久痢、痔疮出血、肠风下血、痈肿、疔疮。

2. 薜荔带叶不育枝节（浙络石藤）：具有祛风、利湿、活血、解毒的功效，主治风湿痹痛、泻痢、淋病、跌打损伤、痈肿疮疖。

用法与用量

内服煎汤，9 ~ 15 克（鲜品 60 ~ 90 克）；外用适量，捣汁涂或煎水熏洗。

现代研究

薜荔果乙醇浸出液中可分离出内消旋肌醇、芦丁、β-谷甾醇、蒲公英赛醇乙酸酯及 β-香树脂醇乙酸酯等，具有抗肿瘤、抑制癌细胞生长的作用，可以防治肿瘤。

民间验方

1. 乳汁不通：薜荔果 3 ~ 5 个，猪瘦肉 50 克，水煎喝汤食肉。

2. 喉痹、痈肿：单用薜荔枝水煎，慢慢含咽，可治疗咽喉肿痛；薜荔与皂角刺、瓜蒌、乳香等同用，可治疗痈肿。

3. 慢性肾炎水肿：薜荔根120克，水煎1小时去渣，加红米150克，煮饭淡食，或稍加红糖，连食7日，忌食蒜、葱、盐等刺激性食物。

注意事项

无。

参考文献

[1] 雷后兴，李建良．中国畲药学[M]. 北京：人民军医出版社，2014.
[2] 苑翠柳．抗癌食果研究的新进展[J]. 林业科技通讯，1999，（6）：19–21.
[3] 浙江省食品药品监督管理局．浙江省中药炮制规范（2015年版）[M]. 北京：中国医药科技出版社，2016.

（叶伟波）

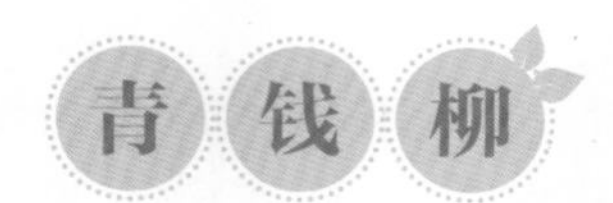

青钱柳

别名

甜茶树、摇钱树。

来源

为胡桃科植物青钱柳 *Cyclocarya paliurus*（Batal.）Iljinsk. 的叶。

植物特征

为落叶乔木，树皮呈灰色，芽密被锈褐色盾状着生的腺体。老叶革质，嫩叶纸质，单数羽状复叶，具7～9（稀5或11）小叶；叶轴密被短毛或无毛；其侧生小叶近于对生或互生，叶柄较短，呈长椭圆状卵形至阔披针形，基部歪斜；叶缘具锐锯齿，上面被有腺体，下面网脉明显凸起（图3–15–1）。果实中部有革质圆盘状翅，每一果梗上串有十几个果实，形似串串铜钱（图3–15–2）。花期4～5月，果期7～9月。

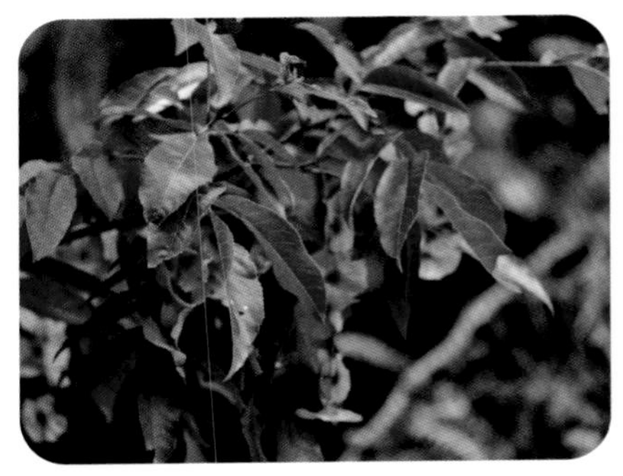

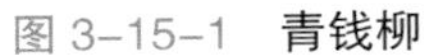

图 3-15-1 **青钱柳**

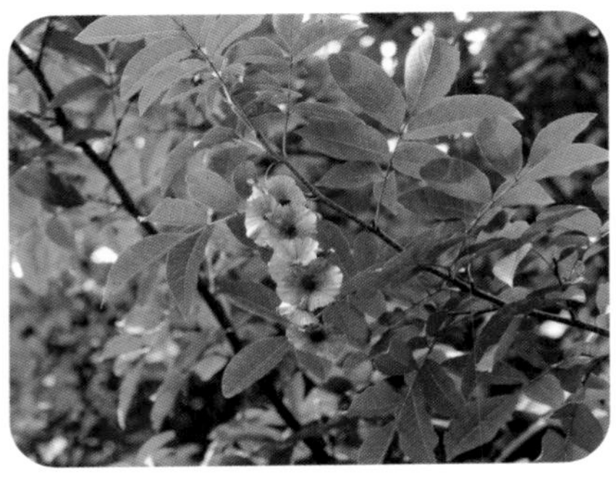

图 3-15-2 **青钱柳的果**

分布

青钱柳产于我国台湾、安徽、江苏、浙江、江西、福建、湖北、湖南、四川、贵州、广西壮族自治区、广东和云南东南部，常生长在海拔 500 ~ 2500 米的山地湿润的森林中。此外，丽水遂昌的王村口和湖山已经有 2 个青钱柳人工规范化种植基地。

采收加工

一般情况下，6 ~ 8 月采摘的青钱柳口感较好，此时味甜微涩；9 月中下旬，青钱柳部分叶子开始泛黄，即将脱落，此时即使采摘青叶，味也比较涩口，相对疗效要差一些。

功效与主治

功效：清热、消渴、解毒、杀虫、止痒、消炎、止痛、祛风。因为青钱柳能明显降低血糖和尿糖，所以可用于治疗糖尿病。此外，青钱柳对高血压和高血脂都有明显的治疗作用。

用法与用量

取适量（民间经验 10 克左右）的青钱柳茶，然后用 85 ℃左右的开水进行冲泡即可。

现代研究

青钱柳含有皂苷、黄酮、多糖等有机营养成分，能够提高机体免疫力、改善胰岛细胞功能、改善胰岛素抵抗、调节血糖水平，从而达到降血糖、改善并发症的效果。研究还发现，青钱柳中含人体必需的常量元素（如钾、钙、镁、磷）及微量元素（如铁、锰、锌、铜、镍、铬、硒、钒），它们都与糖代谢和胰岛素作用机制密切相关，能够协助胰岛素发挥降血糖的作用，并能改善糖耐量。临床研究进一步验证了青钱柳具有降血糖的功效，且与降糖药物有协同作用，可消除糖尿病症状、防治并发症及减轻降糖药的毒副作用。另外，青钱柳还可辅助治疗 2 型糖尿病，对糖耐量下降和较轻的 2 型糖尿病患者可配合饮食控制或单独使用。药理学研究还表明，青钱柳有降压、降脂、增强免疫、抗癌、抗氧化、防衰老等多种药理作用。

民间验方

1. 普通糖尿病：单味青钱柳 10 克，泡茶喝。

2. 肺肾两虚型糖尿病：天冬、青钱柳各 10 克，开水泡服。

3. 气阴两虚型糖尿病：西洋参 3 ~ 5 克、麦冬 10 克、青钱柳 10 克，开水泡服。

注意事项

青钱柳的药性偏凉，最好不要空腹饮青钱柳茶，脾胃虚寒者长期饮用时要注意。

参考文献

[1] 李时珍 . 本草纲目 [M]. 北京：人民卫生出版社，1975.
[2] 陈藏器 . 本草拾遗 [M]. 安徽：安徽科学技术出版社，2004.
[3] 中国科学院中国植物志编辑委员会 . 中国植物志 [M]. 北京：科学出版社，1993.
[4] 肖艳华，徐卓，杜治平 . 青钱柳化学成分及抗氧化活性研究 [J]. 食品科技，2019，44（10）：223-228.
[5] 谢雪姣，刘国华，武青庭，等 . 青钱柳主要化学成分研究进展 [J]. 江西中医药，2017，48（12）：78-80.

（金雪艳）

苦槠

别名

槠栗、苦槠锥，苦珠、苦栗、苦锥（畲药名）。

来源

为壳斗科苦槠 *Castanopsis sclerophylla*（Lindl.）Schott. 的果实。

植物特征

为乔木，当年生枝呈红褐色。叶片革质，呈长椭圆形或卵状椭圆形，通常一侧略短且偏斜，叶缘在中部以上有锯齿状锐齿，成长叶叶背呈淡银灰色（图 3–16–1）。花序轴无毛，雄穗状花序通常单穗腋生。坚果近圆球形，顶部短尖，果脐位于坚果的底部（图 3–16–2）。4 ~ 5 月开花，10 ~ 11 月开始结果成熟。

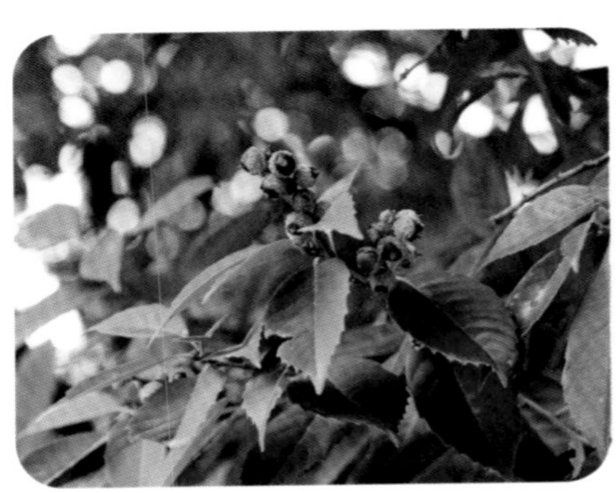

图 3–16–1　**苦槠树**

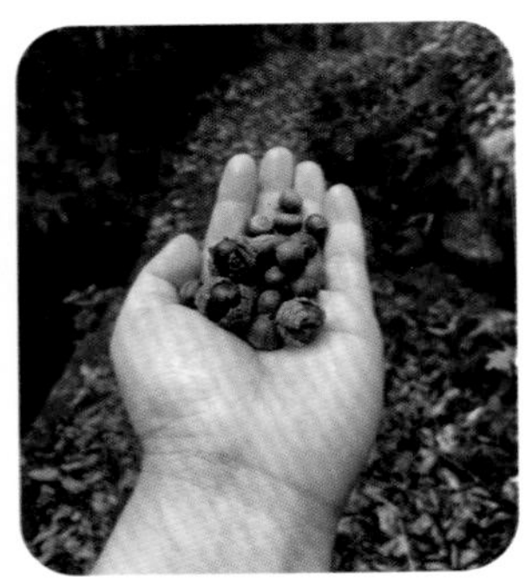

图 3–16–2　**苦槠子**

分布

苦槠产于我国长江以南五岭以北各地，西南地区仅见于四川东部及贵州东北部，见于海拔 200 ~ 1000 米丘陵、山坡疏或密林中，常与杉、樟混生，村边、路旁时有栽培。

采收加工

秋季果实成熟时，采收，晒干后剥取种仁。

功效与主治

功效：补脾益胃、清热润燥、利小便、解热毒、通气解暑、行滞化瘀。苦槠对痢疾和腹泻有独到的疗效，还有较好的祛湿敛疮功效，民间在皮肤病方面也有较多的应用。苦槠的皮和叶还能止血敛疮，可用于治疗产妇血崩、臁疮。

用法与用量

水煎服，10 ~ 15 克；外用适量。

现代研究

苦槠含有黄酮、淀粉、果胶及多种微量元素等，其黄酮成分具有抗氧化、抗菌的作用，总黄酮对大肠埃希菌、枯草芽孢杆菌、变形杆菌、金黄色葡萄球菌有一定的抑制作用。苦槠淀粉糊属于剪切稀化体系，吸湿性较强，透明度较差，在水中的颗粒平均直径较小，其易于添加开发薄膜制品。

民间验方

1. 哮喘：食苦槠豆腐，可加生萝卜汁、饴糖。
2. 膀胱湿热、小便不利：食苦槠豆腐并饮汁（豆腐点成后，锅中凝块以外的水），可略加调味品。
3. 腹泻：可食用苦槠羹。
4. 酒膈：苦槠子煮熟，细嚼频食。
5. 产妇出血：苦槠皮和叶煮水服用。
6. 臁疮：苦槠嫩叶捣烂敷患处，每日 3 次。

注意事项

肠燥便秘者禁用。

参考文献

[1] 李时珍 . 本草纲目 [M]. 北京：人民卫生出版社，1975.
[2] 陈藏器 . 本草拾遗 [M]. 安徽：安徽科学技术出版社，2004.
[3] 中国科学院中国植物志编辑委员会 . 中国植物志 [M]. 北京：科学出版社，1993.
[4] 刘宪光 . 苦槠黄酮、淀粉、果胶的提取及理化性质的研究 [D]. 江西：南昌大学，2008.

（金雪艳）

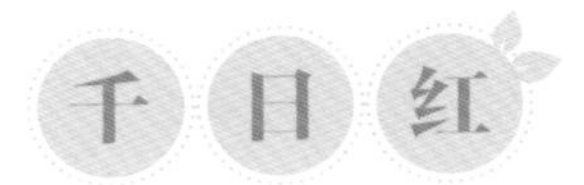

千日红

别名

火球花、百日红、千金红。

来源

为苋科植物千日红 *Gomphrena globosa* L. 的花序或全草。

植物特征

为一年生草本。茎粗壮，有分枝，枝略成四棱形，有灰色糙毛。叶片纸质，呈长椭圆形或矩圆状倒卵形，两面有小斑点、白色长柔毛及缘毛，叶柄有灰色长柔毛（图 3–17–1）。花多数，密生，成顶生球形或矩圆形头状花序，常呈紫红色，有时呈淡紫色或白色（图 3–17–2）。种子呈肾形，棕色，光亮。

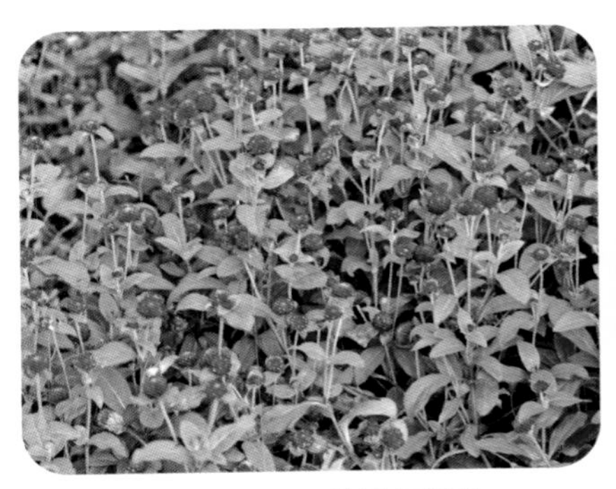

图 3–17–1　千日红的叶

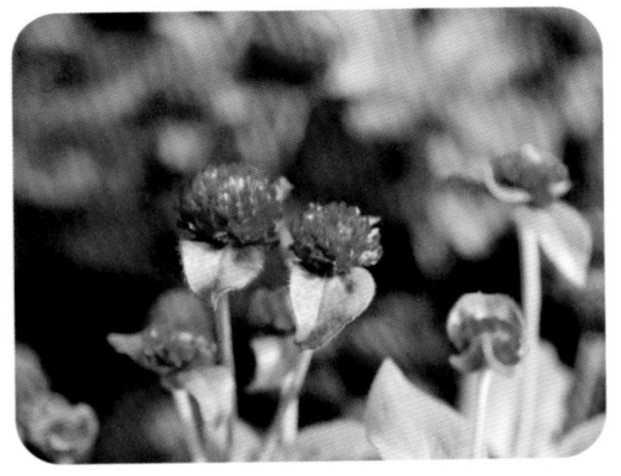

图 3–17–2　千日红的花

分布

千日红原产于美洲热带地区，我国南北各省均有栽培。

采收加工

夏、秋二季采摘花序或拔取全株，鲜用或晒干。

功效与主治

功效：止咳平喘、平肝明目、解毒。主治：咳嗽、哮喘、百日咳、小儿夜啼、目赤肿痛、肝热头晕、头痛、痢疾、疮疖等。

用法与用量

煎汤，花 3 ～ 9 克，全草 15 ～ 30 克；外用适量，捣敷，或煎水洗。

现代研究

千日红全草含千日红素 Ⅰ、Ⅱ、Ⅲ、Ⅴ、Ⅵ，以及硝酸还原酶、亚硝酸还原酶和谷氨酸脱氢酶。此外，还含有苋菜红甙、异苋菜红甙、4'5- 二羟基 -6，7- 次甲二氧基黄酮醇 3-O- β -D- 葡萄糖甙及其甙元千日红醇。千日红还具有镇咳、平喘、祛痰、消炎等作用。

民间验方

1. 气喘咳嗽：千日红花 9 克，黄酒适量；千日红水煎，去渣，取汁，加入少量黄酒，饮服，每日 1 剂，连服 3 天。

2. 头风：千日红花 9 克、马鞭草 21 克，水煎，去渣，取汁，温服。

3. 小儿肝热：千日红花 6 克、冬瓜 100 克，一起放入砂锅中，加入适量清水，炖煮 30 分钟，除去千日红，喝汤，食冬瓜。

注意事项

无。

参考文献

[1] 李经纬．中医大辞典 [M].2 版．北京：人民卫生出版社，2005.

[2] 李雪芹，辛秀，唐艺，等 . 千日红的研究进展 [J]. 微量元素与健康研究，2017，34（2）：58-60.

（叶伟波）

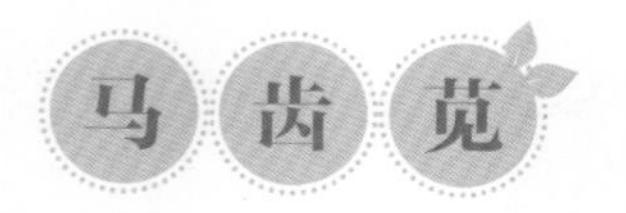

别名

五色草、酸草、铜钱草、和尚菜（畲药名）。

来源

为马齿苋科植物马齿苋 *Portulaca oleracea* L. 的干燥地上部分。

植物特征

为一年生肉质草本，光滑无毛。茎多分枝，平卧或斜生，呈淡绿色或带暗红色。叶片肥厚多汁，呈倒卵形或楔状长圆形，全缘（图 3–18–1）。花瓣 5，黄色（图 3–18–2）。蒴果呈卵球形，内含多数细小的黑色种子，气微，味微酸。

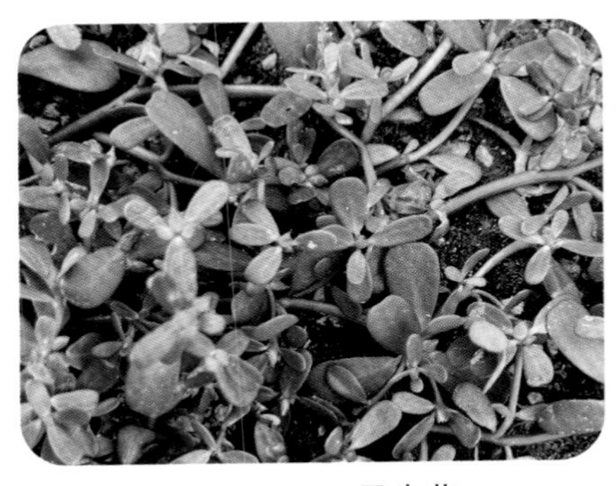

图 3–18–1 **马齿苋**

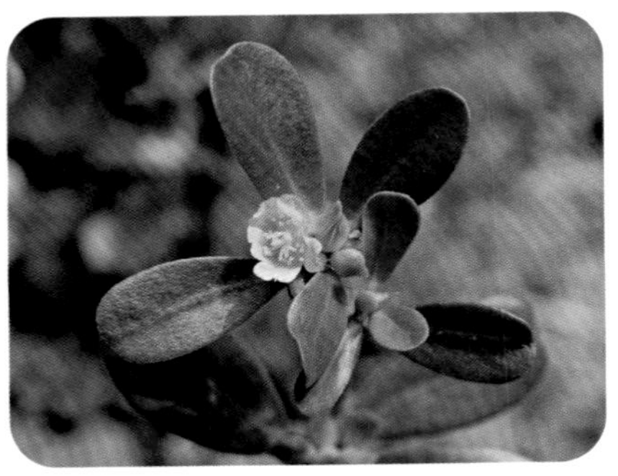

图 3–18–2 **马齿苋的花**

分布

马齿苋于我国各地均有分布，生于山野路旁、田间及菜地等。

采收加工

夏、秋二季采收，除去残根和杂质，洗净，略蒸或烫后晒干。

功效与主治

功效：清热解毒、凉血止血、止痢。主治：热毒血痢、痈肿疔疮、湿疹、丹毒、蛇虫咬伤、便血、痔疮出血、崩漏下血。

用法与用量

9 ~ 15 克，水煎内服或外洗，也可适量捣敷患处。

现代研究

马齿苋含有大量去甲肾上腺素和多量钾盐。近年来研究发现，马齿苋除有较广泛和很强的抗菌、消炎作用外，还含有大量的降血脂和抗衰老的有效成分，且马齿苋兼有药食两用的特点。

民间验方

1. 急性腮腺炎：新鲜马齿苋 200 克。嫩茎叶加食盐、味精少许，在油锅中炒熟，食用；老根、茎叶加水煎服；另取鲜全草适量，加盐少许捣烂敷患处。每日 1 次，直至痊愈。

2. 细菌性痢疾：马齿苋单独煎服，或捣汁服；或加蕺菜、青木香、苍耳草，水煎服。

注意事项

脾虚便溏者及孕妇慎用。

参考文献

[1] 雷后兴，李建良 . 中国畲药学 [M]. 北京：人民军医出版社，2014.
[2] 甘慈尧 . 浙南本草新编 [M]. 北京：中国中医药出版社，2016.
[3] 王晓玲，王红霞 . 马齿苋的传统应用和现代研究概况 [J]. 首都医药，2004，11（4）：45-48.

（陈岳娟）

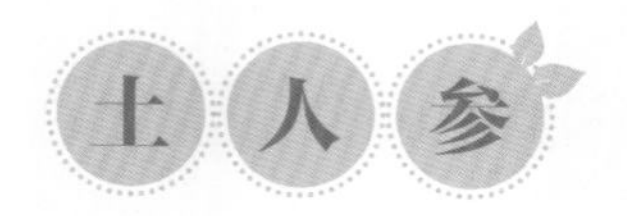

土人参

别名

煮饭花、栌兰、假人参。

来源

为马齿苋科植物土人参 *Talinum paniculatum*（Jacq.）Gaertn. 的根和叶。

植物特征

为一年生或多年生草本，高可达 60 厘米左右，肉质，全株无毛。茎直立，有分枝，圆柱形。叶互生，呈倒卵形或倒卵状长椭圆形，两面绿色而光滑（图 3-19-1）。总花梗呈紫绿或暗绿色；花小多数，呈淡紫红色，直径约 6 毫米，花梗纤长；花瓣 5，呈倒卵形或椭圆形，花丝细柔（图 3-19-1）。蒴果熟时呈灰褐色，直径约 3 毫米。种子细小，呈黑色，扁圆形。

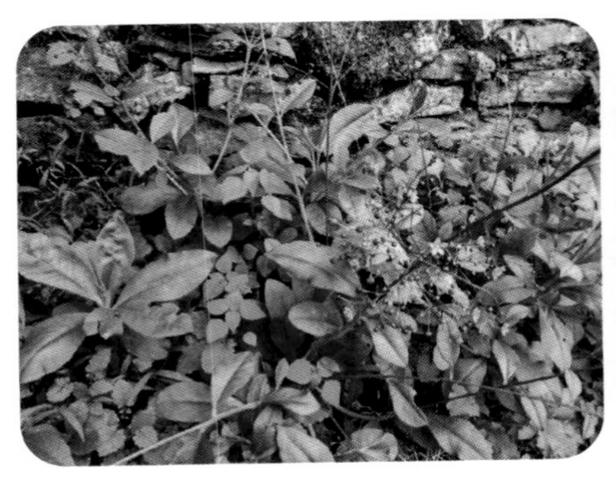

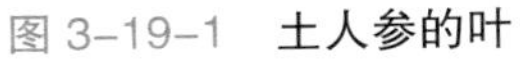

图 3-19-1　**土人参的叶**

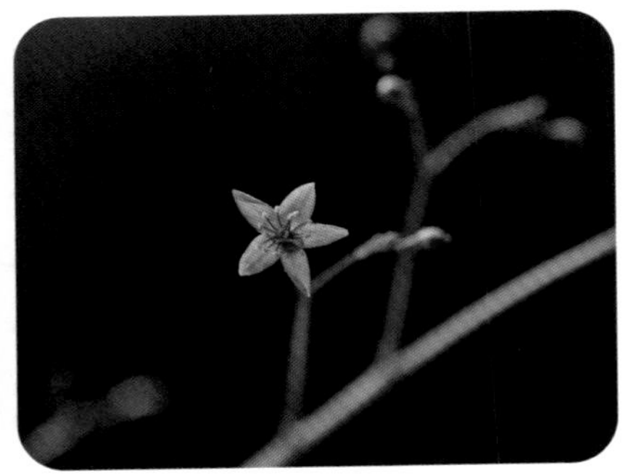

图 3-19-2　**土人参的花**

分布

土人参野生于荒地、路边、墙边、河坎，或栽培于房前屋后菜园边地。

采收加工

根、叶入药。根秋、冬二季采挖为佳，洗净、切片、晒干；叶鲜用，随时可采。

功效与主治

功效：补中益气、健脾止泄、润肺止血。主治：气虚乏力、脾虚泄泻、虚劳咯血。

用法与用量

根 30 ~ 60 克，水煎服。叶鲜用捣烂外敷，适量。

现代研究

土人参中的多糖、总黄酮成分是治疗疾病的主要有效成分。黄酮类化合物具有软化血管、降血糖和血脂等作用，同时还是一种天然的抗氧化剂，具有清除人体中超氧离子自由基、抗衰老、增加机体免疫力的生理活性。另外，有研究表明，栌兰具有显著的抗菌消炎作用，与糖皮质激素衍生物效果相当。

民间验方

1. 神疲乏力、睡眠不佳：土人参根 50 克、猪瘦肉 100 克，炖服。

2. 虚劳咳嗽、咯血：土人参根 30 克，加冰糖适量，水煎服。

3. 小儿脾虚腹泻：土人参根 150 克、粳米 60 克，二者共炒黄研末，炼蜜为丸，每次 6 克，早晚各空腹服 1 次。忌食鸡、鱼。

4. 疮疖肿痛：土人参叶适量，捣烂外敷。

注意事项

无。

参考文献

[1] 甘慈尧 . 浙南本草新编 [M]. 北京：中国中医药出版社，2016.

[2] 王翔，林梦瑶，黄锁义，等 . 土人参研究的新进展 [J]. 微量元素与健康研究，2017，34（1）：75–77.

（邱圆媛）

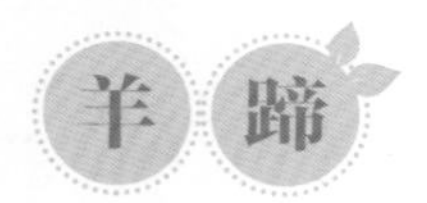

羊蹄

别名

土大黄、薛黄头、羊舌头草（畲药名）。

来源

为蓼科植物羊蹄 *Rumex japonicus* Houtt. 的根和叶。

植物特征

为多年生草本植物，茎直立，高 50 ~ 100 厘米，上部分枝，具沟槽。基生叶呈长圆形或披针状长圆形，顶端急尖，基部圆形或心形，边缘微波状；茎上部叶呈狭长圆形（图 3–20–1）。花序呈圆锥状，多花轮生；花梗细长，中下部具关节；花被片 6，呈淡绿色，外花被片椭圆形，内花被片果时增大，呈宽心形，顶端渐尖，基部心形，网脉明显，边缘具不整齐的小齿，全部具小瘤，小瘤呈长卵形，长 2 ~ 2.5 毫米（图 3–20–2）。瘦果呈宽卵形，具 3 锐棱，长约 2.5 毫米，两端尖，呈暗褐色，有光泽。花期 5 ~ 6 月，果期 6 ~ 7 月。

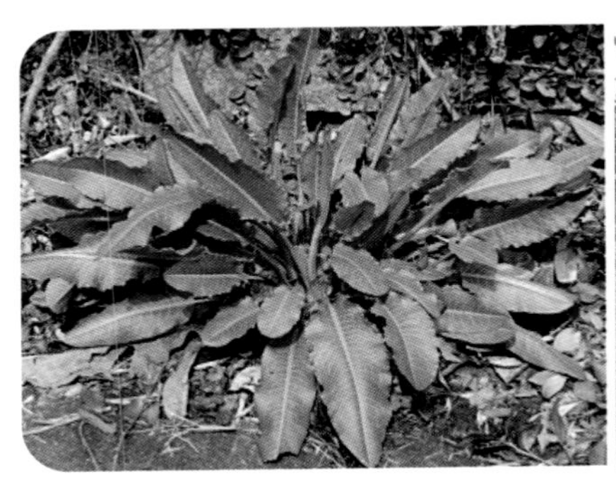
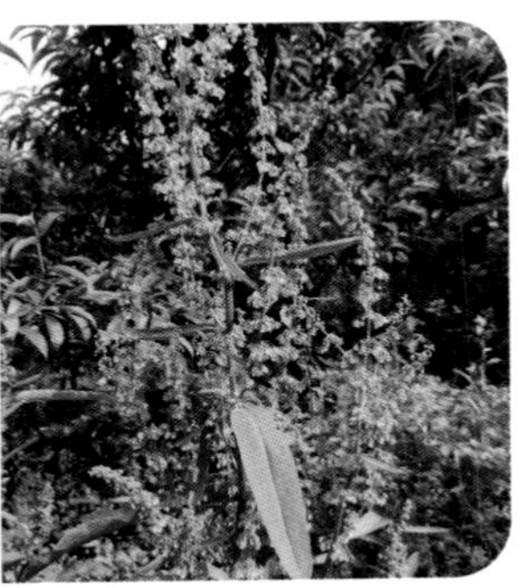

图 3-20-1 **羊蹄的基生叶（左）和茎生叶（右）**

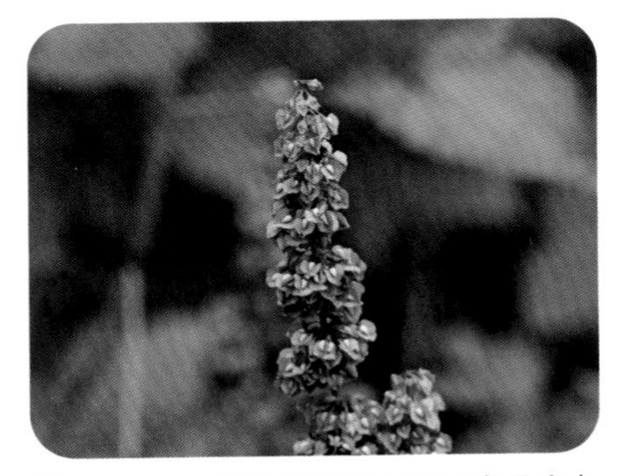

图 3-20-2 **羊蹄的花絮（已形成果实）**

分布

羊蹄分布在我国东北、华北、陕西、华东、华中、华南、四川及贵州等地区，生于田边路旁、河滩、沟边湿地，海拔 30 ~ 3400 米。

采收加工

深秋季节采收，洗净，鲜用或干燥后使用。

功效与主治

功效：凉血止血、泄热通便、利尿、杀虫。主治：各种癣症。

用法与用量

内服 10 ~ 30 克，煎汤；外用适量。

现代研究

羊蹄的化学成分主要为挥发油、黄酮类、蒽醌及其苷类等，具有抗氧化、抗菌、抗癌、调节免疫、消炎、保护肝脏、生发、活血等作用，还可以治疗糖尿病、骨质疏松等。

民间验方

1. 吐血、便血：新鲜羊蹄根，15 ~ 30 克，水煎内服。
2. 咽部息肉：新鲜羊蹄根适量，水煎漱口。
3. 崩漏：羊蹄根 30 克，水煎内服。
4. 便秘发热：新鲜羊蹄根 15 ~ 30 克，水煎内服。
5. 顽癣、汗斑：新鲜羊蹄根，洗净，切开，蘸醋，涂擦患处。
6. 头部脂溢性皮炎（头部瘙痒、脱白屑）：新鲜羊蹄根和羊蹄叶适量，捣碎，加少许食盐，敷于患处。

注意事项

羊蹄有小毒，不建议自行服药。

参考文献

[1] 雷后兴，李建良．中国畲药学 [M]. 北京：人民军医出版社，2014.
[2] 王俊桐，王雪钰，刘金薇，等．羊蹄的化学成分及药理作用研究进展 [J]. 长春中医药大学学报，2018，34（5）：1025−1027.

（潘锋君）

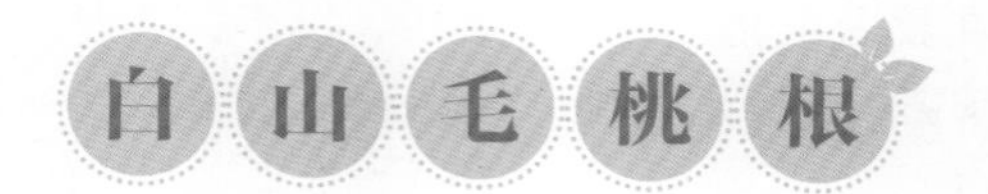

白山毛桃根

别名

白藤梨根。

来源

为猕猴桃科植物毛花猕猴桃 *Actinidia eriantha* Benth. 的干燥根。

植物特征

为落叶藤本。幼枝及叶柄密生灰白色或灰黄色绒毛，老枝无毛；髓呈白色，片层状（图 3–21–1）。叶片纸质至厚纸质，呈卵形至宽卵形，先端短尖至短渐尖，基部截形至圆楔形，稀近心形，老时上面仅沿叶脉有疏毛，下面密生灰白色或灰黄色星状绒毛。聚伞花序通常有 1 ~ 3 花，但雄花序中可达 6 花，花呈淡红紫色或淡红色（图 3–21–2）。果实呈椭圆状球形，密被灰白色长绒毛（图 3–21–3）。

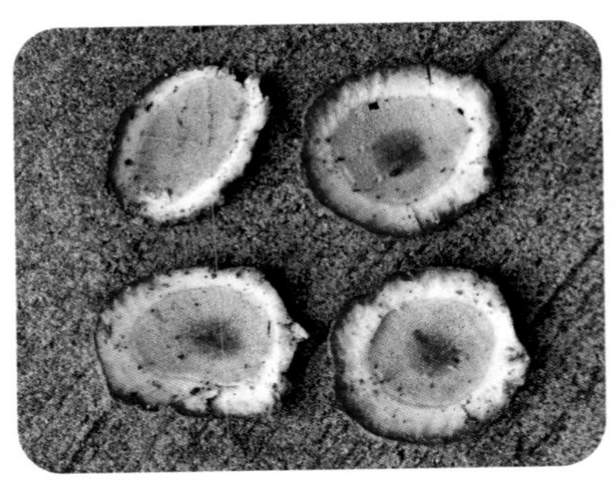

图 3–21–1 毛花猕猴桃的根

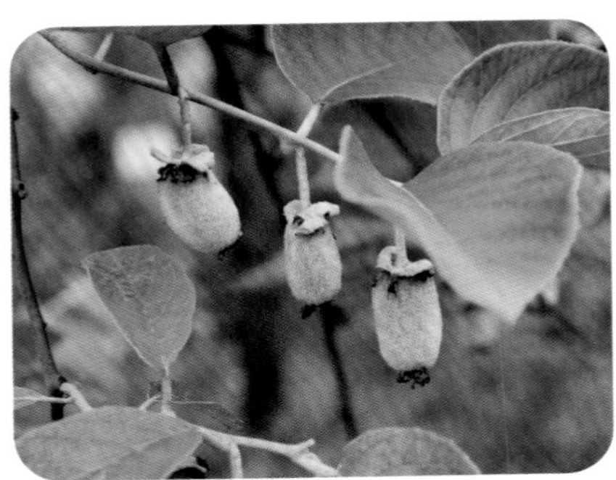

图 3–21–2 毛花猕猴桃的果实

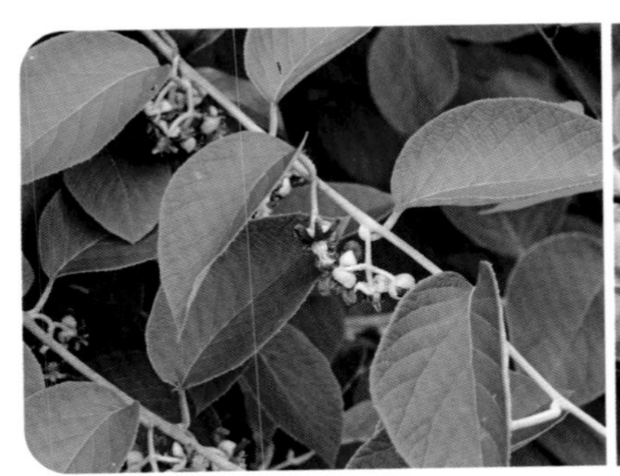

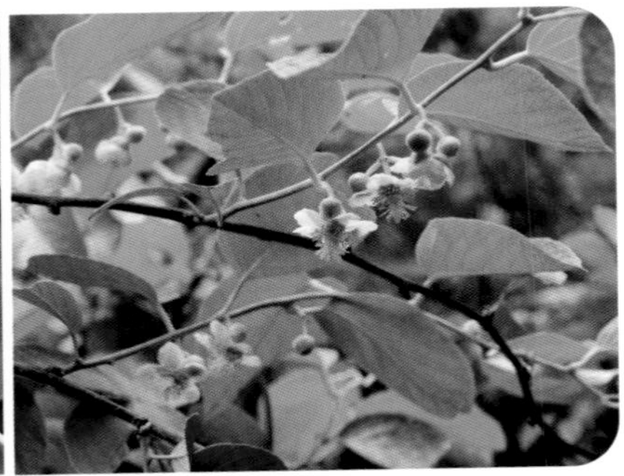

图 3–21–3 毛花猕猴桃的叶和花

分布

毛花猕猴桃多生长于山地林下灌丛中。

采收加工

深秋或冬季采收（畲族民间把埋在地下的根和茎均作药用），洗净，切片，鲜用或干燥。

功效与主治

功效：清热解毒、活血散结、祛风利湿、利湿消肿。畲医用于治疗胃癌、肠癌、肝硬化伴腹腔积液、慢性肝炎、白血病、脱肛、疝气、子宫脱垂、风湿性关节炎、跌打损伤。中医用于治疗热毒痈肿、乳痈、鼓胀、风湿痹痛、跌打损伤。

用法与用量

煎汤内服，30 ~ 150 克；外用适量，捣敷。

现代研究

白山毛桃根具有三萜类、糖类、类胡萝卜素、β－谷甾醇等多种化合物，具有抗肿瘤、增强免疫、抗氧化等功效。研究发现，与栽培的中华猕猴桃和美味猕猴桃相比，野生的毛花猕猴桃和阔叶猕猴桃果实具有较强的抗氧化能力，且抗氧化能力与其所含多酚类化合物和维生素 C 的量呈正相关。

民间验方

1. 胃癌、肠癌：白山毛桃根 50 克、半枝莲 25 克、白花蛇舌草 25 克、三尖杉 10 克、铁丁角（香茶菜）30 克、七叶一枝花 25 ~ 30 克、花菇草（香菇）50 克，水煎服。

2. 疔疮：白山毛桃根皮、泡桐叶各等量，共研成细粉与酒糟混匀，用茶叶包好，放入火中烤热外敷。

注意事项

1. 野生毛花猕猴桃多生长于人迹罕至的山区，自行上山采挖还需谨慎。

2. 本品入药部位为猕猴桃科植物的根，对植物资源的破坏性比较大，不利于可持续性发展，请不要乱采乱挖，保护资源，合理应用。

参考文献

[1] 雷后兴，李建良．中国畲药学 [M]. 北京：人民军医出版社，2014.
[2] 程科军，李水福．整合畲药学研究 [M]. 北京：科学出版社，2017.

（叶垚敏）

木槿花

别名

白槿花，新米花、咏梅花、米烫花（畲药名）。

来源

为锦葵科植物木槿 *Hibiscus syriacus* L. 或白花重瓣木槿 *Hibiscus syriacus* Linn. f. albus-plenus Loudon 的白色干燥花。

植物特征

为落叶灌木。嫩枝被黄褐色星状绒毛，叶互生，叶片呈菱状卵形或三角状卵形，具深浅不同的 3 裂或不裂，边缘具整齐粗齿，主脉 3 条，两面均隆起，下面沿叶脉微被毛或近无毛；托叶呈线形。花单生叶腋，有星状短毛，花冠钟形，单瓣（图 3-22-1）或重瓣（图 3-22-2），呈淡紫、白或红色。蒴果呈卵圆形，密被黄色星状绒毛。

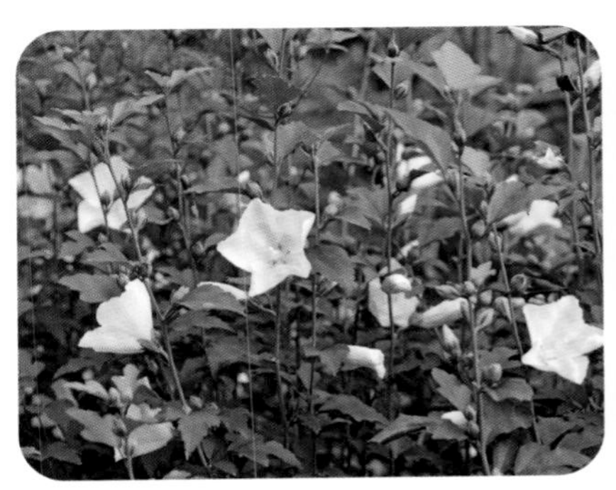

图 3-22-1 白花单瓣木槿

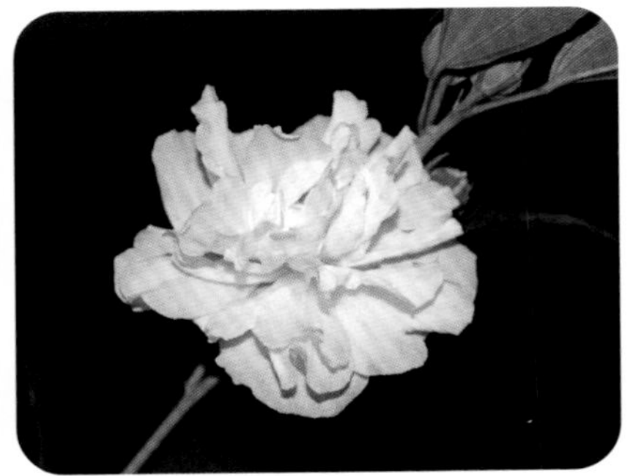

图 3-22-2 白花重瓣木槿

分布

木槿常栽培于村前、屋边、菜园边，作围篱或药用。

采收加工

夏、秋二季采收，选晴天早晨花半开时采摘，鲜用或干燥。

功效与主治

功效：清湿热、凉血。主治：痢疾、腹泻、痔疮出血、带下；外用可治疗疖肿。

用法与用量

3 ~ 9 克，水煎服；外用适量。

现代研究

木槿花除含有蛋白质及多种微量元素等常规营养成分外，还含有丰富的植物营养素和生物活性物质，如黄酮类、多糖、膳食纤维等，在降血压、降血脂、降血糖方面具有一定的疗效。另外，木槿花还具有抗菌、抗氧化、防癌和提高人体免疫力等疗效。

民间验方

1. 痢疾：木槿花、冰糖各 30 克，水炖服；或木槿花晒干研粉，每次 6 ~ 9 克，每日 2 次，温开水送服。

2. 烫伤：木槿花晒干研粉，植物油调匀，敷患处。

3. 疖肿：鲜木槿花捣烂，敷患处。

4. 白带过多：木槿花 30 ~ 90 克，或加紫茉莉根 30 克，水煎服。

5. 咯血、干咳：木槿花 6 ~ 12 克，加冰糖适量，水炖服。

注意事项

1. 本品药性偏凉，脾胃虚弱者不宜多吃。

2. 民间有发现食用木槿根中毒事件，用药时须根据个人的病情和体质在医师指导下进行，切忌盲目用药。

3. 对木槿花进行的急性毒性、致畸作用和亚慢性毒性试验表明，木槿花熟食是安全的。

参考文献

[1] 雷后兴，李建良 . 中国畲药学 [M]. 北京：人民军医出版社，2014.

[2] 浙江省革命委员会生产指挥组卫生办公室 . 浙江民间常用草药（第二集）[M]. 杭州：浙江人民出版社，1970.

[3] 甘慈尧 . 浙南本草新编 [M]. 北京：中国中医药出版社，2016.

[4] 浙江省食品药品监督管理局 . 浙江省中药炮制规范（2015 年版）[M].

北京：中国医药科技出版社，2016.
[5] 应铁近．木槿花的营养价值和深加工[J]. 农村新技术，2021（8）：63–65.

（杨巧君）

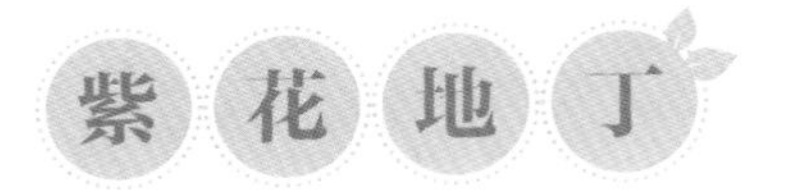

紫花地丁

别名

犁头尖（畲药名）。

来源

为堇菜科植物紫花地丁 *Viola philippica* Cav. 的全草。

植物特征

为多年生无茎草本，全株密被白色短毛。根状茎粗短，具黄白色主根。叶多数，基生，呈莲座状；叶柄上部两侧稍有翅；托叶膜质，呈线状披针形，基部附着于叶柄上；叶片呈长椭圆形、长卵形至线状广披针形，先端钝，基部浅心形或截形，边缘具浅钝齿（图 3–23–1）。花腋生，呈淡紫色，喉部色较淡并带有紫色的条纹；花梗长 4 ~ 10 厘米，中部有线形小苞片 2 枚；萼片 5，呈披针形，萼下具圆形附属物；花瓣 5，呈倒卵状椭圆形，下面的 1 片较大，基部延长成长囊状或筒状的距；雄蕊 5，花药结合；子房上位（图 3–23–2）。蒴果呈长圆形，3 瓣裂，各瓣具有棱沟，基部有宿存的萼。种子呈卵球形，淡黄色。花期 3 ~ 4 月，果期 5 ~ 8 月。

分布

紫花地丁多生长于田埂、荒地、山地路边的草地。

采收加工

春、夏二季果实成熟时采收，洗净，鲜用或干燥。

功效与主治

功效：清热解毒、凉血消肿。主治：疔疮肿毒、痈疽发背、丹毒、毒蛇咬伤。

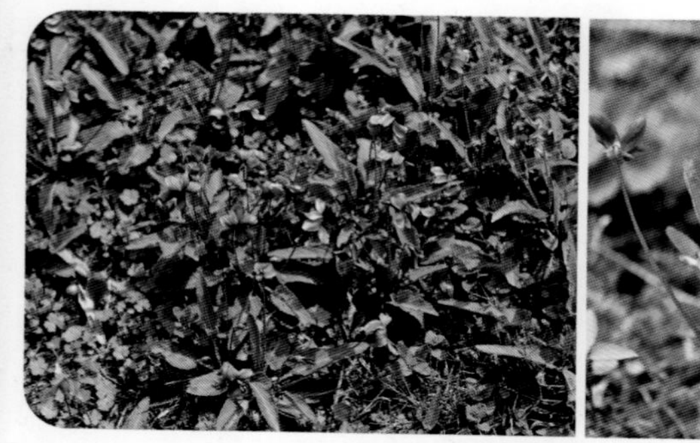
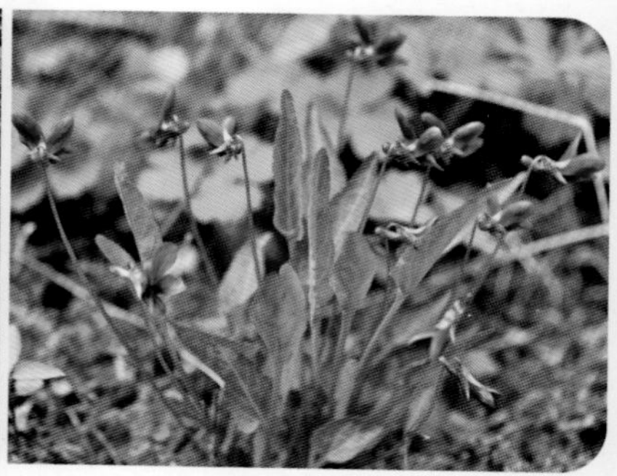

图 3-23-1　紫花地丁（左）和紫花地丁的叶（右）

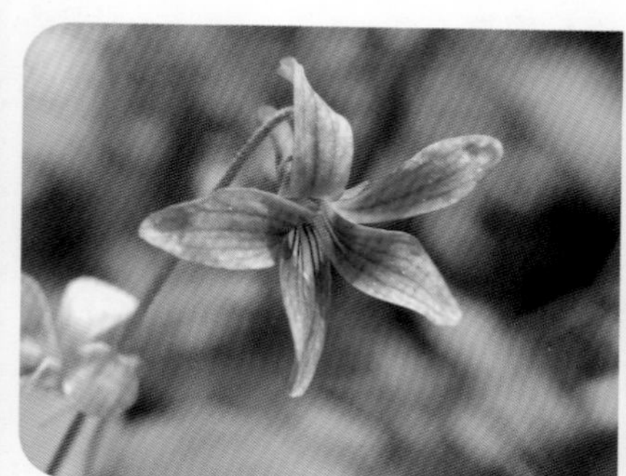
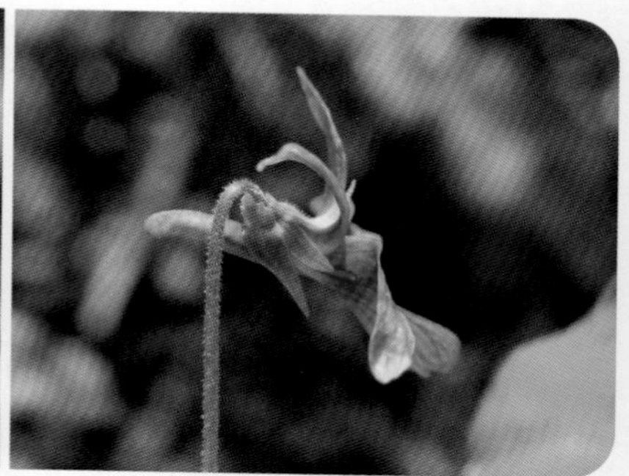

图 3-23-2　紫花地丁的花

用法与用量

9 ~ 30 克，水煎服；外用鲜草捣敷或以干粉调敷。

现代研究

紫花地丁主要含黄酮及其苷类、香豆素及其苷类、有机酸、酚类、生物碱、皂苷、多糖、氨基酸、多肽及蛋白质、植物甾醇等多种有效成分，同时富含铜、铁、锌、锰、镁和钙等微量元素。现代药理研究发现，其具有较好的消炎、抑菌、抗病毒、抗凝血、调节免疫、抗氧化及抗肿瘤活性等。同时，紫花地丁具有叶形美观、花期长、地面覆盖效果好、观赏价值高、耐寒性强等特点，还是一种不可多得的草坪植物和地被植物。

民间验方

1. 疖痈：紫花地丁鲜草捣汁服，或与蒲公英、野菊花等水煎服。外用紫花地丁鲜草（或配生葱白、生蜂蜜；或配鲜野菊叶；或配红糖少许，全蝎 3 只）捣烂敷患处。也可用紫花地丁单味晒干研末过筛贮瓶中，用时冷茶汤调敷患处，保持湿润，每日换药 1 次。

2. 急性胆道感染：紫花地丁、凤尾草、马蹄金、广东金钱草各 15 克，水煎服。

3. 毒蛇咬伤：紫花地丁、半边莲、活血丹（均为鲜品）各适量，捣烂外敷。

此外，紫花地丁还可用于治疗急性阑尾炎，常与大血藤等同用；用于治疗麻疹高热不退时，常与金银花、连翘、菊花等同用；用于治疗斑疹时，常与大青叶、紫草、牡丹皮等同用。

注意事项

1. 体质虚寒者忌服。

2. 本品药材商品较为复杂，异物同名品甚多。在不同地区还将豆科植物米口袋 *Gueldenstaedtia verna*（Georgi）Boriss. 和小米口袋 *G.verna*（Georgi）A.Bor. 的全草作为紫花地丁使用，又称甜地丁。另外，罂粟科植物地丁草 *Corydalis bungeana* Turcz. 也可作为紫花地丁使用，应予以鉴别。

参考文献

[1] 雷后兴，李建良 . 中国畲药学 [M]. 北京：人民军医出版社，2014.
[2] 甘慈尧 . 浙南本草新编 [M]. 北京：中国中医药出版社，2016.
[3] 钟赣生 . 中药学 [M]. 北京：中国中医药出版社，2016.
[4] 李永生，何希瑞，杨燕，等 . 紫花地丁化学成分与药理活性研究新进展 [J]. 环球中医药，2013，6（4）：313-318.

（蓝　艳）

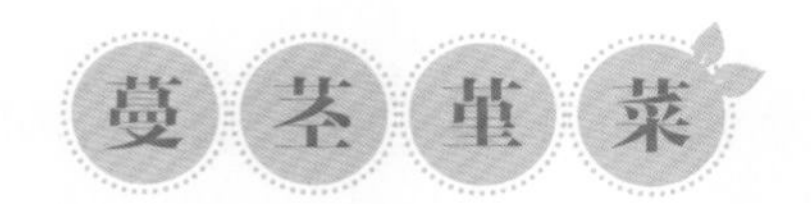

蔓茎堇菜

别名

匍匐堇、抽脓白、黄瓜草、白花地丁、公鸡草、拔脓白、大肚芥（畲药名）。

来源

为堇菜科植物蔓茎堇菜 *Viola diffusa* Ging. 的全草。

植物特征

为多年生匍匐的草本。叶基生成丛，基本全株被长柔毛，也偶尔有少毛或无毛的，但是很少见（图 3–24–1）。通常会从基部蔓生很多的匍匐茎，茎上的簇生叶与基生叶大小相似。叶片呈卵形或长圆状卵形，先端钝或急尖，基部下延于叶柄上部，边缘具浅钝锯齿；蔓茎堇菜具特殊的味道。花瓣呈白色或淡紫色，花瓣 5，花梗细长，花两侧对称，侧花瓣内侧有短须毛，萼片 5，距短（图 3–24–2）。

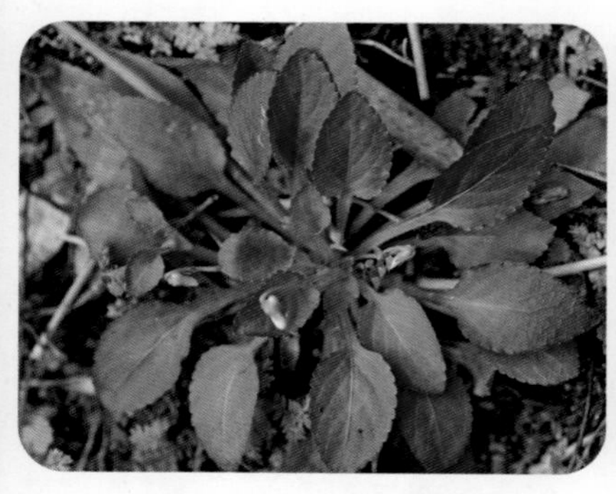

图 3–24–1　**蔓茎堇菜**

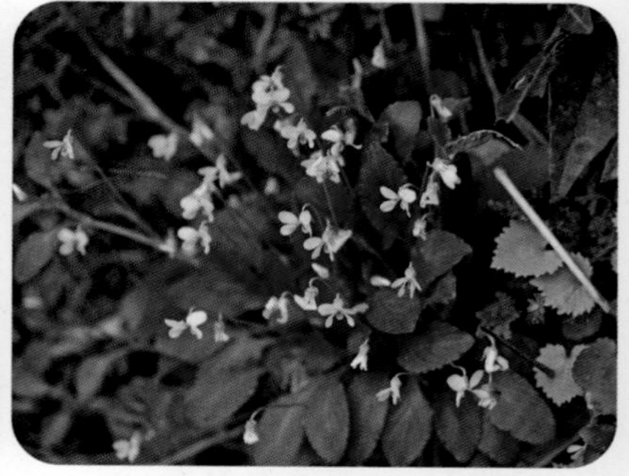

图 3–24–2　**蔓茎堇菜的花**

分布

蔓茎堇菜主要分布在我国南方，基本随处可见，路边、沟旁、田埂和山地疏林下阴湿处都非常适合生长。

采收加工

春、夏季采收，洗净，鲜用或干燥。

功效与主治

功效：清肺化痰、排脓消肿。主治：鼻渊、无名肿毒、风热咳嗽、急性支气管炎。

用法与用量

蔓茎堇菜全草 9 ~ 30 克，水煎服；外用适量，捣烂外敷。

现代研究

蔓茎堇菜主要化学成分为糖类、萜类、黄酮等，具有抑菌、抗氧化、消除炎症、调节人体免疫等药理活性。

民间验方

1. 鼻渊：蔓茎堇菜叶适量，加冰糖捣烂外敷；再用根 30 克，猪瘦肉 125 克，炖熟后加入糖少许，内服。

2. 无名肿痛（拔脓）：鲜蔓茎堇菜适量捣烂敷患处。

3. 风热咳嗽：蔓茎堇菜、千日白、盐肤木、细叶鼠尾草各 10 克，水煎服，每日 1 剂。

4. 急性支气管炎、百日咳致发热咽干、痰黄稠或干咳者，蔓茎堇菜鲜草 20 ~ 30 克切碎，加鸡蛋 2 个拌匀煎食。

注意事项

蔓茎堇菜药性偏凉，服用时应病愈即止，不可多服。

参考文献

[1] 雷后兴，李建良 . 中国畲药学 [M]. 北京：人民军医出版社，2014.
[2] 甘慈尧 . 浙南本草新编（续编）[M]. 北京：中国中医药出版社，2018.

（叶娇燕）

乌饭树

别名

乌饭奴、硬材碎、糯饭柴、南烛（畲药名）。

来源

为杜鹃花科植物乌饭树 *Vaccinium bracteatum* Thunb. 的叶、果实及根。

植物特征

为常绿灌木。小枝幼时略被细绒毛，后变无毛；叶片革质，呈椭圆形或卵状椭圆形；小枝基部几枚叶略小，先端急尖，基部类似于宽倒三角形，边缘有细锯齿（图 3–25–1）。总状花序腋生，有短绒毛；苞片呈披针形，边缘有刺状齿；花梗下垂，被短绒毛（图 3–25–2）。浆果呈球形，被细柔毛或白粉，成熟时呈紫黑色（图 3–25–3）。

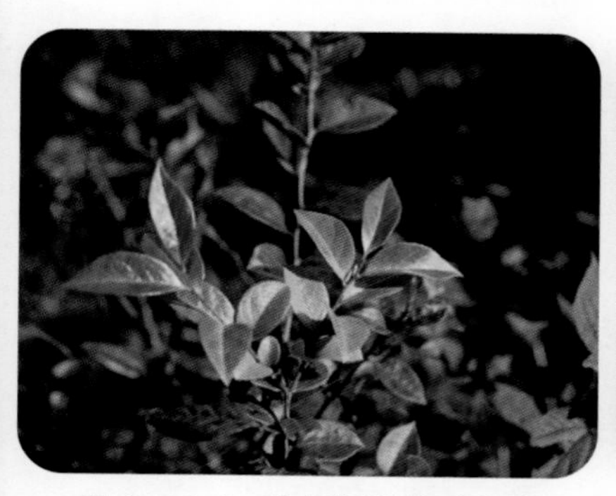

图 3–25–1 乌饭树的幼时小枝

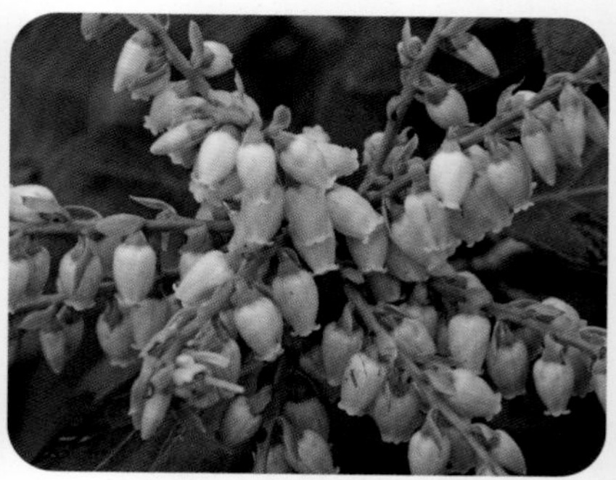

图 3–25–2 乌饭树的花

分布

乌饭树生于海拔 1700 米以下的酸性土山坡灌丛或林下，丽水山区各地均有。

采收加工

叶：4 ~ 6 月采收制作乌米饭，大暑前后采收作药用。果实：秋季采收成熟果实，干燥。根：全年可采，洗净，切片，鲜用或干燥。

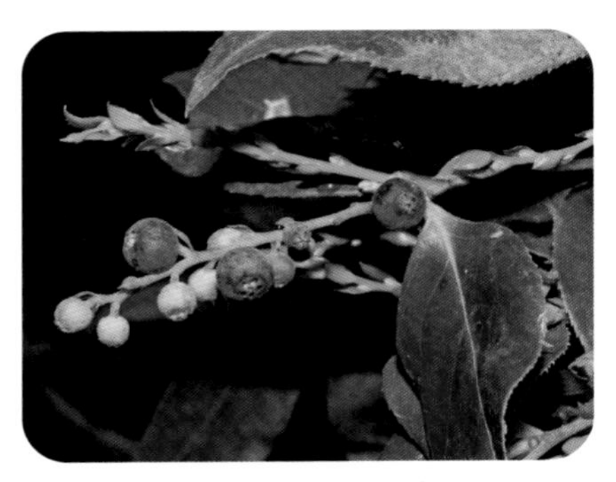

图 3-25-3 乌饭树的果实

功效与主治

1. 叶：具有益肠胃、养肝肾的功效，用于治疗脾胃气虚、久泄、少食、肝肾亏虚、腰膝酸软、须发早白等。

2. 果实：具有补肝肾、强筋骨的功效，用于治疗筋骨不利、神疲无力、须发早白。

3. 根：具有散瘀、止痛的功效，用于治疗牙痛、跌打损伤。

用法与用量

叶：内服 6 ~ 9 克，煎汤。果实：内服 6 ~ 15 克，煎汤。根：内服 9 ~ 15 克，煎汤；外用适量，捣敷或煎水洗。

现代研究

乌饭树树叶含有丰富的多糖和黄酮类化合物，还含有多种脂肪酸、氨基酸及维生素等营养成分，有抗氧化和消除自由基、抗癌防癌、保护神经系统、抗紫外线、降血压、抗焦虑、降血糖、抑菌防腐等作用。乌饭树浆果中多酚类物质和维生素含量较高，还含有鞣质、有机酸、挥发性成分、多糖等，有抗菌、抗病毒、预防癌症、保护心血管、提高记忆力及防腐等作用。乌饭树的根含有绿原酸、松脂素、阿魏酸、山柰酚、咖啡酸、β－谷甾醇、槲皮素、齐墩果酸、芹菜素、木犀草素等化学成分，其药理作用暂无研究。

民间验方

1. 带下：乌饭树的根 30 克、大枣 7 枚，水煎服，并食大枣。

2. 脱肛：乌饭树的根 50 克、猪直肠 150 克，水煎服。

3. 消化不良、腹痛泄泻：乌饭树鲜果 15 克，每日早晚各服 1 次。

4. 劳倦身痛、四肢无力：乌饭树鲜果 60 克（捣烂），加米酒 60 克，拌匀，榨取酒液，每晚睡前服。

5. 风湿关节痛：乌饭树果酒 30 ~ 60 毫升，每日早晚各服 1 次。

6. 遗精：乌饭树干果 30 克，炒至焦黄有香气，加水煎，每晚睡前服。

注意事项

无。

参考文献

[1] 雷后兴，李建良．中国畲药学 [M]. 北京：人民军医出版社，2014.

[2] 程文亮，李建良，何伯伟，等．浙江丽水药物志 [M]. 北京：中国农业科学技术出版社，2014.

[3] 吴少华．果品与食疗（续八）[J]. 福建果树，1998（2）：59–63.

[4] 王立，练伟佳，李言，等．乌饭树资源开发利用研究进展 [J]. 中草药，2018，49（17）：4197–4204.

[5] 谭小丹，陈涵，王淑娜，等．乌饭树的营养价值及其开发利用 [J]. 农产品加工，2016（4）：59–62.

[6] 吕小兰，麦曦，郭惠，等．乌饭树根化学成分研究 [J]. 中药材，2012，35（6）：917–919.

[7] 田关森．寒食节话乌饭树 [J]. 浙江林业，2005（4）：30.

[8] 宋宪章．历史悠久的乌米饭 [J]. 新农村，1996（5）：36.

（黄爱鹂）

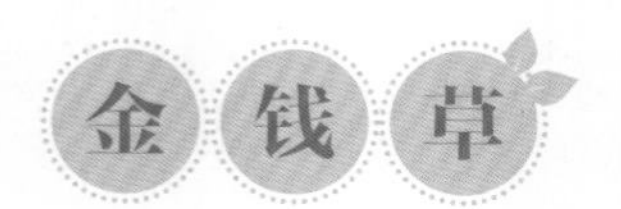

金钱草

别名

过路黄、对座草、对叶草、天油草。

来源

为报春花科植物过路黄 *Lysimachia christinae* Hance 的干燥全草。

植物特征

为多年生草本，全株具微毛或近无毛（图 3-26-1）。茎柔弱，平卧延伸。叶对生，呈卵圆形至肾圆形，基部截形至浅心形，两面无毛或短伏毛，叶片膜质，叶片透光可见透明腺条。花单生叶腋，花冠呈黄色，花冠和花萼均具有黑色腺条（图 3-26-2）。蒴果呈球形，有稀疏黑色腺条，具宿存花柱。

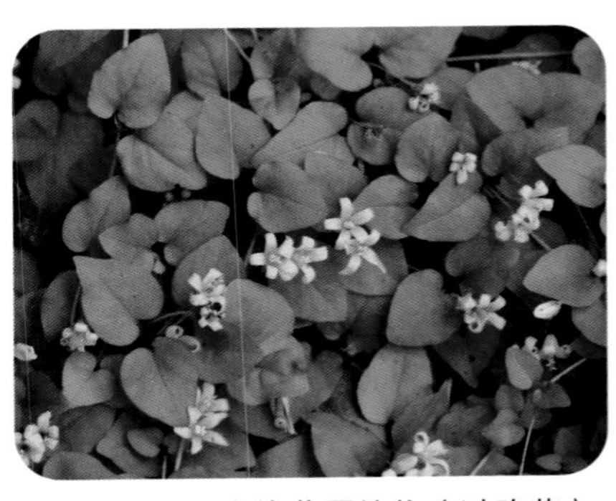
图 3-26-1 金钱草原植物（过路黄）

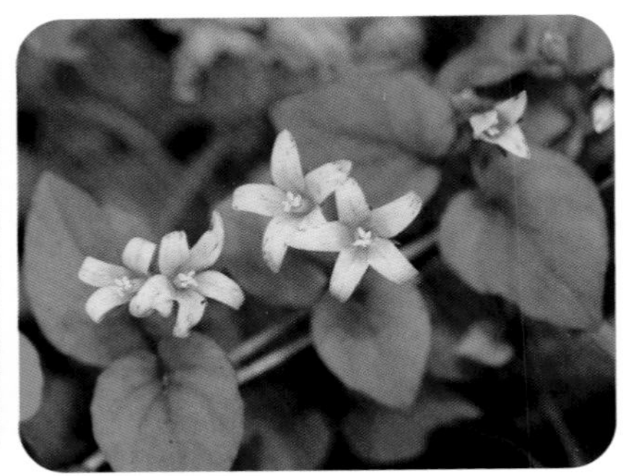
图 3-26-2 过路黄的花

分布

过路黄产于我国西南东部、陕南、华中、两广及华东中南部，生于沟边、路旁阴湿处和山坡林下。

采收加工

夏、秋二季采收较宜，趁鲜洗净晒干，鲜用随采。

功效与主治

功效：利湿退黄、利尿通淋、解毒消肿。主治：湿热黄疸、胆胀胁痛、石淋、热淋、小便涩痛、痈肿疔疮、蛇虫咬伤。

用法与用量

内服 15 ~ 60 克，煎汤。

现代研究

过路黄的化学成分主要为黄酮类、内酯类、鞣质、酚类、挥发油、氨基酸等，常用于治疗泌尿系结石、胆结石、尿路感染和病毒性肝炎。

民间验方

1. 急性黄疸型肝炎：金钱草 90 克、茵陈 45 克、板蓝根 15 克，水煎服。

2. 乳腺炎：鲜金钱草 120 克，捣烂外敷。

3. 胆囊炎：金钱草 10 克、矮地茶 10 克，水煎服，连服 10 天。

4. 肾与输尿管结石：金钱草 60 克，配海金沙、萹蓄、车前子、土茯苓、六一散各 12 克，石韦、瞿麦、牛膝各 9 克，鸡内金 6 克，每日 1 剂，煎 3 次，分 3 次服。

5. 腹腔积液：鲜金钱草 60 克，捣烂敷脐孔。

6. 毒蛇咬伤：鲜金钱草 120 克，捣汁内服，以渣外敷局部。

注意事项

无。

参考文献

[1] 雷后兴，李建良．中国畲药学 [M]. 北京：人民军医出版社，2014.
[2] 李军，蔡泓，王君明，等．金钱草化学成分、药理作用及临床应用 [J]. 中国老年学杂志，2017，37（24）：6262-6264.
[3] 甘慈尧．浙南本草新编（续编）[M]. 北京：中国中医药出版社，2018.

（郑圣鹤）

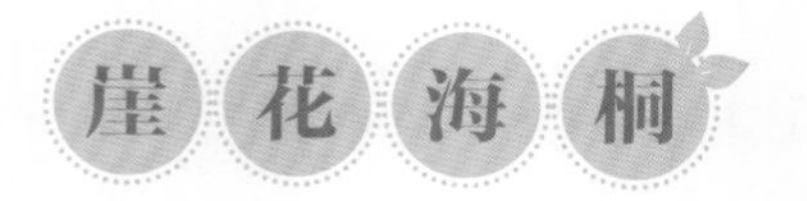

别名

海金子、崖花子，山桐子、山江子、珍珠皮、山岗子、铁钢子（畲药名）。

来源

为海桐花科植物崖花海桐 *Pittosporum illicioides* Makino 的根。

植物特征

为常绿灌木或小乔木，嫩枝无毛，老枝有皮孔。叶互生，常 3 ～ 8 片簇生于枝顶呈假轮生状，叶片薄革质，呈倒卵状披针形或倒披针形，先端渐尖，基部楔形，常向下延，边缘平展或略皱褶呈微波状。伞形花序顶生，花瓣呈淡黄色，花梗纤细，常向下弯（图 3–27–1）。蒴果近圆球形，略呈三角形或有纵沟 3 条，成熟时三瓣裂开，露出红色而有粘质的种子（图 3–27–2）；果柄纤细，常向下弯。花期 4 ～ 5 月，果期 6 ～ 10 月。

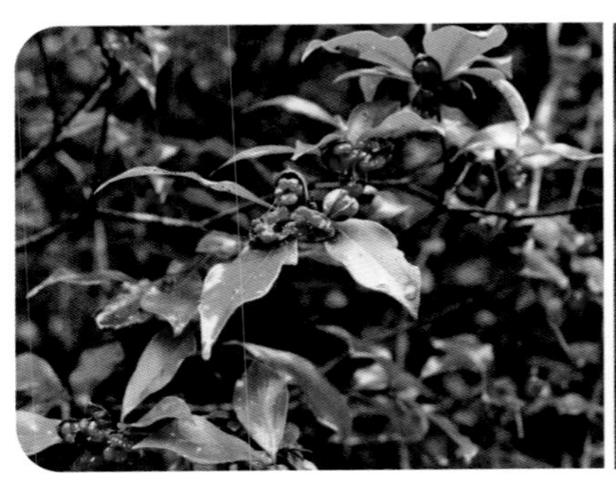
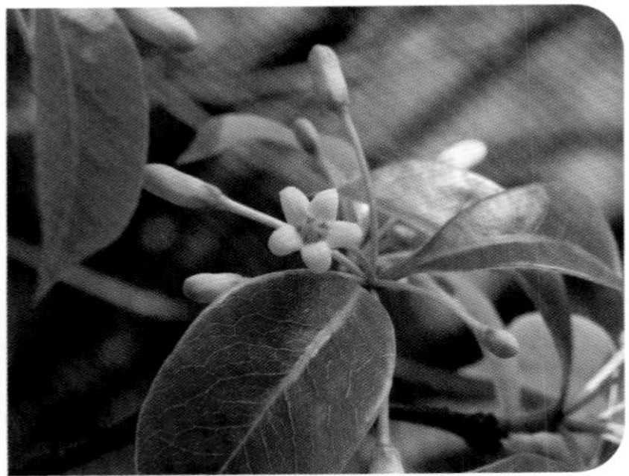

图 3–27–1 崖花海桐（左）和崖花海桐的花（右）

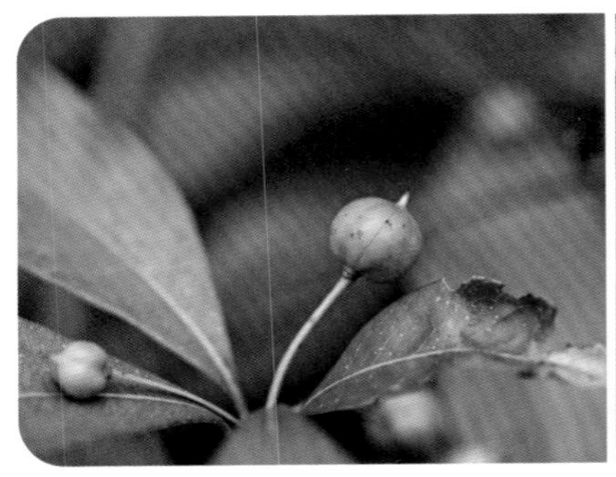
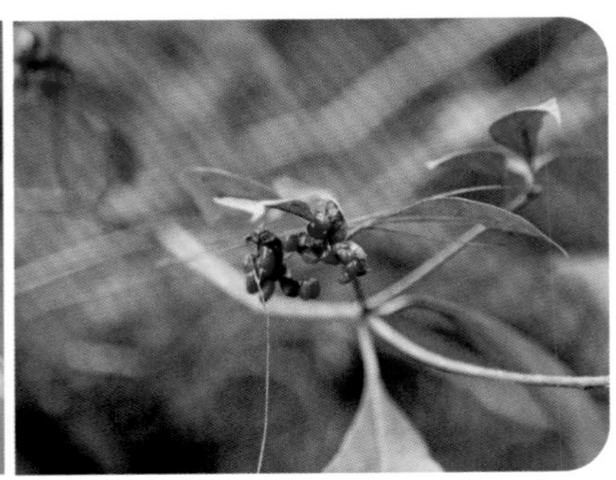

图 3–27–2 崖花海桐的果

分布

崖花海桐多生长于山沟溪坑边、林下岩石旁及山坡杂木林中。

采收加工

秋季采收，洗净，鲜用或干燥。

功效与主治

功效：活血通络、接骨消肿、解毒止痛。主治：骨折、关节疼痛、脱力黄肿、带状疱疹、痈疽疮疖、皮肤湿疹等。

用法与用量

内服煎汤，15 ~ 30 克；外用适量。

现代研究

崖花海桐全身是宝，根、叶和种子均可入药，性微温，味苦。根或根皮具有活络止痛、宁心益肾、解毒的功效，常用于治疗风湿痹痛、骨折、胃痛、失眠、遗精、毒蛇咬伤。叶具有消肿解毒、止血的功效，常用于治疗疮疖肿毒、皮肤湿痒、毒蛇咬伤、外伤出血。种子具有清利咽喉、涩肠固精的功效，常用于治疗咽痛、肠炎、带下、遗精。崖花海桐不仅可以药用，也可供观赏：春天淡黄色的花瓣散发出淡淡的香味，沁人心脾；秋天果实成熟后露出红色的种子，娇艳欲滴，是一种很好的观赏植物。崖花海桐的种子含油，提出油脂可制肥皂；其茎皮纤维可制纸。崖花海桐对二氧化硫等有毒气体也有较强的抗性。

民间验方

1. 跌打损伤：取根适量，研磨成细粉，敷患处，20 分钟后如有灼热感，则去除药粉，每日 1 ~ 2 次。

2. 骨折：手术复位后，取鲜根捣烂，外敷伤处，外加包扎固定。取根 4 两，酒炒后，加鸡 1 只（去头脚），水煮，吃鸡喝汤。

3. 蕲蛇咬伤：根 1 两，水煎服；另取鲜根或叶捣烂外敷伤处。

4. 眼镜蛇咬伤：在伤口周围针刺排毒后，先用豆根瘤菌 5 钱，水煎服，渣外敷；后再用鲜根皮加食盐捣烂，外敷伤处。

5. 腹蛇咬伤：根皮（约 3 株的根）捣烂，取汁内服，渣外敷伤处。

6. 指头炎：鲜叶捣烂外敷患处。

7. 脱力黄胖：根 1 两，塞于鸡腹内，加黄酒炖熟，随意服食。

8. 皮肤湿疹：叶和紫金牛果实煎水服。

注意事项

崖花海桐有一定的不良反应，过量服用会引起胃肠道不适，使用时应注意用量。

参考文献

[1] 雷后兴，李建良．中国畲药学 [M]. 北京：人民军医出版社，2014.
[2] 浙江省卫生局．浙江民间常用草药（第三集）[M]. 浙江：浙江人民出版社，1972.

（蓝 艳）

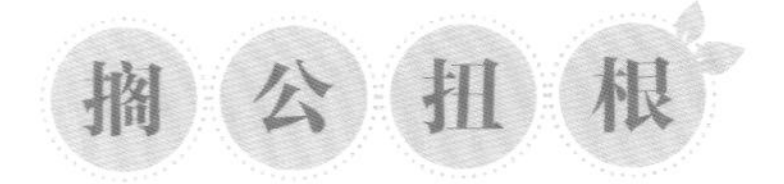

别名

覆盆子根（畲药名）。

来源

为蔷薇科植物掌叶覆盆子（华东覆盆子）*Rubus chingii* Hu 的干燥根及残茎。

植物特征

为藤状灌木，高 1.5 ~ 3 米。枝细，具皮刺，无毛。单叶，近圆形，直径 4 ~ 9 厘米，两面仅沿叶脉有柔毛或几无毛，基部心形，边缘掌状，深裂，稀 3 或 7 裂，裂片呈椭圆形或菱状卵形，顶端渐尖，基部狭缩，顶生裂片与侧生裂片近等长或稍长，具重锯齿，有掌状 5 脉；叶柄长 2 ~ 4 厘米，微具柔毛或无毛，疏生小皮刺；托叶呈线状披针形。单花腋生，直径 2.5 ~ 4 厘米；花梗长 2 ~ 3.5（4）厘米，无毛；萼筒毛较稀或近无毛；萼片呈卵形或卵状长圆形，顶端具凸尖头，外面密被短柔毛；花瓣呈椭圆形或卵状长圆形，白色，顶端圆钝；雄蕊多数，花丝宽扁；雌蕊多数，具柔毛（图 3-28-1）。果实近球形，呈红色，直径 1.5 ~ 2 厘米，密被灰白色柔毛；核有皱纹（图 3–28–2）。花期 3 ～ 4 月，果期 5 ～ 6 月。

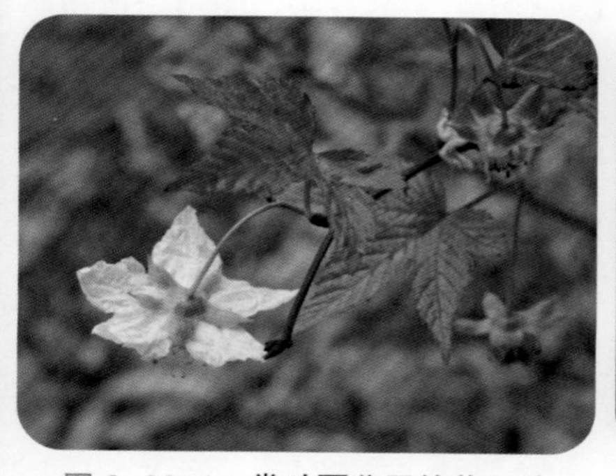
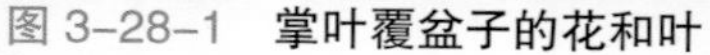

图 3–28–1　**掌叶覆盆子的花和叶**

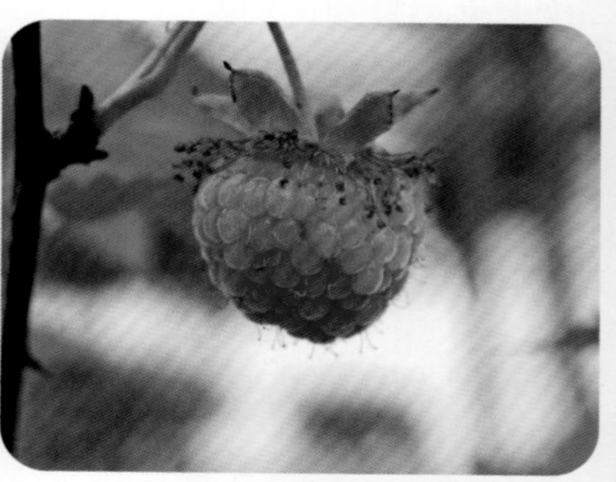

图 3–28–2　**掌叶覆盆子的果实**

分布

掌叶覆盆子产于我国江苏、安徽、浙江、江西、福建、广西壮族自治区等地，生长于低海拔至中海拔地区，在山坡、路边阳处或阴处灌木丛中常见。日本也有分布。

采收加工

秋、冬二季采收，除去杂质，洗净，润透，切厚片或段，干燥。

功效与主治

功效：祛风止痛、明目退翳、和胃止呕。主治：瘘道、瘘管、痰核、风湿痹痛。

用法与用量

内服煎汤，10 ～ 50 克。

现代研究

掌叶覆盆子主要包括黄酮类、有机酸及萜类等化学成分，富含三萜类化合物。经研究发现，搁公扭根含有大量的没食子酸。现代药理研究表明，没食子酸具有抗菌、清除自由基、促进血小板凝集、诱导细胞凋亡等功效。

民间验方

1. 结核性瘘管：搁公扭根 10 ～ 20 克、华山矾根 20 克、阴石蕨根茎 6 克、广东石豆兰 10 克、星宿菜根 15 克，水煎服。

2. 结核病所致脊柱压迫症：搁公扭根 20 克、广东石豆兰 10 克、华山矾根 20 克、阴石蕨根茎 6 克、夏枯草 10 克、石吊兰 20 克、棘茎楤木 10 克，水煎服。

注意事项

阴虚火旺，小便短赤者禁服。

参考文献

[1] 雷后兴，李建良 . 中国畲药学 [M]. 北京：人民军医出版社，2014.
[2] 浙江省食品药品监督管理局 . 浙江省中药炮制规范（2015 年版）[M]. 北京：中国医药科技出版社，2016.
[3] 中国科学院中国植物志编辑委员会 . 中国植物志 [M]. 北京：科学出版社，2013.
[4] 程科军，李水福 . 整合畲药学研究 [M]. 北京：科学出版社，2017.

（毛佳乐）

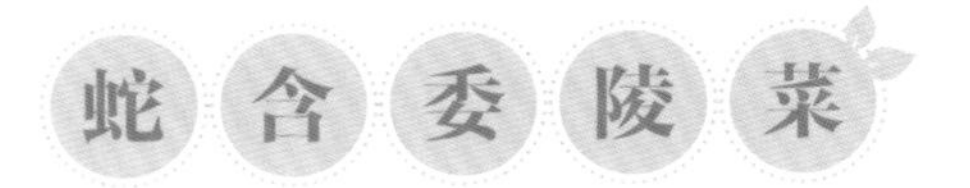

蛇含委陵菜

别名

五叶草、五叶蛇含、五叶蛇莓（畲药名）。

来源

为蔷薇科植物蛇含委陵菜 *Potentilla sundaica*（Bl.）T.C. Kuntze 的全草。

植物特征

为一年生、二年生或多年生宿根草本，多须根，花茎上升或匍匐，常于节处生根并发育出新植株，被疏柔毛。基生叶为近于鸟足状 5 小叶，叶柄被疏柔毛；小叶几无柄稀有短柄，小叶片呈倒卵形或长圆倒卵形，边缘有多数急尖或圆钝锯齿，两面绿色，被疏柔毛，下部茎生叶有 5 小叶，上部茎生叶有 3 小叶，小叶片与基生小叶片相似（图 3-29-1）。聚伞花序密集枝顶如假伞形，下有茎生叶如苞片状；花瓣呈黄色，倒卵形，顶端微凹，长于萼片（图 3-29-2）。瘦果近圆形，一面稍平，具皱纹。花果期 4 ~ 9 月。

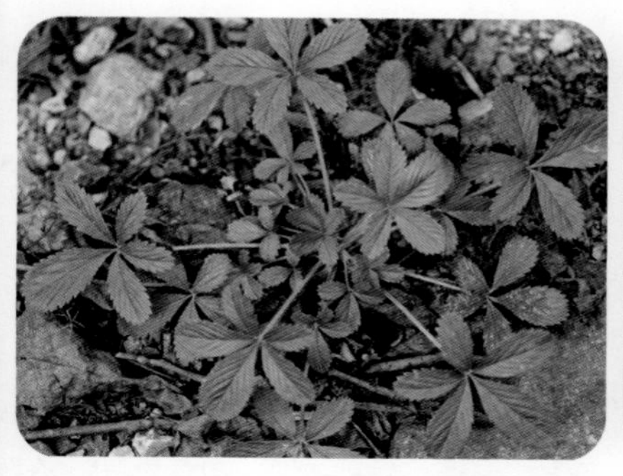
图 3-29-1　蛇含委陵菜的叶

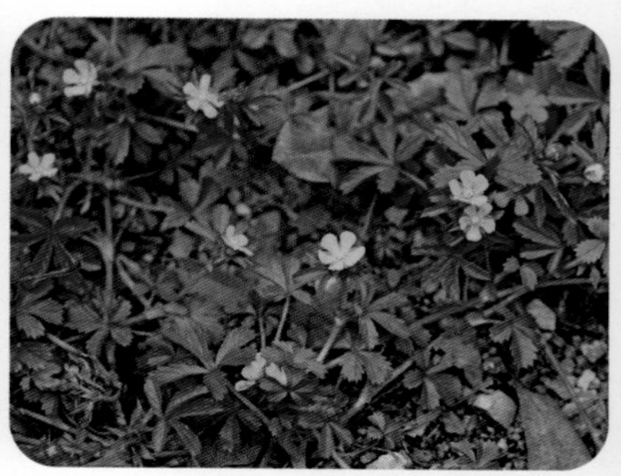
图 3-29-2　蛇含委陵菜的花

分布

蛇含委陵菜多生长于山地、旷野、河边、路旁草地，丽水全市各县常见。

采收加工

夏、秋二季采收带根的全草，洗净，鲜用或干燥。

功效与主治

功效：清热解毒、消肿止痛、化痰止咳。主治：肺热咳嗽、咽喉肿痛、风火牙痛、带状疱疹、虫蛇咬伤、跌打损伤、外伤出血等，还可用于治疗疟疾。

用法与用量

内服煎汤 5 ~ 10 克，鲜用 30 ~ 60 克；外用煎水洗，捣敷或煎水含漱。

现代研究

现有研究表明，蛇含委陵菜所含的黄酮类成分具有降血糖、抗氧化的作用。其中所含的齐墩果酸、委陵菜酸等成分具有抗菌、消炎作用。

民间验方

1. 感冒、咳嗽：蛇含委陵菜全草 50 ~ 100 克，水、酒煎服。
2. 急性喉炎、扁桃体炎、口腔炎：鲜蛇含委陵菜适量，捣汁含咽。
3. 疖子、毒蛇咬伤：鲜蛇含委陵菜加食盐或白糖，捣烂外敷。
4. 痔疮：鲜蛇含委陵菜洗净，捣烂，冲入沸水浸泡，趁热坐熏。

5. 带状疱疹：蛇含委陵菜捣烂取原汁，涂搽患处。

6. 疟疾：蛇含委陵菜 5 ～ 7 株，泡开水服。

注意事项

蛇含委陵菜药性偏寒，脾胃虚弱者、孕妇慎用。

参考文献

[1] 雷后兴，李建良. 中国畲药学 [M]. 北京：人民军医出版社，2014.

[2] 张晨光，周晶，王珊，等. 蛇含委陵菜乙醇提取物的消炎及抑菌活性研究 [J]. 中南药学，2018，16（11）：1547-1552.

（黄晓燕）

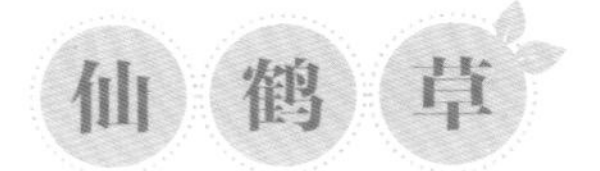

仙鹤草

别名

龙芽草、龙黄草、牙骨草、脱力草（畲药名）。

来源

为蔷薇科植物龙芽草 *Agrimonia pilosa* Ldb. 的干燥地上部分。

植物特征

为多年生草本（图 3-30-1）。根多呈块茎状。茎高 30 ～ 120 厘米，被疏柔毛及短柔毛，稀下部被稀疏长硬毛。叶为间断奇数羽状复叶，通常有小叶 3 ～ 4 对，稀 2 对，向上减少至 3 小叶，叶柄被稀疏柔毛或短柔毛；小叶片呈倒卵形、倒卵椭圆形或倒卵披针形，顶端急尖至圆钝，稀渐尖，基部楔形至宽楔形，边缘有急尖到圆钝锯齿。花序穗状总状顶生，被柔毛；苞片通常深 3 裂，裂片呈带形，小苞片对生，呈卵形，全缘或边缘分裂；花瓣呈黄色，长圆形（图 3-30-2）。果实呈倒卵圆锥形，外面有 10 条肋，被疏柔毛。花果期 5 ～ 12 月。

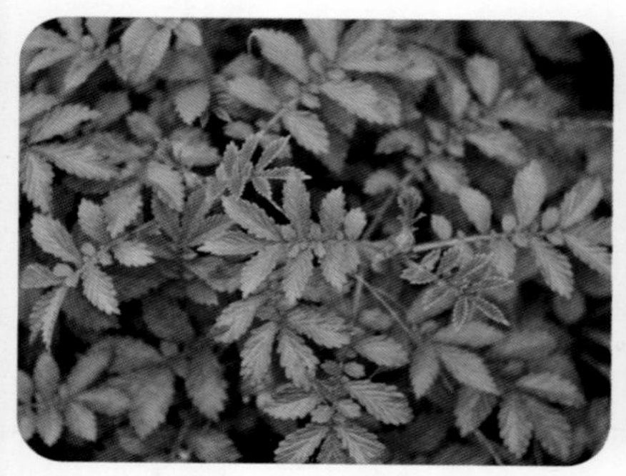
图 3-30-1　龙芽草

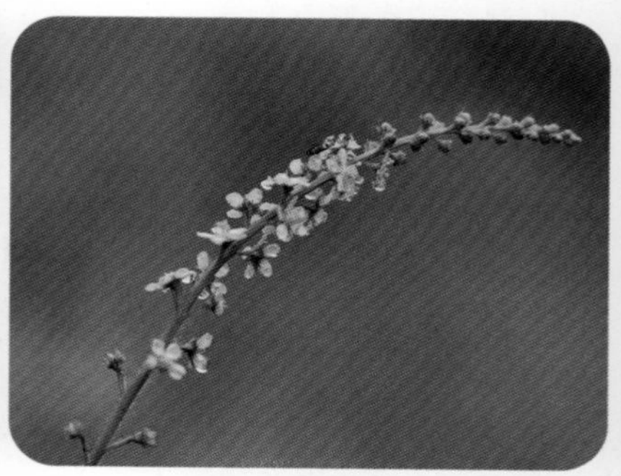
图 3-30-2　龙芽草的花

分布

龙芽草于我国南北各省区均产，常生于溪边、路旁、草地、灌丛、林缘及疏林下，海拔 100 ~ 3800 米。欧洲中部及俄罗斯、蒙古、朝鲜、日本和越南北部均有分布。

采收加工

开花前采收，洗净，鲜用或干燥。

功效与主治

功效：收敛止血、截疟、止痢、解毒、补虚。主治：咯血、吐血、崩漏下血、疟疾、血痢、痈肿疮毒、阴痒、带下、脱力劳伤。畲族用于治疗痢疾、感冒。

用法与用量

内服 10 ~ 15 克，煎汤。

现代研究

仙鹤草的化学成分主要包括黄酮类、三萜类、鞣质类、酚类、挥发油等，对人体血液系统、呼吸系统、循环系统、内分泌系统和免疫系统有显著的调节作用。

民间验方

1. 痢疾：仙鹤草 20 ~ 30 克、金樱子根 30 克，水煎服；或仙鹤草 20 克、铁苋菜 20 克、黄毛耳草 30 克，水煎服。

2. 感冒：仙鹤草 50 克，水煎服。

注意事项

无。

参考文献

[1] 雷后兴，李建良．中国畲药学 [M]. 北京：人民军医出版社，2014.

[2] 陈文鹏，卢健棋，庞延，等．仙鹤草化学成分、药理作用及临床应用研究进展 [J]. 辽宁中医药大学学报，2022，24（6）：118-122.

（张晓芹）

别名

介狗黏、狗屎黏（畲药名）。

来源

为蝶形花科植物小槐花 *Ohwia caudata*（Thunb）H. Ohashi 干燥的带根全草。

植物特征

为灌木，茎直立，分枝多。叶为羽状三出复叶，叶柄扁，托叶呈披针状条形；小叶片呈长椭圆形或披针形，先端尖，基部楔形，全缘，疏被短柔毛（图 3-31-1）。总状花序顶生或腋生，苞片呈钻形；花冠呈绿白或黄白色，旗瓣椭圆形，龙骨瓣长圆形；雄蕊二体。荚果线形，被钩状毛，可黏附人及动物，具 4 ~ 8 荚节，荚节呈长椭圆形（图 3-31-2）。

分布

小槐花产于我国长江以南各省，西至喜马拉雅山，东至我国台湾，生于山坡、路旁草地、沟边、林缘或林下，海拔 150 ~ 1000 米。印度、斯里兰卡、锡金、不丹、缅甸、马来西亚、日本、朝鲜也有分布。

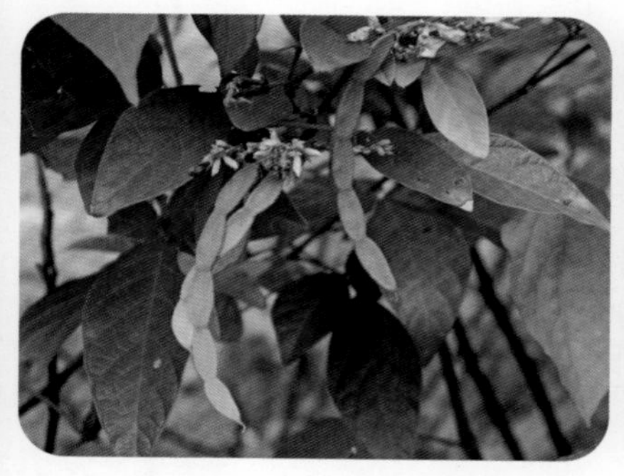

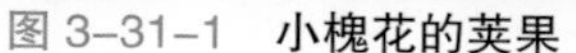

图 3-31-1　小槐花的荚果

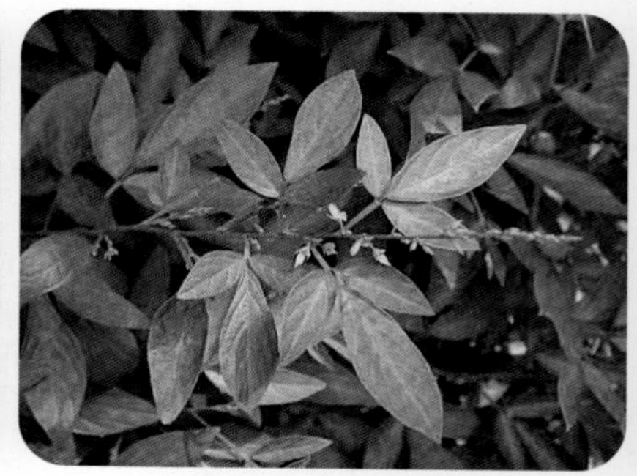

图 3-31-2　小槐花的叶

采收加工

夏、秋二季采收，洗净晒干，鲜用四季可采。

功效与主治

功效：祛风除湿、消积散瘀、解毒。主治：腰扭伤、活血调经、风湿痛、肥胖症、驱蛔虫、妇科水肿寒证、带下等。

用法与用量

15 ~ 30 克，水煎服。

现代研究

嘎狗粘的叶和茎中均存在消炎和抗氧化活性的酚类化合物，有解热、镇静催眠、镇痛、免疫增强、抑菌、抗氧化、消炎、抗糖尿病等药理作用。

民间验方

1. 腰扭伤：嘎狗粘的根 30 克、天仙果根 30 克，加猪蹄，水煎，吃肉喝汤。

2. 驱蛔虫：嘎狗粘的根 15 克、乌梅根 9 克，煎汤，加醋适量内服；小儿酌减。

3. 急性腰扭伤：嘎狗粘带根全草 20 ~ 30 克，水煎服。

注意事项

无。

参考文献

[1] 雷后兴，李建良．中国畲药学 [M]. 北京：人民军医出版社，2014.
[2] 吴瑶，罗强，孙翠玲，等．小槐花的化学成分研究 [J]. 中国中药杂志，2012，37（12）：1788–1792.

（叶伟波）

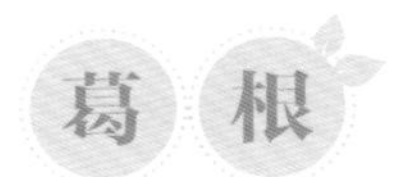

葛根

别名

野葛藤、野割绳、葛绳（畲药名）。

来源

为蝶形花科植物野葛 *Puerariae Lobatae*（*Willd.*）*Ohwi* 的干燥根。

植物特征

为多年生大藤本，块根肥厚，呈圆柱形（图 3–32–1）。茎基部粗壮，木质化，上部多分枝。羽状 3 小叶，顶生小叶片呈菱状卵形，基部圆形，侧生小叶片较小，呈斜卵形（图 3–32–2）。总状花序腋生，有时具分枝，花冠呈紫红色（图 3–32–3）。荚果线形，扁平，密被黄色长硬毛（图 3–32–4）。种子呈赤褐色，扁圆形，有光泽。

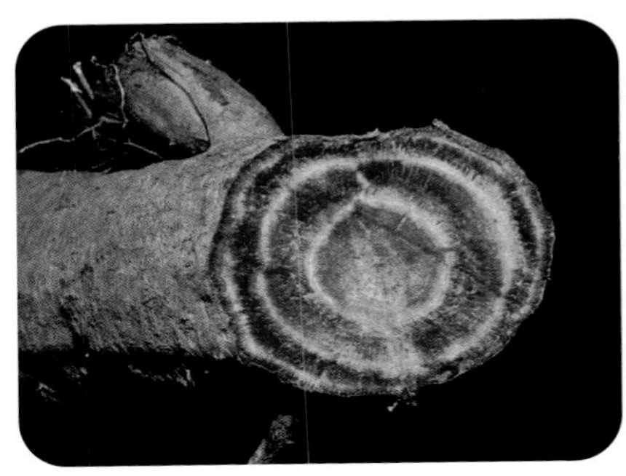

图 3–32–1　野葛的根

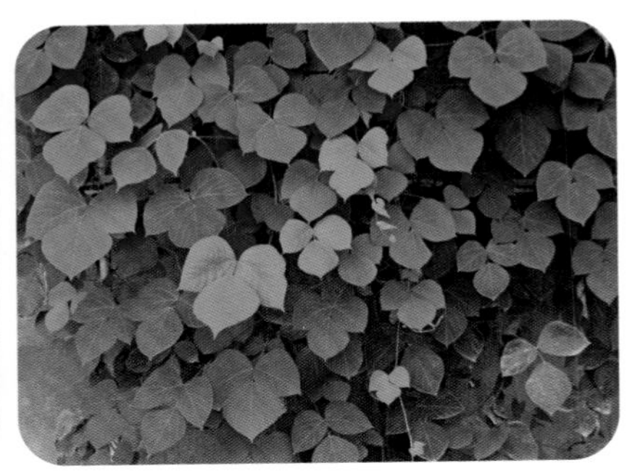

图 3–32–2　野葛的叶

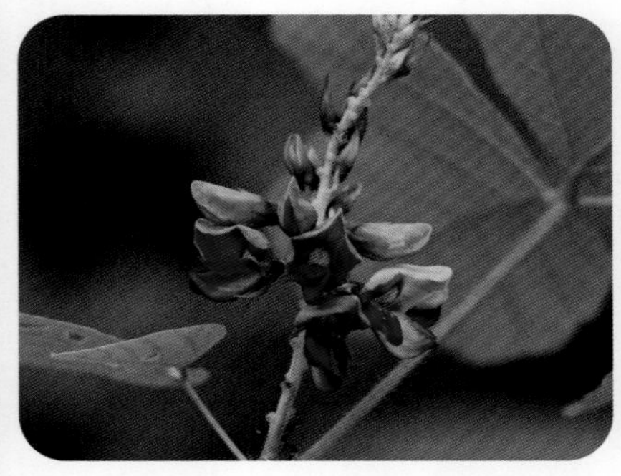

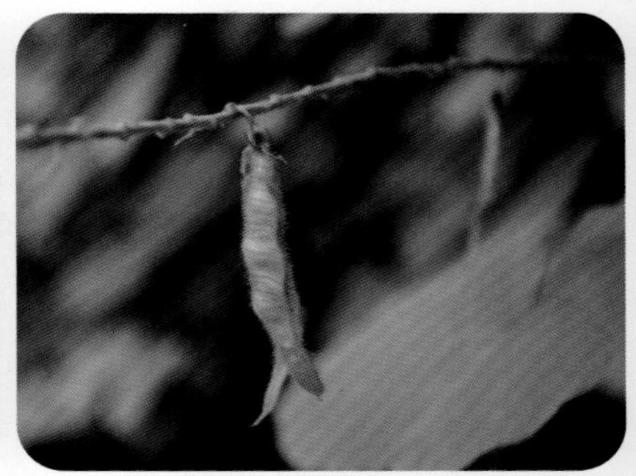

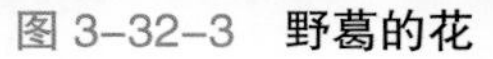
图 3-32-3 **野葛的花**

图 3-32-4 **野葛的果实**

分布

野葛多生长于山坡草地、沟边、路边或疏林中。

采收加工

深秋或冬季采收，洗净，鲜用或干燥。

功效与主治

功效：解肌退热、生津止渴、透疹、升阳止泻、解酒毒。主治：外感发热头痛、项背强痛、口渴、消渴、麻疹不透、热痢、泄泻等。

用法与用量

10 ~ 15 克，水煎服。

现代研究

葛根的有效提取成分为葛根素，主要用于治疗心血管系统疾病、糖尿病肾病、痛风、视网膜病变及骨质疏松等。

民间验方

1. 发热、头痛等表证兼有项背肌肉挛缩紧张感：葛根 30 克，水煎服，或在解表药中加入葛根。

2. 肠炎、痢疾：葛根、黄芩、黄连等。

3. 解酒：葛花 9 克，水煎服。

注意事项

无。

参考文献

[1] 雷后兴，李建良．中国畲药学 [M]. 北京：人民军医出版社，2014.
[2] 甘慈尧．浙南本草新编 [M]. 北京：中国中医药出版社，2016.
[3] 樊红波，郭晶，辛斌全．葛根素的现代分子药理学作用机制及临床应用进展 [J]. 甘肃医药，2020，39（8）：684-686，690.

（陈岳娟）

金雀花

别名

锦鸡儿、金桔梅、金吊仔、金瓜子、金鸟仔，卵花草、鸡卵花、土黄芪（畲药名）。

来源

为蝶形花科植物锦鸡儿 *Caragana sinica*（Buc'hoz）Rehd. 的花和根（金雀根）。

植物特征

为灌木，小枝多少有棱（图 3-33-1）。叶为一回羽状复叶，小叶 2 对，上部 1 对常比下部的大，小叶片，厚革质或硬纸质，呈倒卵形或长圆状倒卵形，先端圆或微凹，有时有刺尖；小叶轴先端硬化成针；托叶呈三角状披针形，先端硬化成针刺。花单生叶腋，花梗中部具关节，关节上有极细的小苞片；花冠初开时为鸡蛋黄色（图 3-33-2），逐渐变成黄色带红，凋谢时呈红褐色。荚果稍扁，无毛。

分布

锦鸡儿多生长于山坡、山谷、路旁灌木丛中，有栽培。

采收加工

根、花入药。根夏、秋二季采，洗净，剪去残茎细须，去外皮，切片晒干；花 4 ~ 5 月采集，鲜用或晒干、烘干，包紧防霉。

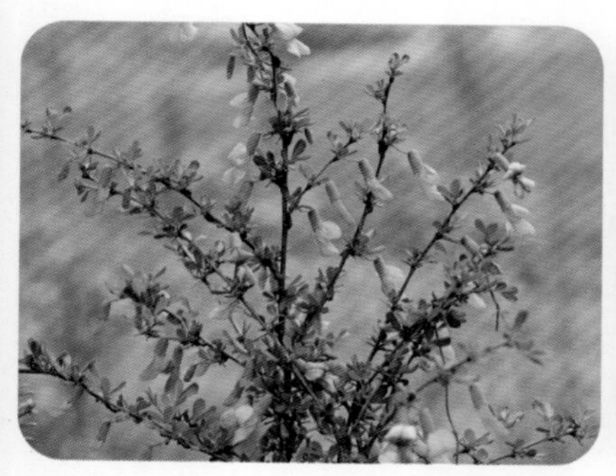

图 3-33-1 金雀花原植物（锦鸡儿）

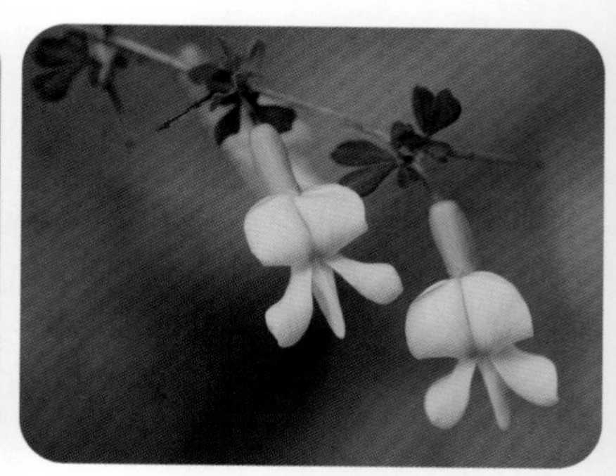

图 3-33-2 锦鸡儿的花

功效与主治

1. 根：具有祛风活血、补气益肾的功效，用于治疗高血压、头昏头晕、耳鸣眼花、体弱乏力、月经不调、带下、乳汁不足、风湿关节痛、跌打损伤等。

2. 花：具有平肝清热、祛风化痰的功效，用于治疗劳热咳嗽、头晕腰酸、妇女气喘带下、小儿疳积、乳痈、跌打损伤等；畲族用于治疗腰肌劳损。

用法与用量

根 15 ~ 30 克，鲜用或单用 30 ~ 60 克；花 9 ~ 12 克，水煎服。

现代研究

金雀花含有生物碱、黄酮类、皂苷和淀粉等成分，还有蛋白质、脂肪、碳水化合物、多种维生素、多种矿物质等成分。其中黄酮类成分对人体具有滋养补益作用，可以提高身体免疫力；异黄酮成分能促进骨骼生长，调节骨代谢，具有预防骨质疏松的作用；二苯乙烯低聚体类化合物具有较强的抗癌和抗病毒作用。

民间验方

1. 劳伤乏力、关节疼痛、阴虚浮肿、盗汗：鲜根皮 50 ~ 100 克、猪脚蹄 1 个，黄酒、水各半，炖吃，连服数日。

2. 妇女乳水不足：鲜根皮 50 克、猪脚蹄 1 个，炖服，可催乳。

3. 头痛、头晕、耳鸣眼花、寒咳及虚损：干花 15 克，蒸鸡蛋吃；或鲜根皮 50 克、鸡蛋 2 个，炖服。

4. 小儿疳积：干花 3 克，蒸鸡蛋吃，连服数日。

注意事项

血虚头痛者不宜用，过量服用易致中毒。

参考文献

[1] 雷后兴，李建良. 中国畲药学 [M]. 北京：人民军医出版社，2014.

[2] 浙江省卫生局. 浙江民间常用草药（第三集）[M]. 浙江：浙江人民出版社，1972.

[3] 甘慈尧. 浙南本草新编 [M]. 北京：中国中医药出版社，2016.

[4] 潘兰，贾盛杰，贾新岳，等. 金雀花及金雀根化学成分研究 [J]. 医药前沿，2014（16）：326-327.

（金雪艳）

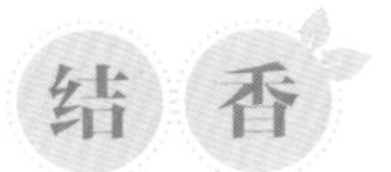

结香

别名

黄瑞香、山麻皮、雪里开花，水昌花、落雪花（畲药名）。

来源

为瑞香科植物结香 *Edgeworthia chrysantha* Lindl. 的根、叶或花蕾。

植物特征

为落叶灌木，高达 2 米。枝粗壮，呈棕红色，具皮孔，常呈三叉状分枝，枝条常打结，幼枝具淡黄色或灰色绢状柔毛。叶互生，常簇生于枝端，叶片纸质，呈椭圆状长圆形或椭圆状倒披针形，先端急尖或钝，基部楔形而下延，全缘，上面绿色，初有长绢毛，后变无毛，下面粉绿色，被长硬毛，叶脉上尤密（图 3-34-1）。花芳香，先叶开放，头状花序生于枝梢叶腋；总花梗粗短，下弯，密被长绢毛，无花梗；花萼管状，外面密被淡黄白色绢状长柔毛，裂片 4，内面黄色（图 3–34–2）。果呈卵形。花期 3 ~ 4 月，果期 8 ~ 9 月。

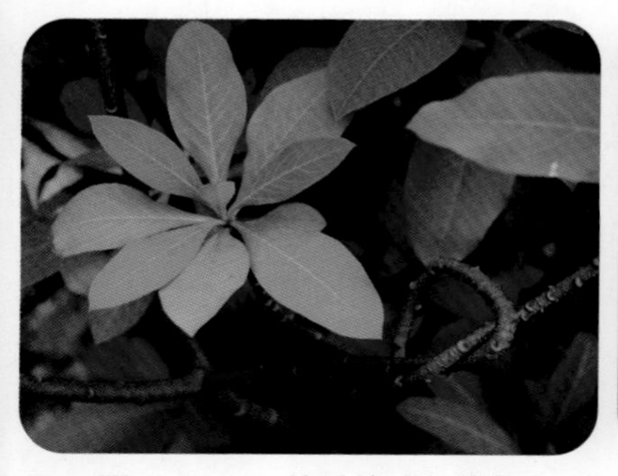

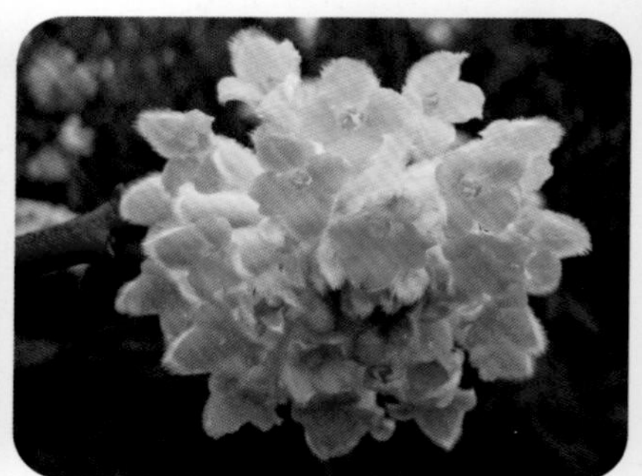

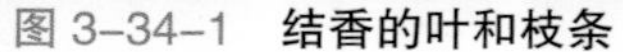

图 3–34–1　**结香的叶和枝条**

图 3–34–2　**结香的花**

分布

结香产于我国河南、陕西及长江流域以南诸省区，常生长于丘陵坡地、山谷、林缘、灌丛。

采收加工

根及根皮全年可采；叶夏、秋二季鲜用；花蕾春初将开时采摘，晒干备用。

功效与主治

1. 根及根皮：具有舒筋活络、祛风湿、滋养肝肾的功效，用于治疗风湿痹痛、跌打损伤、肾亏遗精。

2. 花蕾：具有润肺止咳化痰、滋养肝肾、明目退翳的功效，用于治疗久咳痰多、小儿疳眼、头痛、失音。畲族用于治疗肺结核。

3. 叶：具有消痈散结的功效，用于治疗疔疮肿毒。

用法与用量

10 ~ 15 克，根或根皮入汤剂，外用适量；叶鲜用捣烂外敷；花蕾 6 ~ 12 克，水煎服。

现代研究

结香的化学成分主要包括香豆素、黄酮类、脂肪酸等，具有显著的抑菌、镇痛、消炎、松弛平滑肌等作用。

民间验方

1. 久咳痰多：结香花蕾15克，千日白（千日红的变种）15克，水煎服。
2. 肺虚久咳、夜盲症：结香花蕾9～15克，水煎服。
3. 风湿痹痛、跌打损伤：结香根15克，水煎服。
4. 疔疮：结香鲜叶适量，捣烂外敷。

注意事项

无。

参考文献

[1] 雷后兴，李建良．中国畲药学[M]．北京：人民军医出版社，2014.
[2] 甘慈尧．浙南本草新编[M]．北京：中国中医药出版社，2016.
[3] 南彩云，卢燕香，朱继孝，等．结香属植物化学成分及药理作用的研究进展[J]．中成药，2018，40（1）：166–171.

（刘春露）

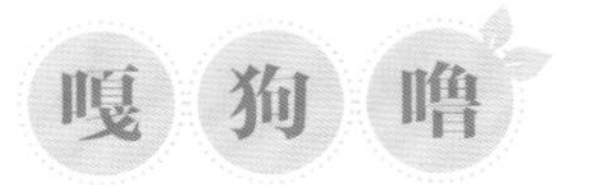

别名

地菍、地稔、地石榴，牛屎板、崩迪、粪桶板、地螺丝草（畲药名）。

来源

为野牡丹科植物地菍 *Melastoma dodecandrum* Lour. 的干燥全草。

植物特征

为小灌木。茎匍匐上升，逐节生根，分枝多，披散，幼时被糙伏毛，以后无毛。叶片坚纸质，呈卵形或椭圆形，顶端急尖，基部楔形，全缘或具密浅细锯齿，3～5基出脉，叶面通常仅边缘被糙伏毛，背面仅沿基部脉上被极疏糙伏毛，侧脉互相平行。聚伞花序，顶生；花瓣呈淡紫红色至紫红色（图3–35–1）。果呈坛状球状，平截，近顶端略缢缩，肉质，

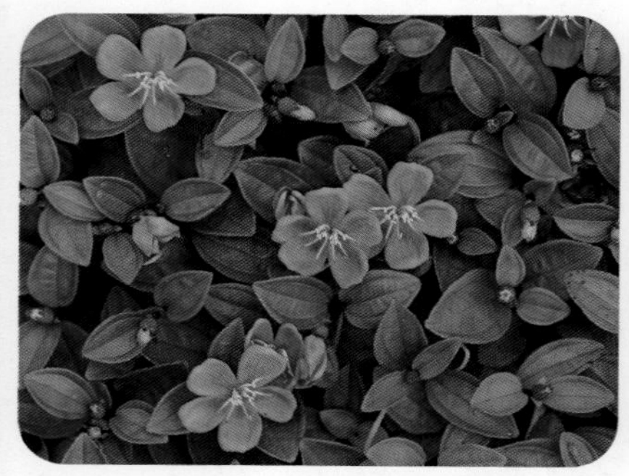

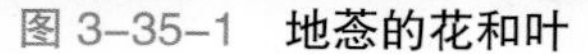

图 3–35–1　地菍的花和叶

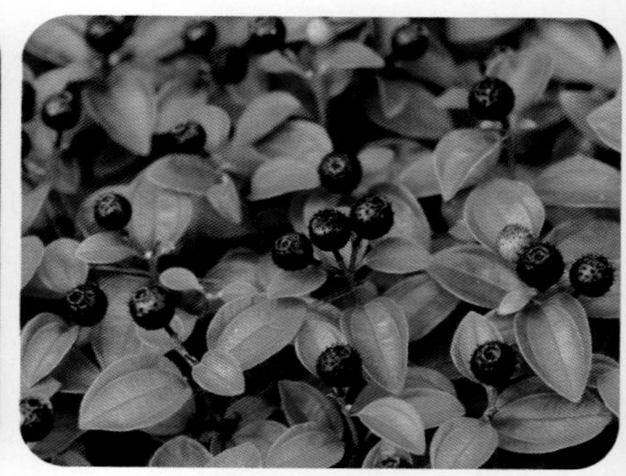

图 3–35–2　地菍的果实

不开裂（图 3–35–2）。

分布

地菍生长于海拔 1300 米以下的山坡上或疏林下，多见于山林阴面坡地、田埂。

采收加工

夏季采收，全草洗净鲜用或干燥用。

功效与主治

功效：清热解毒、活血止血。主治：食积、淋证、痛经、脱肛等。

用法与用量

15 ～ 30 克，水煎服；外用适量。

现代研究

民间用鲜嘎狗噜全草外敷治疗外伤出血，我国中医临床用于治疗消化道出血，嘎狗噜对胃、十二指肠溃疡合并上消化道出血及其他原因所引起的消化道出血效果显著。除此之外，嘎狗噜在临床上可用于治疗痔疮、带状疱疹，还可用于治疗高热、咽喉肿痛、崩漏、产后腹痛、痈肿等病症。最新研究发现，嘎狗噜对肝炎、肝大、肾盂肾炎的治疗也有一定的效果。另有报道表示，嘎狗噜有抗肿瘤、抗衰老、降血糖、降血脂等作用，而对正常细胞没有毒副作用。

民间验方

1. 痔疮：洗净晾干嘎狗噜和柔弱斑种草叶或根，嘎狗噜七成，柔弱斑种草三成，将其混匀，加上少许米饭或红糖捣烂，洗澡后，将捣好后的药敷在肛门处固定即可。每晚换药 1 次，症状轻者 3 ~ 5 剂，重者 10 ~ 12 剂即可治愈。

2. 虚火牙痛：取鲜嘎狗噜的根 30 克（洗净去粗皮），鸡蛋 3 ~ 5 个（或瘦肉 4 两），入器皿内加水 500 毫升同煮 1 小时，煮至 20 分钟时将整个蛋壳轻轻捣烂，以充分吸收药效，去药渣，食蛋喝汤，每日 2 次，连服 2 ~ 3 天。

3. 带状疱疹：将新鲜嘎狗噜 250 克捣碎，放置于装有干净泉水 500 克的盆中搅拌，去其渣，然后把常见小爆竹 10 只对中折断，并点燃爆竹硝，使火星往嘎狗噜水中窜，最后将药水频擦患处。

注意事项

嘎狗噜的全草活血作用强烈，孕妇应慎用；嘎狗噜的根祛风湿、活血作用更强，孕妇禁用。

参考文献

[1] 雷后兴，李建良. 中国畲药学 [M]. 北京：人民军医出版社，2014.

[2] 程科军，李水福. 整合畲药学研究 [M]. 北京：科学出版社，2017.

[3] 浙江省食品药品监督管理局. 浙江省中药炮制规范（2015 年版）[M]. 北京：中国医药科技出版社，2016.

（李丕回）

别名

八角柴、白龙须、八角莲（畲药名）。

来源

为八角枫科植物八角枫 *Alangium chinense*（Lour.）Harms 的须根。

植物特征

为落叶乔木或灌木。树皮光滑，呈浅灰色，小枝略呈“之”字形。叶片纸质，近圆形或卵形，上面深绿色，无毛，下面淡绿色，除脉腋有丛状毛外，其余均无毛（图 3–36–1）。花为聚伞花序，萼筒呈钟状，黄白色，柱头呈头状（图 3–36–2）。果呈卵圆形，顶端具有宿存的萼齿和花盘，成熟时呈黑色。

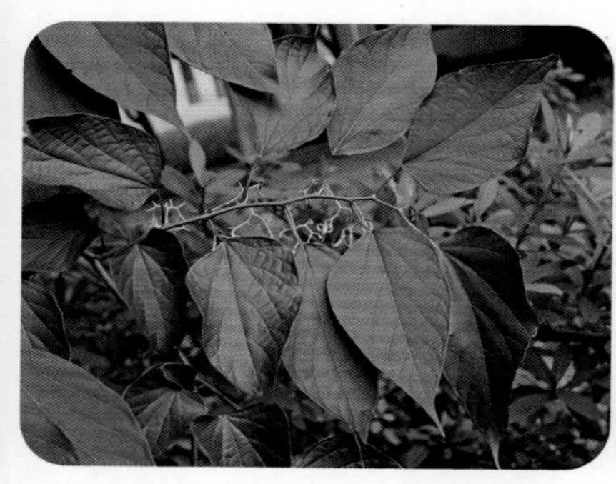

图 3–36–1　**八角枫的叶**

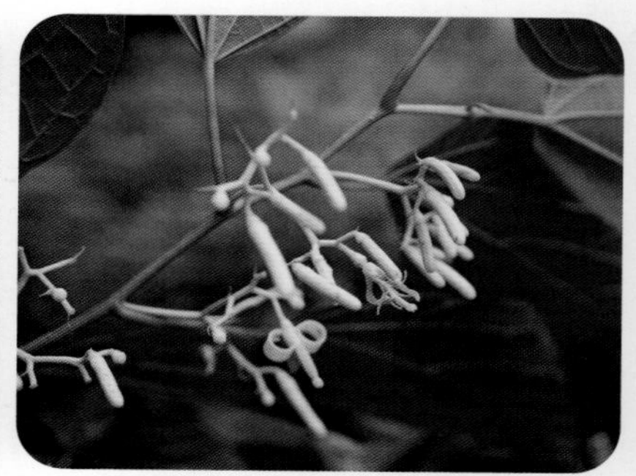

图 3–36–2　**八角枫的花**

分布

八角枫主要分布于我国华中、华东至西南各省，常生长于低海拔沟谷林缘及向阳山坡疏林处。东南亚及东非各国也有分布。

采收加工

深秋及冬季采收，洗净，鲜用或干燥。

功效与主治

功效：祛风除湿、舒筋活络、散瘀止痛。主治：风湿骨痛、麻木瘫痪、跌打损伤。

用法与用量

内服 3 ~ 6 克，煎汤。

现代研究

八角枫的主要成分为生物碱（毒藜碱），可作为肌肉松弛药，配合针刺麻醉、中药麻醉、强化麻醉应用于各种外科手术中，效果良好。八角枫还可以提高心脏的工作效率，治疗心力衰竭。

民间验方

1. 外伤出血：八角枫干叶或干根研细粉，外敷伤处；或八角枫鲜叶捣烂，敷患处。

2. 跌打损伤：八角枫须根 1.5 克、牛膝根 30 克，混合醋炒，水煎服；或八角枫须根 0.3 克研粉，开水冲服，另取鲜八角枫根皮或八角枫树皮加蛇葡萄根和酒糟捣烂，烘热外敷。

3. 风湿性关节炎：八角枫须根 30 克，白酒 1000 毫升，浸泡 2 日，每日早晚饮酒 15 ~ 30 毫升；或以八角枫干根切碎用白酒（1∶3）浸泡 20 日，隔日搅拌 1 次，密封，去渣过滤，取上清液，每次服 10 毫升，每日 2 ~ 3 次。

4. 精神分裂症：八角枫须根研粉，每次 2 ~ 3 克，用水冲服，日服 3 次，连服 2 周。

注意事项

八角枫毒性较大，所以需要在专业人士和医师指导下用药，孕妇禁服；年老体弱者、儿童慎用。

参考文献

[1] 雷后兴，李建良 . 中国畲药学 [M]. 北京：人民军医出版社，2014.

[2] 徐佳佳，翟科峰，董璇，等 . 八角枫的研究进展 [J]. 黑龙江农业科学，2016（2）：143−146.

[3] 甘慈尧 . 浙南本草新编（续编）[M]. 北京：中国中医药出版社，2018.

（郑圣鹤）

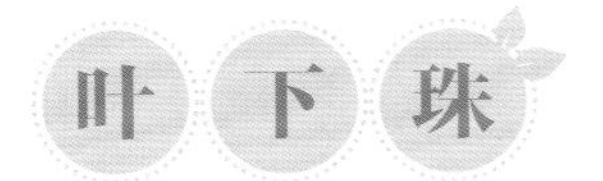

叶下珠

别名

粟杨梅、杨梅珠草，矮骨水隔猛（畲药名）。

来源

为大戟科植物叶下珠 *Phyllanthus urinaria* L. 的全草。

植物特征

为一年生草本。茎直立，具翅状条纹，常带紫红色。单叶互生，呈2列；叶片呈长圆形，先端钝或有小尖头，基部圆形或宽楔形，常偏斜，全缘，上面绿色，下面灰白色，两面近无毛。花单性，雌雄同株，几无花梗，无花瓣。蒴果无柄，扁球形，成熟时呈赤褐色，表面有小鳞片状凸起（图 3–37–1）。种子呈三角状卵形，淡褐色，有横纹。花期 7 ~ 8 月。

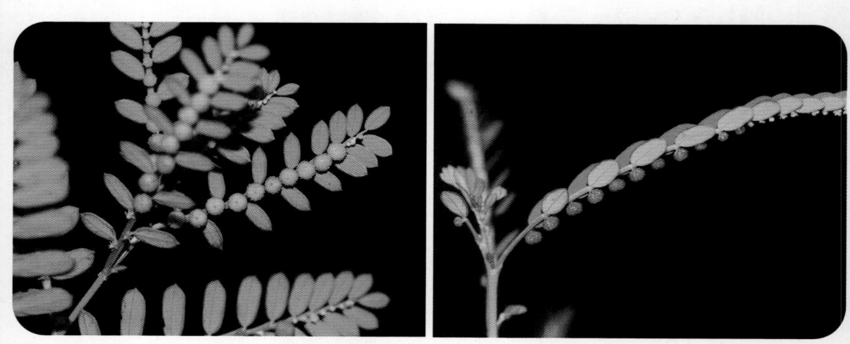

图 3–37–1　叶下珠的叶和蒴果

分布

叶下珠多生长于山坡、田间、路旁草丛中。

采收加工

夏、秋二季时采收，洗净，鲜用或干燥。

功效与主治

功效：清热、利湿、解毒。主治：肝胆湿热证。

用法与用量

煎汤内服，干用 30 ~ 45 克，鲜用 30 ~ 100 克。

现代研究

叶下珠主要含有黄酮类、鞣质类、香豆素类、木脂素类等多种成分，药理研究表明，其主要有抗乙型肝炎病毒、保肝护肝、抗肿瘤、抗病原微生物、抗氧化、抗血栓等作用。临床上多用于治疗乙型病毒性肝炎，以及肠道、泌尿系统感染等疾病。

民间验方

1. 视物模糊或雀盲：鲜叶下珠 60 克、猪肝 50 克，水煎服。

2. 痢疾、肠炎、泄泻：鲜叶下珠 100 克、凤尾草 100 克，水煎加红糖调服。

3. 急性黄疸型肝炎：叶下珠 45 克、乌韭 30 克、地耳草 30 克、黄毛耳草 30 克、半枝莲 15 克，水煎服。

4. 小儿疳积、夜啼、面黄肌瘦：叶下珠 30 克、猪肝 50 克，叶下珠水煎取汤，煮猪肝（切片），吃猪肝喝汤。

注意事项

1. 本品性凉，胃寒者及经期女性不宜服用。

2. 孕妇不宜服用。

3. 本品不宜长期过量服用。

参考文献

[1] 雷后兴，雷建光，王晓杭，等．中国畲药图谱 [M]. 天津：天津科学技术出版社，2019.
[2] 甘慈尧．浙南本草新编 [M]. 北京：中国中医药出版社，2016.
[3] 程艳刚，裴妙荣，孔祥鹏，等．叶下珠化学成分和药理作用研究进展 [J]. 辽宁中医药大学学报，2016，18（4）：238-242.

（叶垚敏）

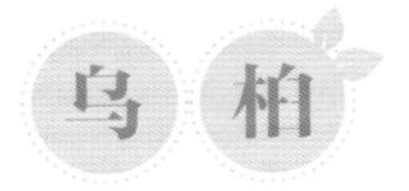

乌柏

别名

蜡子树、柏子树、木子树，更子树、仲子树（畲药名）。

来源

为大戟科植物乌桕 *Sapium sebiferum*（L.）Roxb. 的根皮、叶及种子。

植物特征

为落叶乔木，高 3 ～ 15 米，各部均无毛而具乳状汁液。树皮呈灰褐色，深纵裂，皮孔细点状；枝细长，呈灰白色。叶互生，纸质，呈菱形至菱状卵形，顶端骤尖或呈尾状长尖，基部宽楔形或近圆形，全缘，上面绿色，稍有光泽，下面初时粉白色，后渐变黄色，秋时变红褐色；叶柄细长。花单性，雌雄同株，无花瓣及花盘，穗状花序顶生（图 3–38–1），初时全部为雄花；后于花序基部生 1 ～ 4 朵雌花；雄花小，萼杯状。蒴果呈梨状球形，具尖头（图 3–38–2）。种子近圆形，黑色，外被白色蜡质假种皮。

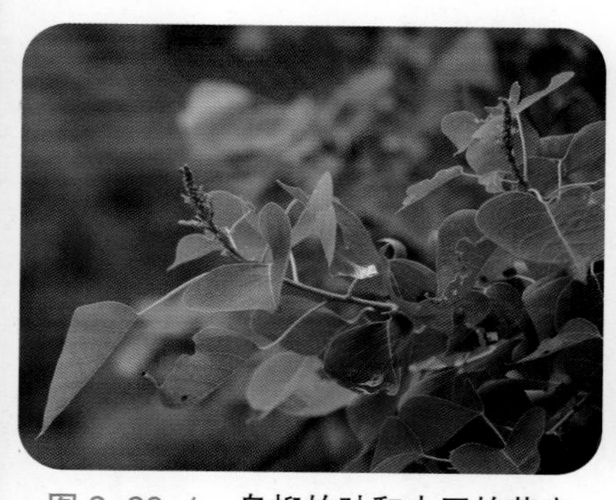

图 3–38–1　乌桕的叶和未开的花序

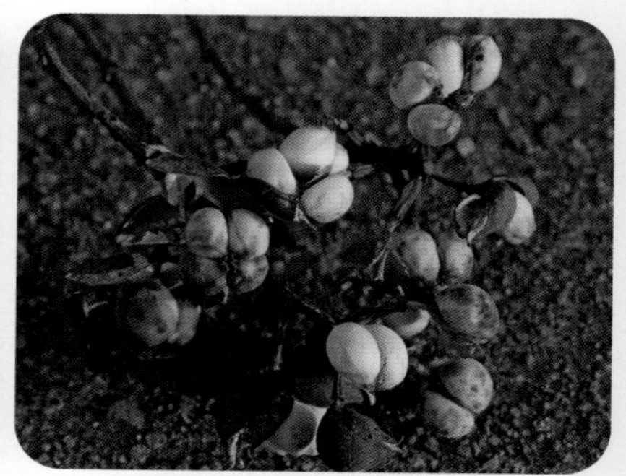

图 3–38–2　乌桕的果实

分布

乌桕主要分布于我国黄河以南各省区，北达陕西、甘肃，常成片生于郊野旱地、路边、溪边，也生于湿润河滩地、山谷旁和低山杂木林中。

采收加工

根皮及叶于夏、秋二季采收，鲜用或干燥；种子于果实成熟时采收。

功效与主治

1. 叶及根皮：具有泻下逐水、消肿散瘀、解蛇虫毒的功效，用于治疗水肿、症瘕积聚，畲族用于治疗跌打损伤。

2. 种子：具有拔毒消肿、杀虫止痒的功效，用于治疗湿疹、癣疮、水肿。

用法与用量

根皮，内服 9 ~ 12 克；叶，内服 6 ~ 12 克，外用鲜叶适量，捣烂外敷；种子，3 ~ 6 克，外用适量。

现代研究

乌桕的化学成分主要为脂类、黄酮类、香豆素类、萜类和酚酸类等，具有抗菌、消炎、降压、降低胆固醇等作用。

民间验方

1. 跌打损伤：乌桕树根 30 克，用米酒炖服，溃疡患者忌服。

2. 外伤出血：乌桕鲜叶适量，捣烂外敷。

3. 扁平疣：乌桕种仁适量，每晚捣烂外敷，一般 1 周左右疣体即可脱落。

注意事项

乌桕的根皮、木材、果实、乳状汁液和叶均有毒，需在医师指导下用药。体虚、孕妇及溃疡者禁用。

参考文献

[1] 雷后兴，李建良．中国畲药学 [M]. 北京：人民军医出版社，2014.

[2] 中国科学院中国植物志编辑委员会．中国植物志 [M]. 北京：科学出版社，2004.

[3] 浙江药用植物志编写组．浙江药用植物志 [M]. 浙江：浙江科学技术出版社，1980.

[4] 郎天琼，罗国勇，王剑，等．苗药乌桕酚性成分研究 [J]. 亚太传统医药 .2019，15（3）：71-73.

（刘春露）

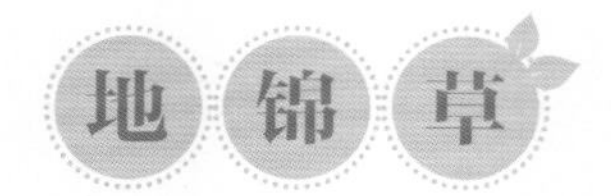

地锦草

别名

铺地锦、奶浆草、血见愁、草血竭、奶奶草、奶疳草（畲药名）。

来源

为大戟科植物地锦 *Euphorbia humifusa* Willd. 或斑地锦 *Euphorbia maculata* L. 的干燥全草。

植物特征

地锦：一年生匍匐小草本。茎纤细，呈叉状分枝，初带红色，秋季变为紫红色，无毛或疏生短细毛（图 3–39–1）。全草含白色乳汁。叶通常对生，无柄或具短柄，叶片呈长圆形或椭圆形，先端钝圆，基部偏斜，边缘有不甚明显的细锯齿，绿色或带红紫色，两面无毛或疏生短毛（图 3–39–2）。杯状聚伞花序单生于叶腋；总苞呈倒圆锥形，浅红色或绿色，顶端 4 裂，裂片长三角形；腺体 4，呈横长圆形，具白色花瓣状附属物；子房 3 室，花柱 2 ~ 3 裂。蒴果三棱状球形，无毛（图 3–39–2）。种子呈卵形，黑褐色或黑灰色，外被白色蜡粉。花期 7 ~ 8 月，果期 8 ~ 10 月。

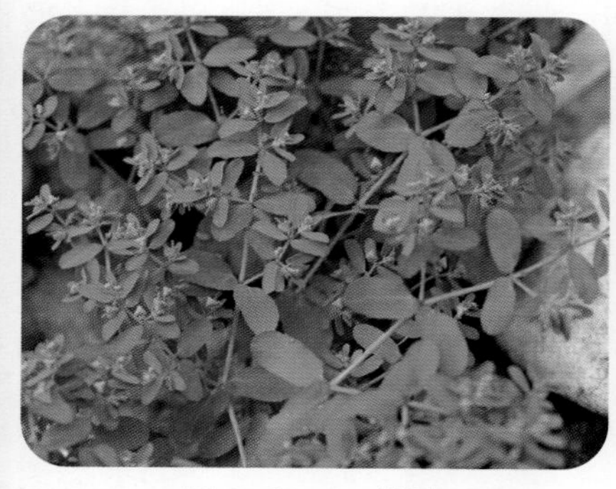

图 3–39–1　**地锦**

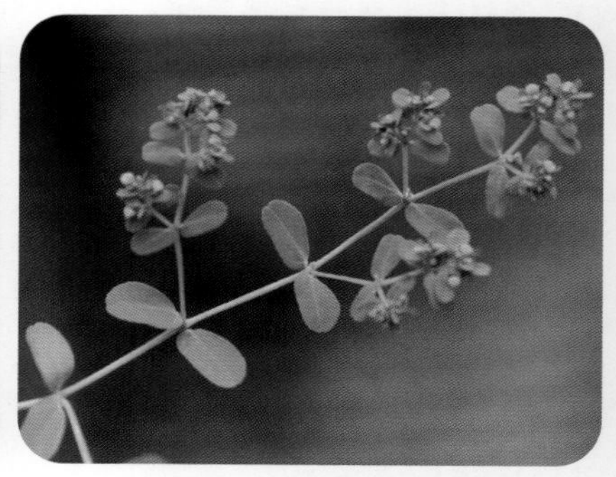

图 3–39–2　**地锦的叶和果**

斑地锦：极似地锦，但斑地锦茎密被白色细柔毛，叶上面中央有长线状紫红色斑（图 3–39–3，图 3–39–4）。叶和蒴果被稀疏白色短柔毛。种子呈灰红色。

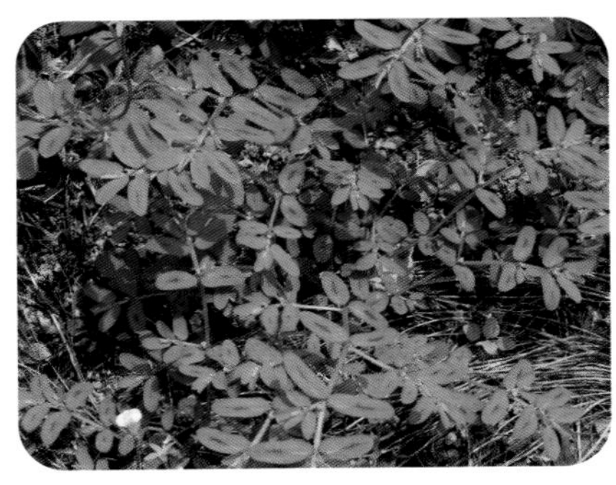

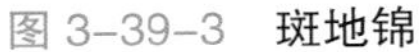
图 3–39–3　斑地锦

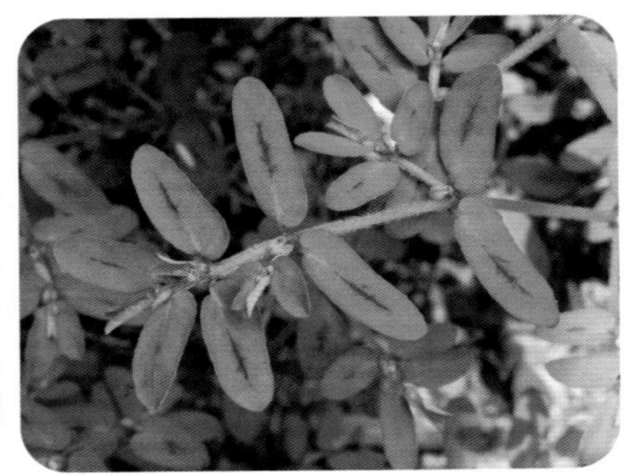

图 3–39–4　斑地锦的叶

分布

地锦草多生长于荒地、路旁、田间。

采收加工

初秋时采收，洗净，鲜用或干燥。

功效与主治

功效：清热解毒、凉血止血、利湿退黄。主治：热毒泻痢、血热出血、湿热黄疸、热毒疮肿、毒蛇咬伤。临床常用于治疗痢疾、肠炎、咯血、尿血、便血、崩漏、疮疖痈肿。

用法与用量

内服煎汤，9 ~ 30 克，鲜品 30 ~ 60 克；外用适量，鲜品捣敷或研末撒。

现代研究

地锦草的化学成分主要为黄酮类、木脂素类、甾体类、有机酸类。目前药理研究发现，地锦草具有抗氧化及抑制 α－葡萄糖苷酶的作用。黄酮类化合物具有很强的抗氧化、抗菌、抗病毒能力，可以清除体内过剩的自由基，起到保护机体、调节免疫的作用。另外，地锦草还有保肝、抗宫颈癌等肿瘤及抑制血管生成、抗高血糖、缓解哮喘和过敏症的作用。地锦草在临床上应用广泛，常用于治疗痢疾、外伤出血、乳汁不足、肠炎、咯血、便血、崩漏等病症，现代还应用于功能性食品、化妆品和制药等行业。

民间验方

1. 小儿疳积：地锦草 6 ~ 9 克，同鸡肝 1 个或猪肝 150 克蒸熟，食肝喝汤。

2. 胃肠炎：鲜地锦草 50 ~ 100 克，水煎服。

3. 咽喉发炎肿痛：鲜地锦草 15 克、铜锤玉带草 15 克，捣烂绞汁，调蜂蜜泡服，日服 3 次。

4. 火眼：地锦草熬水洗，或同猪肝一起蒸食。

5. 湿热黄疸：地锦全草 15 ~ 18 克，水煎服。

6. 脾劳黄疸：地锦草、异叶茴芹、桔梗、苍术各 50 克，甘草 15 克，捣细末。先以陈醋二碗入锅，下皂矾 200 克，煎熬良久，下药末，再入白面，不论多少，和成一块，做成如小豆大的丸剂，每次服三、五十丸，空腹时用醋汤送下，每日 2 次。

7. 妇女血崩：将嫩地锦草蒸熟，用油、盐、姜腌过后食用，饮酒一、二杯送服；或也可阴干，捣烂为细末，用姜、酒调服 3 ~ 6 克。

8. 功能性子宫出血：地锦草 1000 克，水煎去渣熬膏，每日 2 次，每次服 5 ~ 6 克，白酒送服。

9. 细菌性痢疾：鲜地锦草、铁苋菜、凤尾草各 50 克，水煎服；地锦草 18 克或鲜品 200 克，水煎服。

10. 血痢不止：干地锦草研末，每次服 6 克，空腹，用米汤送服。

11. 治小便血淋：地锦草，加井水捣烂服。

12. 咯血、吐血、便血、崩漏：鲜地锦草 50 克，水煎或调蜂蜜服。

13. 牙齿出血：鲜地锦草，洗净，煎汤漱口。

14. 口疮：鲜地锦草加醋少许，捣烂外敷。

15. 臁疮、烂疮：地锦草捣为末外搽。

16. 缠腰蛇（带状疱疹）：鲜地锦草捣烂，加醋搅匀，取汁涂患处。

注意事项

血虚无瘀及脾胃虚弱者慎用。

参考文献

[1] 许慧瑶，薛建云，卢玉栋，等．地锦草有效成分的提取及其生物活性的研究 [J]. 广州化学，2020，45（1）：24−30.

[2] 侯静，黎理，蔡毅．地锦草组药用植物的研究进展 [J]. 华西药学杂志，2020，35（2）：218−224.

[3] 浙江省革命委员会生产指挥组卫生办公室．浙江民间常用草药（第一集）[M]. 杭州：浙江人民出版社，1969.

（胡　珍）

枳椇子

别名

鸡爪梨、解酒梨。

来源

为鼠李科植物枳椇 *Hovenia acerba* Lindl. 的干燥成熟种子。

植物特征

为落叶乔木。树皮褐灰色，浅纵裂，不剥落；小枝红褐色，幼时被锈色细毛。叶互生，卵形或卵圆形，顶端渐尖，基部圆形或心形，边缘具较细尖锯齿，上面无毛，下面脉腋及脉上有细毛。聚伞花序顶生或腋生，对称。果实近球形，灰褐色，无毛；果梗肉质肥大，扭曲，红褐色，上具黄色皮孔，成熟后味甜可食（图 3–40–1）。种子扁圆形，暗褐色，有光泽（图 3–40–2）。

分布

枳椇生于阳光充足的山坡、沟谷及路边，亦常栽培于村舍附近与庭园内。

采收加工

霜降后摘取果序，晒干后揉擦使种子脱出，簸去杂屑。

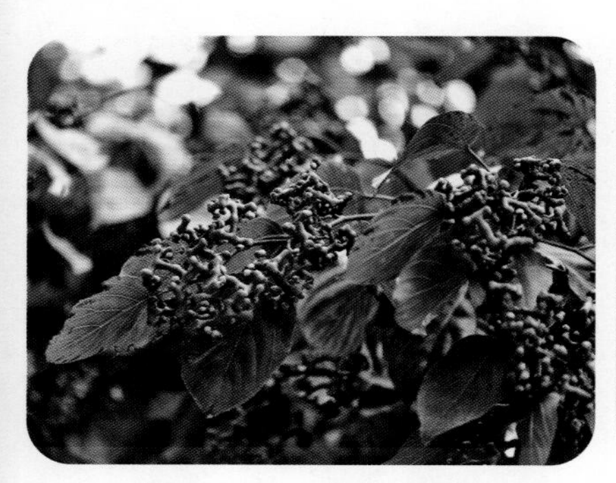

图 3-40-1 枳椇的果梗

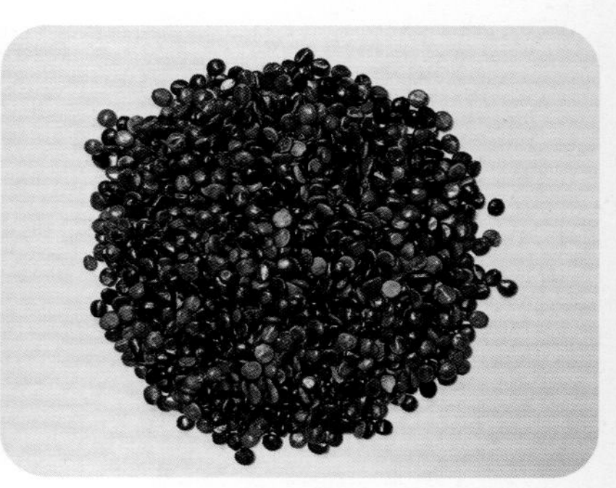

图 3-40-2 枳椇子

功效与主治

功效：止渴除烦、解酒毒、利二便。主治：酒醉、烦热、口渴呕吐、二便不利。

用法与用量

内服煎汤，10 ~ 15 克；或泡酒。

现代研究

枳椇子提取物能够对抗酒精对中枢神经系统的损害，减少因少量饮酒致中枢神经系统兴奋而引起的自主活动，改善共济失调症状及学习记忆能力，能够有效地降低血液中乙醇含量，增加肝中乙醇脱氢酶活性。

民间验方

1. 热病烦渴、小便不利：枳椇子 9 克（捣碎）、知母 9 克、金银花 24 克、灯芯草 3 克，水煎服。

2. 醉酒：枳椇子 12 克（捣碎），水煎服；或加葛花 9 克，水煎服。

注意事项

脾胃虚寒者禁服。

参考文献

[1] 浙江药用植物志编写组 . 浙江药用植物志 [M]. 浙江：浙江科学技术出版社，1980.

[2] 浙江省食品药品监督管理局 . 浙江省中药炮制规范（2015 年版）[M]. 北京：中国医药科技出版社，2016.

[3] 陈绍红．枳椇子解酒的文献整理和药效学研究 [D]. 北京：北京中医药大学，2004.

（王春春）

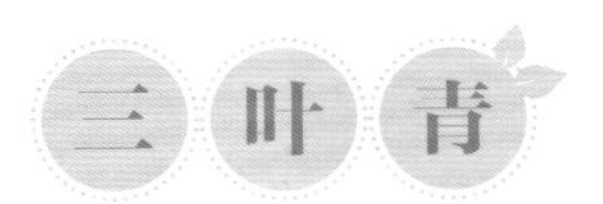

三叶青

别名

三叶崖爬藤、蛇附子、石老鼠、石猴子，金线（丝）吊葫芦（畲药名）。

来源

为葡萄科植物三叶崖爬藤 *Tetrastigma hemsleyanum* Diels et Gilg 的块根或全草。

植物特征

为多年生常绿草质蔓生藤本。块根卵形或椭圆形，表面深棕色，内面白色（图 3-41-1）。茎细弱无毛，下部节上生根，卷须不分枝，与叶对生。掌状复叶互生，有小叶 3，中间小叶稍大，卵状披针形（图 3-41-2）。聚伞花序腋生，花序梗短于叶柄；花小，黄绿色，杂性异株；花梗有短硬毛；花萼杯状，4 裂；花瓣 4，近卵形；花盘明显，有齿，与子房合生，子房 2 室，无柄柱头 4 裂，星状展开。浆果球形，初期呈红褐色，成熟时黑色（图 3-41-3）。花期 5 月，果期 7 ~ 8 月。

分布

三叶崖爬藤在我国大部分省区均产，常生于阴湿的山坡、山沟、溪谷两旁的树林下。

采收加工

块根入药，全年可采，洗净，晒干或鲜用；嫩叶（泡茶）春季采收，老叶（提取有效成分）秋冬季采收。

功效与主治

功效：清热解毒，祛风化痰，活血止痛。主治：白喉、小儿高热惊厥、

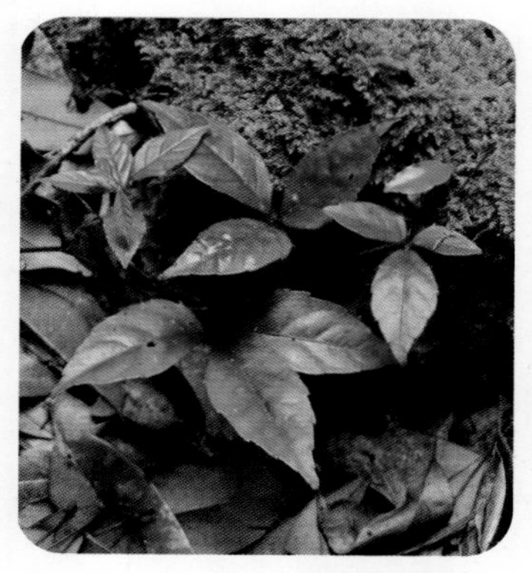

图 3-41-1　三叶崖爬藤的叶

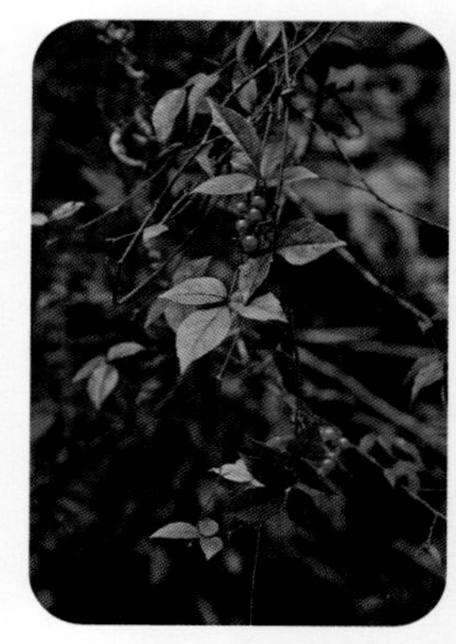

图 3-41-2　三叶崖爬藤的果实

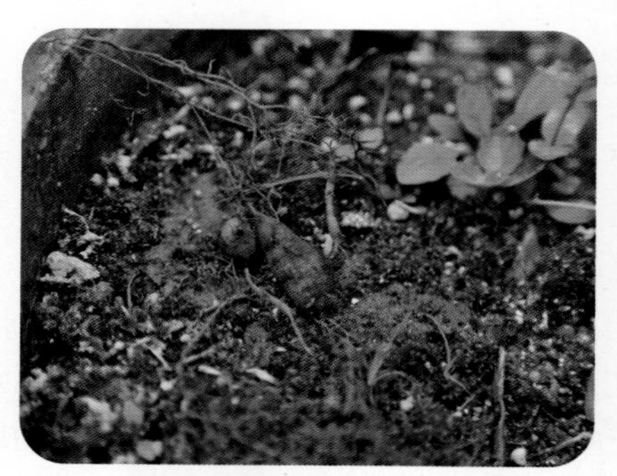

图 3-41-3　三叶崖爬藤的块根

痢疾、肝炎；外用治疗毒蛇咬伤、扁桃体炎、淋巴结结核、子宫颈炎、蜂窝织炎、跌打损伤。畲族用于治疗蛇伤、小儿高热、感冒、百日咳。

用法与用量

内服，3 ~ 12 克，煎汤。外用适量。

现代研究

三叶青富含黄酮类、多糖类、酚酸类、萜类及甾体类、挥发油、生物碱等成分，具有解热镇痛、抗肝损伤、抗肿瘤、抑菌、消炎、免疫调节、降血糖、降血脂、抗神经和细胞毒性等作用。

民间验方

1. 蛇伤（毒蛇咬伤）：三叶青块根适量，加水研磨敷患处。
2. 小儿高热：三叶青全草 15 ~ 30 克，水煎服。
3. 感冒：三叶青块根 2 ~ 3 粒（打碎），板蓝根 20 克，水煎服。
4. 百日咳：三叶青块根 3 ~ 9 克，水煎服。
5. 肝炎：三叶青块根 15 克，虎刺根、茜草根各 50 克，水煎服，每日 1 剂。

注意事项

孕妇禁服。

参考文献

[1] 雷后兴，李建良. 中国畲药学 [M]. 北京：人民军医出版社，2014.
[2] 刘俊秋，高语枫，郑佳怡，等. 三叶青化学成分及其抗肿瘤作用研究进展 [J]. 中国实验方剂学杂志，2022，28（9）：233-241.

（徐巧芳）

别名

油柴、油棍、大香勾。

来源

为槭树科植物紫果槭 *Acer crdatum* Pax 的根。

植物特征

为常绿乔木，树皮呈灰色或淡黑灰色，光滑。小枝细瘦，无毛。叶纸质或近于革质，呈卵状长圆形或稀卵形；叶柄呈紫色或淡紫色，细瘦，无毛（图 3-42-1）。花为伞房花序，总花梗细瘦，呈淡紫色，无毛，着生于小枝顶端；萼片呈紫色，倒卵形或长圆倒卵形；花瓣呈阔倒卵形，淡白色或淡黄白色。翅果嫩时紫色，成熟时黄褐色，小坚果凸起，无毛；

果梗细瘦，无毛（图 3–42–2）。花期 4 月下旬，果期 9 月。

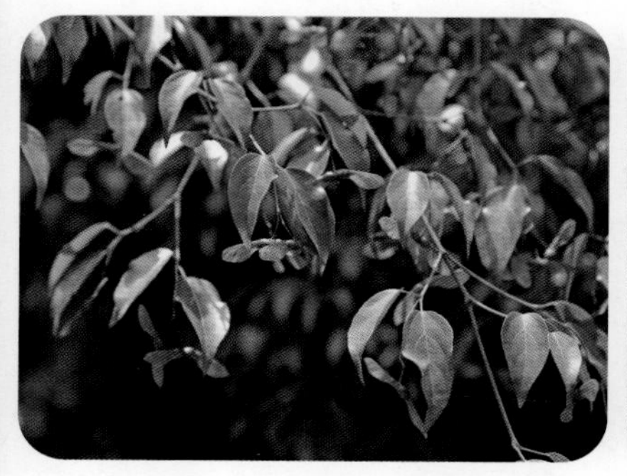

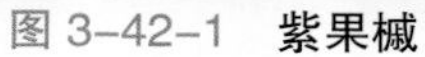
图 3–42–1　紫果槭

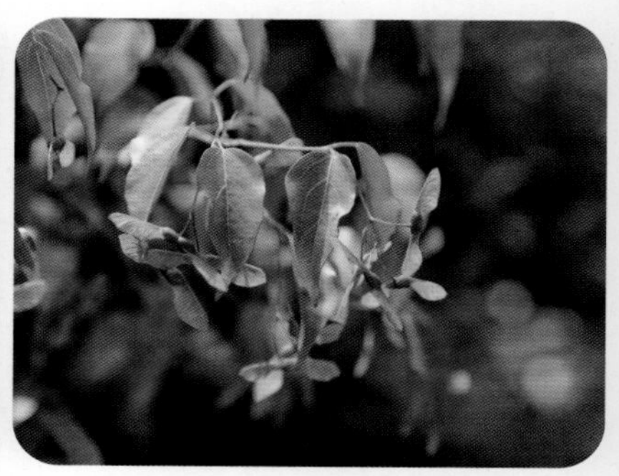

图 3–42–2　紫果槭的果实

分布

紫果槭产于我国湖北西部、四川东部、贵州、湖南、江西、安徽、浙江、福建、广东、广西壮族自治区，生于海拔 500 ~ 1200 米的山谷疏林中。

采收加工

根皮秋季采收，洗净，鲜用或干燥。

功效与主治

功效：祛风除湿、健脾开胃、清热解毒、利小便。主治：黄疸肝炎、肝硬化、风湿性关节炎等。畲医还用于治疗跌打损伤及肝火上炎引起的眼痛、眼屎多、头痛。

用法与用量

煎汤内服，15 ~ 60 克。

现代研究

目前，对紫果槭的相关研究报道较少，只有少数关于景观应用和大规格容器苗培育技术方面的文献报道。紫果槭的研究与应用处于初始阶段，产业化程度不高，在良种选育、生产标准化和景观应用等方面还有待进一步研究和总结。目前，对紫果槭药用价值的研究微乎其微，其应用也局限在部分地区，所以非常值得我们去研究发现。

民间验方

1. 黄疸肝炎：紫果槭根 60 克、寒扭须根（蔷薇科高粱泡）15 克，水煎服。

2. 祛风利湿：兔 1 只、紫果槭的根 30~50 克，煮水当汤，与兔肉文火炖熟。

注意事项

无。

参考文献

[1] 雷后兴，李建良．中国畲药学 [M]. 北京：人民军医出版社，2014.

[2] 中国科学院中国植物志编辑委员会．中国植物志 [M]. 北京：科学出版社，1993.

[3] 梅旭东，沈晓霞，王志安，等．中国畲药植物图鉴 [M]. 浙江：浙江科学技术出版社，2018.

[4] 管帮富，彭火辉，陈华玲，等．紫果槭繁育试验总结 [J]. 现代园艺，2010（5）：14，22.

[5] 彭火辉，彭玉辅，孔令普，等．大规格紫果槭容器苗快速培育技术 [J]. 现代农业科技，2020（20）：127−128，136.

（金雪艳）

别名

五眼果、山枣。

来源

为漆树科植物南酸枣 *Choerospondias axillaris*（Roxb.）Burtt et Hill. 的果实（鲜）或果核。

植物特征

为高大落叶乔木。树皮呈灰褐色，片状剥落。奇数羽状复叶互生，小叶对生，呈窄长卵形或长椭圆形，两面无毛或稀叶背脉腋被毛（图 3–43–1）。花单性或杂性异株，雄花和假两性花呈淡紫红色，排列成圆锥花序。核果呈淡黄色，椭圆状球形，果核顶端具 5 个小孔（图 3–43–2）。

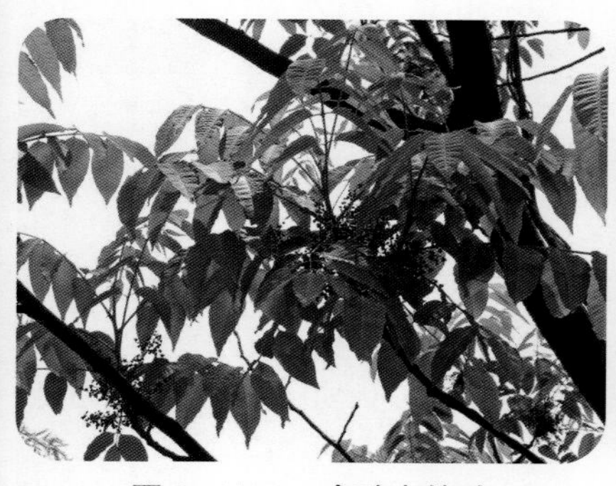

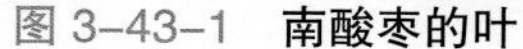

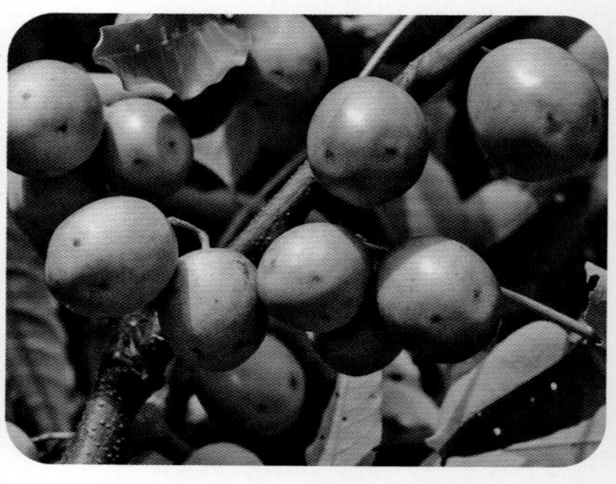

图 3–43–2　南酸枣的果实

分布

南酸枣产于我国西南、两广至华东地区。印度、日本和中南半岛均有分布。

采收加工

秋季果实成熟时采收，鲜用，或取果核晒干。

功效与主治

功效：清热解毒、祛湿杀虫、行气活血、养心安神、消积。主治：气滞血瘀、胸痛、心悸气短、神经衰弱、失眠、食滞腹满。

用法与用量

内服煎汤，果实 30 ~ 60 克，果核 15 ~ 24 克；鲜品 2 ~ 3 个嚼食。外用：果核煅炭研末，调敷。

现代研究

南酸枣的化学成分主要为黄酮类、甾醇类、酚酸类等，具有抗心肌纤维化、抗心律失常、增强免疫等作用。

民间验方

1. 慢性支气管炎：南酸枣鲜果 250 克，炖肉吃。
2. 疝气：南酸枣种仁适量，磨水内服。
3. 食滞腹痛：（南酸枣）鲜果 2 ~ 3 枚，嚼食。
4. 烫伤：南酸枣果核适量，烧灰存性，研末，茶油调涂患处。

注意事项

1. 忌与虾皮、葱、鳝鱼、海鲜、动物肝脏、萝卜等同食。
2. 内有实邪郁火及肾虚滑泄梦遗者慎食，脾胃虚泄者也不宜食用。

参考文献

[1] 南京中医药大学. 中药大辞典（第二版）[M]. 上海：上海科学技术出版社，2006.

[2] 聂韡，单承莺，刘畅，等. 南酸枣总黄酮的研究进展 [J]. 中国野生植物资源，2020，39（11）：48–51.

（郑圣鹤）

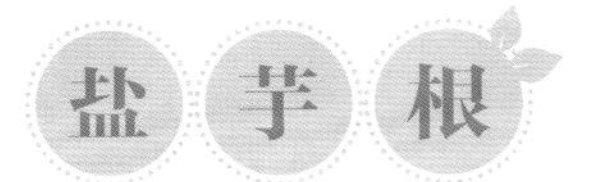

盐芋根

别名

盐肤木、盐葡萄、盐肤柴（畲药名）。

来源

为漆树科盐肤木 *Rhus chinensis* Mill. 的根。

植物特征

为落叶小乔木或灌木，高可达 10 米，小枝呈棕褐色，被锈色柔毛，具圆形小皮孔（图 3–44–1）。奇数羽状复叶互生，长 25 ~ 45 厘米，叶轴及叶柄常有翅；小叶 5 ~ 13 枚；小叶片纸质，多形，常呈卵形至卵状长圆形，先端急尖，基部宽楔形或圆形，稍偏斜，边缘具粗锯齿，上面暗绿色，沿中脉被锈色短柔毛或近无毛，下面粉绿色，被白粉，密被锈色柔毛；无柄或近无柄（图 3–44–2）。圆锥花序宽大，顶生，多分枝，雄花序长 20 ~ 40 厘米，雌花序较短，密被锈色柔毛；核果呈球形，略压扁，表面常被白霜，成熟时呈红色，具节柔毛或腺毛。8 ~ 9 月开花，10 月结果。

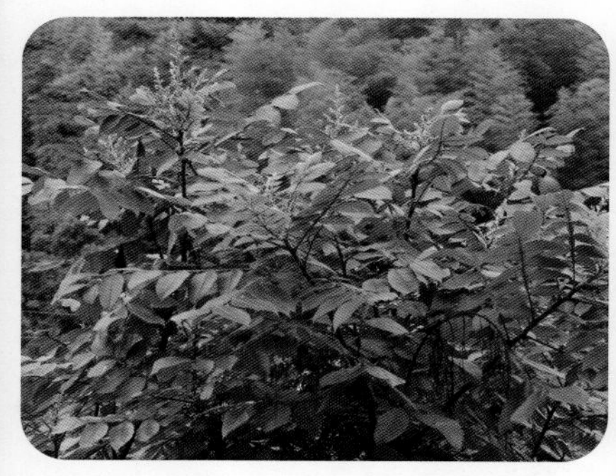

图 3-44-1　盐肤木

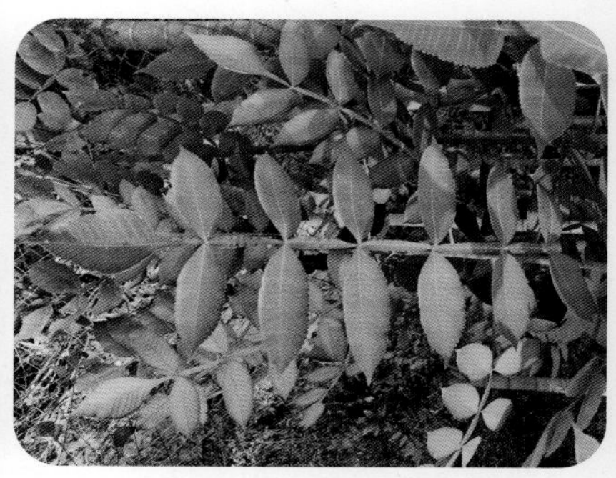

图 3-44-2　盐肤木的叶

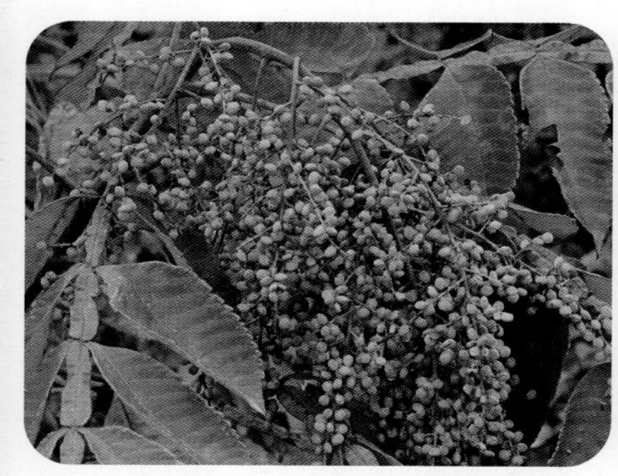

图 3-44-3　盐肤木的果实

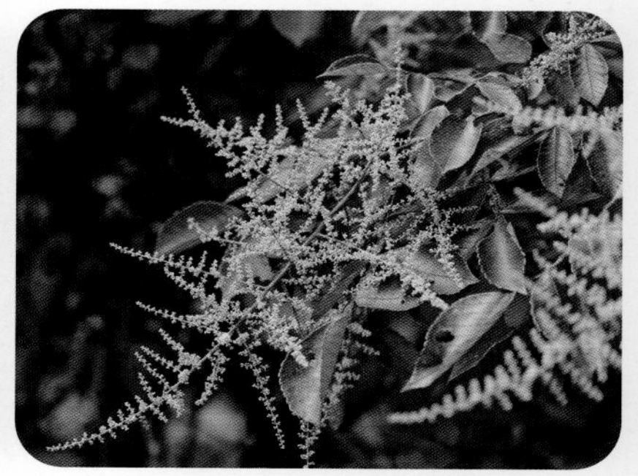

图 3-44-4　盐肤木的花序

分布

除东北、内蒙古、新疆外，盐肤木在我国其他地方基本均有分布。

采收加工

全年可采收。

功效与主治

功效：祛风胜湿、利水消肿、活血散毒。主治：肝硬化、慢性肝炎、小儿肝炎、毒蛇咬伤、风疹（畲医）；黄疸胁痛、风湿痹痛、风疹、毒蛇咬伤（中医）。

用法与用量

内服 9 ~ 30 克，煎汤；外用适量。

现代研究

盐肤木主要含有黄酮、酚酸、鞣质、脂肪酸、三萜这5种类型的化合物。其中黄酮、酚酸及鞣质具有一定的抗氧化、抑制脂肪酶及消炎活性，多数成分均具有良好的抗氧化能力。其抗病毒活性以抗 HIV 病毒为主，同时也有关于抗肿瘤、抗腹泻、消炎、抗龋齿和保肝等其他活性的研究报道。

民间验方

1. 高热中暑：盐芋根、紫金皮各 20 克，石菖蒲、积雪草、栀子各 10 克，金银花 15 克，水煎服或碾粉吞服。

2. 黄疸型肝炎：盐芋根皮研粉 20 克，煮鸡蛋服，或盐芋根配栀子根煎服。

3. 冬季手足皲裂：盐芋根置火上略烤，取其流出的白汁，涂敷患部。

注意事项

漆树科植物易引起皮肤过敏，采摘时要注意防范。

参考文献

[1] 吴献，徐章文，谢丽欢，等. 盐肤木根的化学成分及抗氧化活性研究 [J]. 药学研究，2019，38（1）：1-7，62.

[2] 高洁莹，龚力民，刘平安，等. 盐肤木属植物研究进展 [J]. 中国实验方剂学杂志，2015，21（8）：215-218.

[3] 雷后兴，李建良. 中国畲药学 [M]. 北京：人民军医出版社，2014.

（叶娇燕）

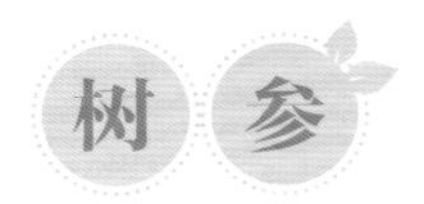

别名

半边枫、鸭掌柴、半架风（畲药名）。

来源

为五加科植物树参 *Dendropanax dentiger*（Harms）Merr. 的根、枝及叶。

植物特征

为常绿小乔木或灌木，叶子有 2 种类型，即不分裂叶或掌状分裂叶。叶不分裂者，叶片通常为椭圆形（卵状椭圆形至卵圆状披针形），叶片先端渐尖，基部圆形至楔形，叶面基出三脉明显，叶面在阳光下可见半透明棕色腺点；叶掌状分裂者，叶片呈倒三角形，掌状 2 ~ 3 深裂或浅裂，裂片边缘全缘或疏生锯齿（图 3–45–1）。花呈淡绿色，花瓣 5，卵状三角形，6 ~ 25 朵以上花排成伞形花序，而伞形花序可单个顶生或 2 ~ 5 个排成复伞形花序，花期 7 ~ 8 月（图 3–45–2）。果呈长圆形，有 5 条棱，成熟时呈紫黑色，果期 9 ~ 10 月（图 3–45–3）。根呈圆柱形，稍弯曲或扭曲，多分枝，易折断，断面不平坦，气微香，味淡。

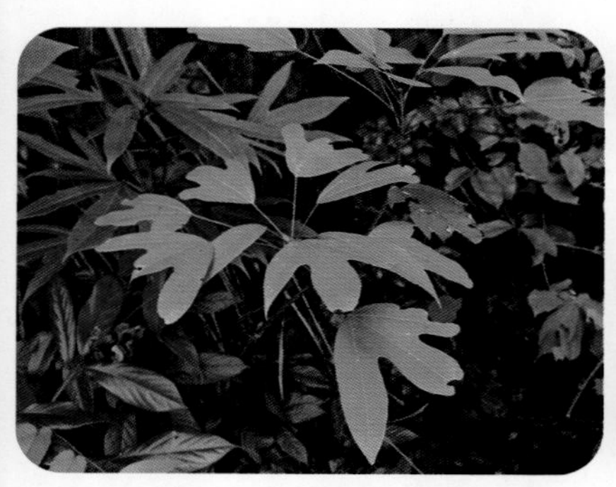

图 3–45–1　树参的叶

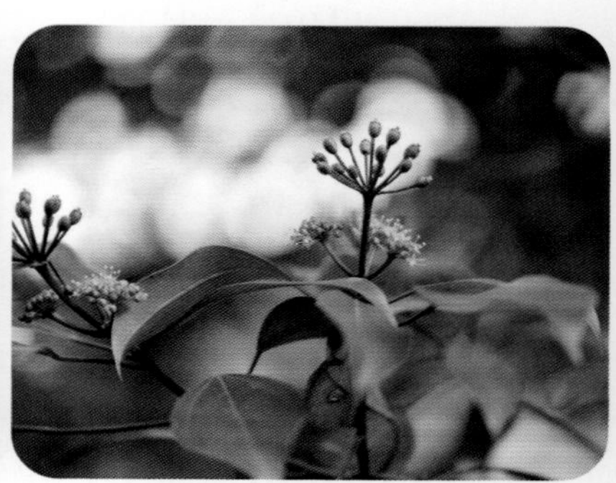

图 3–45–2　树参的复伞形花序

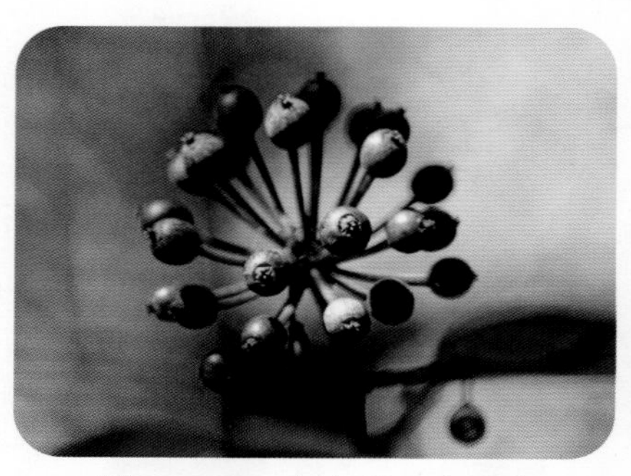

图 3–45–3　树参的顶生果序

分布

树参多生长于海拔 200 ~ 1200 米的山谷、溪沟边、石隙旁、山林中及林缘。

采收加工

秋、冬二季采收，洗净，切片，鲜用或干燥。

功效与主治

功效：祛风湿、利关节、活血祛瘀、舒筋通络。主治：风湿病、关节炎、半身不遂、跌打损伤、偏头痛等。

用法与用量

内服 15 ~ 60 克，煎汤。

现代研究

树参含有多种结构类型的化学成分，主要为多炔类、萜类、皂苷及挥发油等，有抗心律失常、抗癌、抗菌、抗动脉粥样硬化、抑制酪氨酸酶、抗肝炎病毒等药理活性。

民间验方

1. 跌打损伤：树参枝、叶 30 克、楤木根 30 克、积雪草（鲜）20 克、竹叶椒 20 克，水煎，冲黄酒服，每日 1 剂。
2. 偏头痛：树参枝、叶 50 克、算盘子根 30 克，煎水兑黄酒服。
3. 关节炎：树参根 50 ~ 100 克，水煎服。
4. 半身不遂：树参根 100 克，水煎服。
5. 月经不调：树参根 15 克，酒炒，水煎，空腹服。
6. 偏瘫：树参根 30 ~ 60 克，水煎服，连服 3 个月。
7. 风湿病：树参根 50 克、海风绳（山蒟）50 克、三角枫（中华常春藤）30 克、络石藤 30 克，水煎服。

注意事项

树参有活血祛瘀、舒筋通络等功效，因此孕妇应慎服。

参考文献

[1] 雷后兴，李建良. 中国畲药学 [M]. 北京：人民军医出版社，2014.
[2] 程文亮，李建良，何伯伟，等. 浙江丽水药物志 [M]. 北京：中国农业

科学技术出版社，2014.
[3] 甘慈尧. 浙南本草新编 [M]. 北京：中国中医药出版社，2016.
[4] 浙江省卫生局. 浙江民间常用草药（第三集）[M]. 杭州：浙江人民出版社，1972.
[5] 郑莉萍，王庭芳，熊礼燕，等. 树参属植物化学成分及药理活性研究进展 [J]. 药学实践杂志，2011，29（1）：4-7，67.

（黄爱鹂）

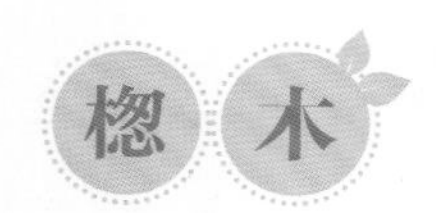

楤木

别名

鸟不宿、红楤木、白百鸟不歇（畲药名）。

来源

为五加科植物楤木 *Aralia chinensis* L. 或棘茎楤木 *Aralia echinocaulis* Hand. -Mazz. 的干燥茎和根。

植物特征

楤木为落叶灌木或小乔木，树皮灰色，疏生粗短刺；小枝被黄棕色绒毛，通常疏生细刺（图 3-46-1）。二至三回羽状复叶，边缘有锯齿；伞形花序再组成顶生大型圆锥花序，花小，白色；果实球形，成熟时，紫黑色。棘茎楤木（图 3-46-2）与楤木的最大区别就是枝茎上密生细直针刺（图 3-46-3）。

分布

楤木生于森林、灌丛或林缘路边，垂直分布从海边至海拔 2700 米，浙江全省可见。

采收加工

全年可采，洗净鲜用或干燥用。

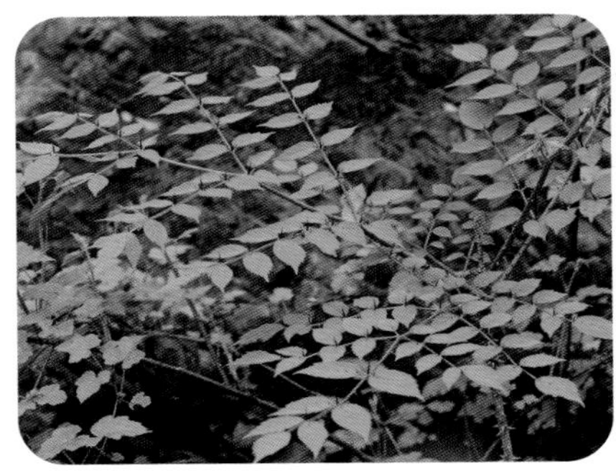

图 3-46-1 楤木

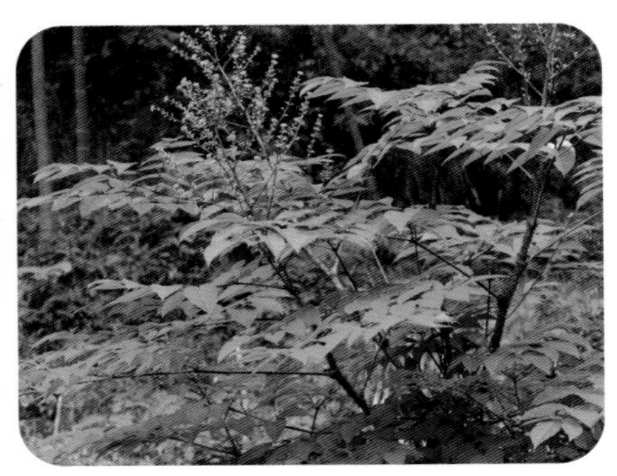

图 3-46-2 棘茎楤木

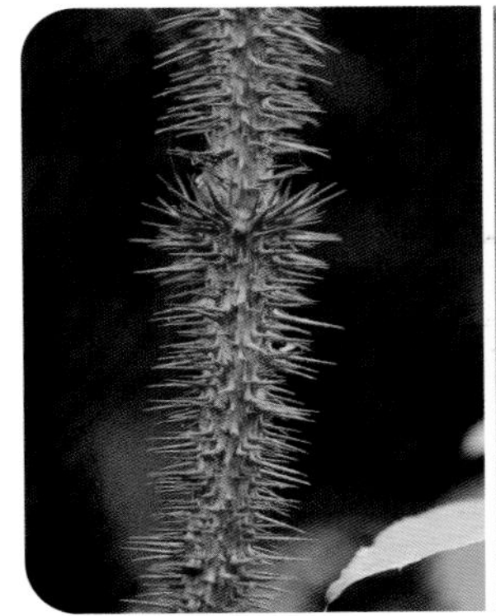

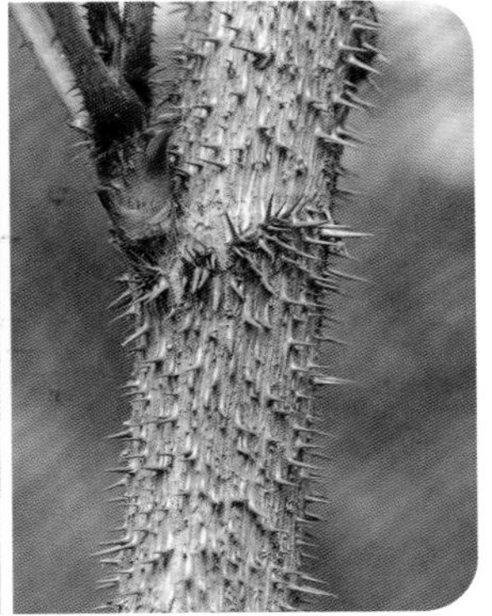

图 3-46-3 棘茎楤木的刺

功效与主治

功效：祛风湿、活血止痛。主治：关节炎、胃痛、坐骨神经痛、跌打损伤。

用法与用量

内服煎汤，9 ~ 15 克；外用适量。

现代研究

楤木中所含的总皂苷具有镇静、抗胃溃疡、促进心脑血管循环、抗心肌缺血等作用，其所含黄酮类和三萜皂苷类化合物具有抑菌的效果。另外，还有抗缺氧的作用。

民间验方

1. 血瘀头痛：鲜楤木根 30 克，剁细配酒蒸服。

2. 风湿性及类风湿性关节炎：楤木 15 克，酒水各半煎服。

3. 腰背挫伤疼痛：楤木 30 ~ 60 克，炖猪蹄服。

4. 胃、十二指肠溃疡及慢性胃炎：楤木 15 克，南五味子根、乌药、枳壳各 9 克，甘草 3 克，水煎服。

5. 糖尿病：楤木 9 克、鸭跖草 30 克，水煎服，宜久服。

6. 肾炎性水肿：楤木 60 克，水煎服。

7. 骨折：楤木加土细辛（杜衡），捣烂外敷。

8. 遗精：鲜楤木 60 克，煮汤炖猪腰肉，食肉喝汤。

注意事项

楤木和棘茎楤木的根、根茎与茎的功效相似，在民间也有应用，但从资源保护和可持续发展的角度来说还是建议用地上的茎。

参考文献

[1] 雷后兴，李建良 . 中国畲药学 [M]. 北京：人民军医出版社，2014.

[2] 甘慈尧 . 浙南本草新编 [M]. 北京：中国中医药出版社，2016.

[3] 浙江省食品药品监督管理局 . 浙江省中药炮制规范（2015 年版）[M]. 北京：中国医药科技出版社，2016.

[4] 程科军，李水福 . 整合畲药学研究 [M]. 北京：科学出版社，2017.

（李丕回）

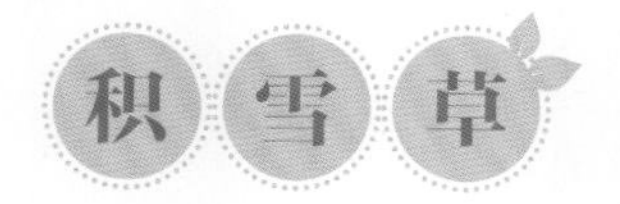

别名

落得打、老鸦碗、破铜钱、蛀蟆碗、落地梅花。

来源

为伞形科植物积雪草 *Centella asiatica*（L.）Urban 的干燥全草。

植物特征

为多年生草本。茎细长，匍匐，节上常生有须状根（图 3–47–1）。单叶，叶柄长，叶片呈圆肾形，形似铜钱但有缺口，边缘具钝齿（图 3–47–2）。单伞形花序 1 ~ 3 个生于叶腋，每个花序有花 3 ~ 6 朵；花呈紫红色（图 3–47–3）。双悬果扁圆形，基部心形至平截形，每侧有纵棱数条，棱间有明显的小横脉，形成网状。

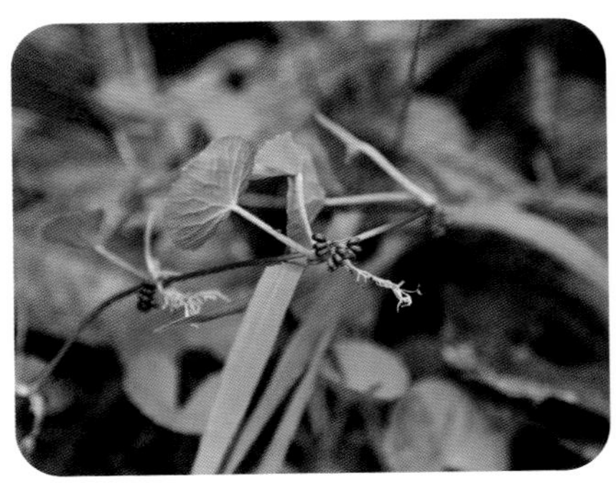

图 3–47–1　积雪草的须根

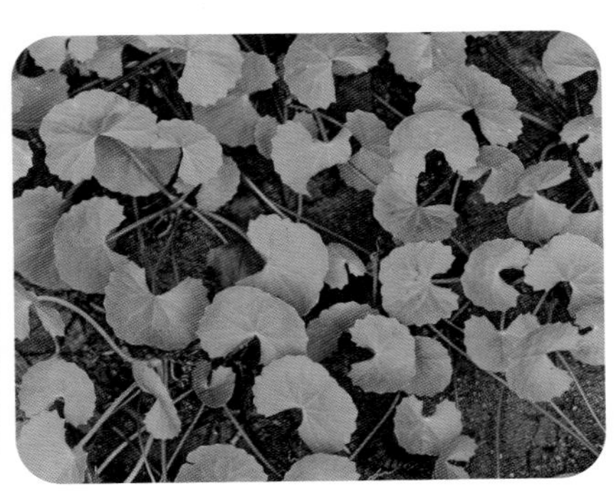

图 3–47–2　积雪草的叶

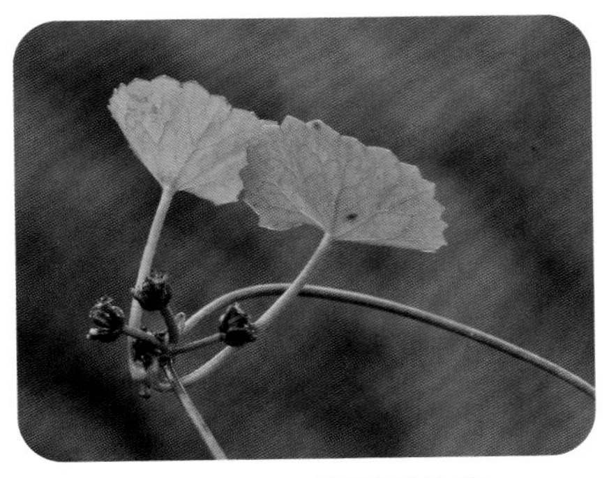

图 3–47–3　积雪草的花

分布

积雪草多生长于山脚、旷野、路边、水沟边等较阴湿的地方。

采收加工

夏季采收，洗净，鲜用或干燥。

功效与主治

功效：清热利湿、解毒消肿。主治：湿热黄疸、中暑腹泻、沙淋血淋、痈肿疮毒、跌扑损伤。

用法与用量

内服煎汤，15 ~ 50 克；鲜品 60 ~ 150 克。

现代研究

现代药理研究表明，积雪草所含的积雪草苷等成分具有消炎、抑制瘢痕增生、修复皮肤损伤、镇静、消肿、美白等功效，对于受损的肌肤、痘痘、晒后休复等均能起到一定的作用。在临床应用方面，积雪草常用于治疗皮损、结节、皮肤溃疡、带状疱疹等。

民间验方

1. 胆囊炎：积雪草配马蹄金煎服，腹有剧痛者加牛皮消，连服 5 ~ 10 剂。

2. 中暑腹泻：积雪草鲜叶搓成小团，嚼细，温开水吞服 1 ~ 2 团；或鲜全草水煎代茶服；或鲜积雪草 150 克，加醋捣烂炖服。配合推刮胸，拿虎口（合谷），拧胸及背部，自上而下风池穴，捏、掐人中等疗效更明显。

3. 跌打损伤：胸胁受损、呼吸引痛者，积雪草配卷柏、华山矾、兰花参（桔梗科），水煎服；腰部扭伤者，积雪草、珍珠菜根各 30 克，同鸡蛋煮食；软组织扭伤者，积雪草捣烂加酒少许敷患处。

4. 乳腺炎：鲜积雪草捣烂外敷。

注意事项

积雪草性味苦寒，脾胃虚弱者不宜过多食用。

参考文献

[1] 杨祥伟，连福明 . 羟基积雪草苷的药理学作用及机制研究进展 [J]. 中国现代应用药学，2020，37（7）：891–896.

[2] 甘慈尧 . 浙南本草新编 [M]. 北京：中国中医药出版社，2016.

（胡 珍）

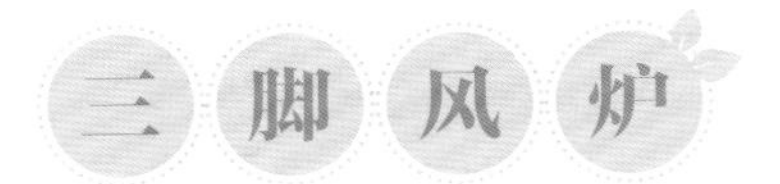

三脚风炉

别名

苦爹菜、异叶茴芹，千年隔（畲药名）。

来源

为伞形科植物异叶茴芹 *PimPinella diversifolia* DC. 的带根全草。

植物特征

为多年生草本，全株被白色柔毛。通常为须根，稀为圆锥状根。茎直立，有纵条纹，上部分枝。叶异形，基生叶有长柄；茎下部叶片不裂，心形、肾形或卵心形；茎中部叶片通常为三出式一回羽状分裂，卵形至阔卵形；茎上部叶片明显缩小，有短柄或无柄，叶片羽状分裂或三全裂，裂片披针形，所有裂片边缘有锯齿（图 3–48–1）。复伞形花序顶生或侧生，总花梗长 1.8 ~ 7 厘米；总苞缺，稀 1 ~ 5，线形；小总苞片 1 ~ 8，短于花梗，线形；小伞形花序有花 6 ~ 20 朵；萼齿不明显；花瓣呈白色，倒卵形或卵形，先端凹陷，具内折小舌片（图 3–48–2）。幼果卵形，有毛；成熟果实呈卵球形，基部心形，近于无毛，果棱为线形。

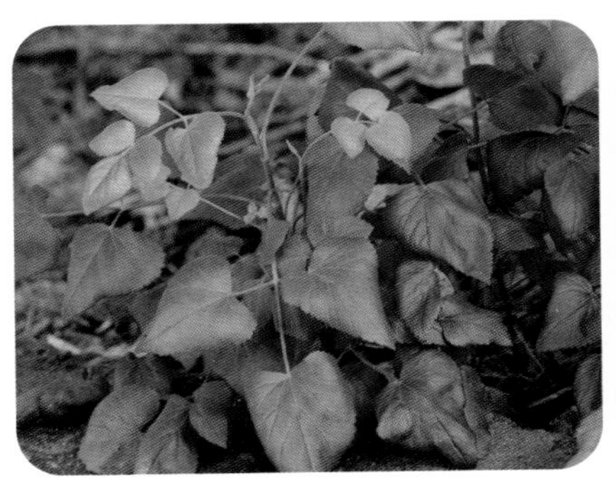

图 3–48–1 异叶茴芹的叶

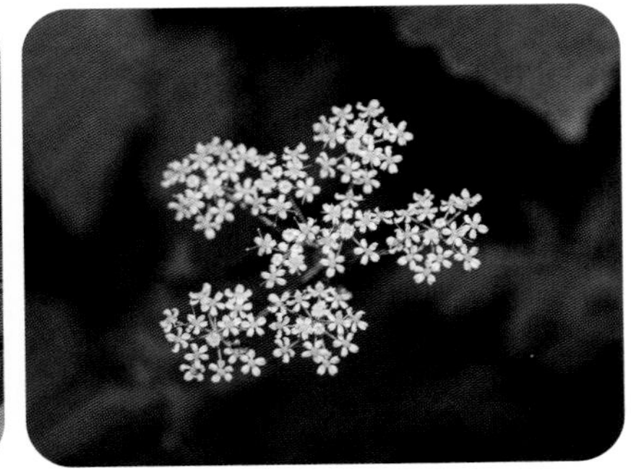

图 3–48–2 异叶茴芹的花

分布

异叶茴芹多生长于山地沟谷之草丛、林下阴湿处。

采收加工

夏、秋二季采收，洗净，鲜用或干燥。

功效与主治

功效：散风宣肺、理气止痛、消积健胃、活血通经、除湿解毒。主治：咳喘、肺脓疮、疼痛、消化不良、痢疾、肠炎、月经不调、痛经等；外用治跌打损伤、蛇虫咬伤、湿疹等。

用法与用量

煎汤内服，干用 9 ~ 15 克，鲜用 15 ~ 30 克；外用适量。

现代研究

异叶茴芹的叶中挥发油含倍半萜类化合物，占挥发油总量的 94%，其中小分子萜类化合物具有多种生物活性。异叶回芹挥发油中的石竹烯、榄香烯、橙花叔醇等具有镇静、抗病毒、平喘和抗菌等作用。

民间验方

1. 咽炎：鲜三脚风炉全草适量，捣汁 30 毫升，内服。

2. 冷痧：三脚风炉全草 20 克，水煎服。

3. 毒蛇咬伤：鲜三脚风炉全草 30 克，水煎服，并捣烂敷患处。

4. 跌打损伤：鲜三脚风炉全草加白糖、烧酒少许捣烂，敷患处；另鲜三脚风炉全草 60 克，水煎，黄酒冲服。

5. 中暑、感冒：三脚风炉的根 6 克捣烂，开水吞服；或根 9 ~ 12 克，水煎服。

6. 中暑导致腹痛、吐泻：三脚风炉配积雪草、黄毛耳草、樟树根、枫树嫩叶、南五味子根、山鸡椒根（樟科）各 500 克，加水 5.5 升，煮取蒸馏液 2.5 升（土十滴水），每次服 30 毫升。

注意事项

无。

参考文献

[1] 雷后兴，李建良．中国畲药学 [M]. 北京：人民军医出版社，2014.
[2] 程科军，李水福．整合畲药学研究 [M]. 北京：科学出版社，2017.
[3] 甘慈尧．浙南本草新编 [M]. 北京：中国中医药出版社，2016.

（叶垚敏）

肺形草

别名

华双蝴蝶，金告杯、铁交杯、龙胆草（畲药名）。

来源

为龙胆科植物华双蝴蝶 *Tripterospermum chinense*（Migo）H.Smith ex Nilsson 的干燥全草。

植物特征

为多年生无毛草本，基生叶 4 片，两大两小，对生而无柄，平贴地面呈莲座状；叶片椭圆形、宽椭圆形或倒卵状椭圆形，全缘，上面常有网纹（图 3-49-1）；茎生叶披针形或卵状披针形，常具短柄（图 3-49-2）。花单生叶腋，淡紫色或紫红色；花冠呈狭钟形，裂片三角形，先端渐尖（图 3-49-2）。蒴果 2 瓣，开裂。

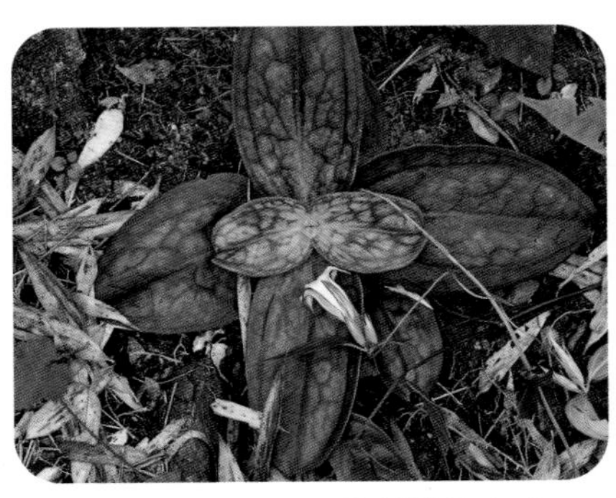

图 3-49-1 华双蝴蝶的基生叶

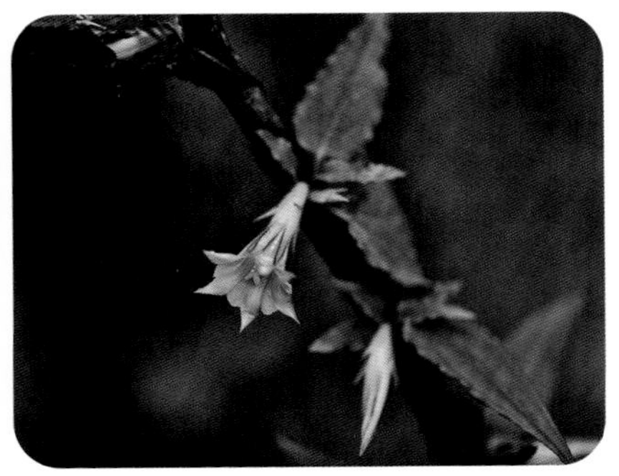

图 3-49-2 华双蝴蝶的茎生叶和花

分布

华双蝴蝶多生长于林下阴湿处或高山草地。

采收加工

夏，秋二季采收，洗净，鲜用或干燥。

功效与主治

功效：清热解毒、祛痰止咳。主治：支气管炎、肺脓肿、肺结核、小儿高热；外用于治疗疔疮疖肿。

用法与用量

9 ~ 15 克，水煎服；外用适量。

现代研究

肺形草的化学成分主要包括呫吨酮类、环烯醚萜类及黄酮类等，其中呫吨酮类化合物具有利尿、强心、抗病毒、降血糖、抗肿瘤等活性。

民间验方

1. 肺痈（肺脓肿）：肺形草、鱼腥草、金荞麦各 15 克，芦根、冬瓜子各 12 克，桔梗 8 克，水煎服，每日 1 剂。

2. 慢性支气管炎：肺形草 15 克，矮地茶、白毛藤、盐肤木、白四轮风（翅茎香青）各 12 克，水煎服，每日 1 剂。

3. 肺结核：肺形草、筋骨草各 15 克，天冬、百部（蜜炙）各 10 克，川贝母（调）6 克，水煎服，每日 1 剂。

4. 小儿高烧：肺形草 6 克，三叶青 3 克，冰糖少许，隔水炖服，每日 1 剂。

5. 疮疖、疔疽（指头炎）：鲜肺形草捣烂，敷患处。另以鲜全草加盐少许捣烂取汁，随时滴于敷药上，以保持湿润；再以全草 15 克，水煎服，每日 1 剂，药换 2 次。

注意事项

本品性寒，脾胃虚寒、阴虚火旺等人群不适宜使用。

参考文献

[1] 雷后兴，李建良 . 中国畲药学 [M]. 北京：人民军医出版社，2014.

[2] 浙江省革命委员会生产指挥组卫生办公室 . 浙江民间常用草药（第二集）[M]. 杭州：浙江人民出版社，1970.

[3] 甘慈尧 . 浙南本草新编 [M]. 北京：中国中医药出版社，2016.

[4] 刘新桥，韩海燕，覃彬华，等 . 肺形草的化学成分研究 [J]. 中南民族大学学报（自然科学版），2019，38（2）：215-218.

（杨巧君）

络石藤

别名

墙络藤、石岩竹、石络藤（畲药名）。

来源

为夹竹桃科植物络石 *Trachelospermum jasminoides*（Lindl.）Lem. 的干燥带叶藤茎。

植物特征

为常绿木质藤本，长可达 10 米，具气根（图 3-50-1）。茎呈圆柱形，老枝红褐色，有皮孔，幼枝有黄色柔毛，老时渐秃净。叶片革质或近革质，呈椭圆形、宽椭圆形、卵状椭圆形或长椭圆形，先端急尖、渐尖或钝，有时微凹或有小凸尖，基部楔形或圆形，上面无毛，下面具毛，渐秃净，中脉在下面凸起，侧脉不明显；叶柄短，有短柔毛，后秃净。聚伞花序腋生或顶生，花多朵组成圆锥状，与叶等长或较长；花蕾钝头；花萼 5 深裂，裂片线状披针形，反卷；花冠呈白色，芳香，高脚碟状，花冠筒中部膨大，喉部内面及着生雄蕊处有短柔毛，5 裂，裂片呈倒卵形或倒卵状披针形；雄蕊 5，着生于花冠筒中部，花药箭头形，腹部粘生于柱头上；花盘环状 5 裂，与子房等长（图 3-50-2）。蓇葖果双生，叉开，披针状圆柱形或有时成牛角形，无毛。种子多数，呈线形，褐色。

分布

络石多生于山野、林缘、溪沟边或杂木林中，常攀援于树上、墙上或岩石上。

采收加工

深秋季节时采收，除去杂质，晒干。

功效与主治

功效：祛风通络、凉血消痈。主治：风湿热痹、筋脉拘挛、腰膝酸痛、喉痹、痈肿、跌扑损伤。

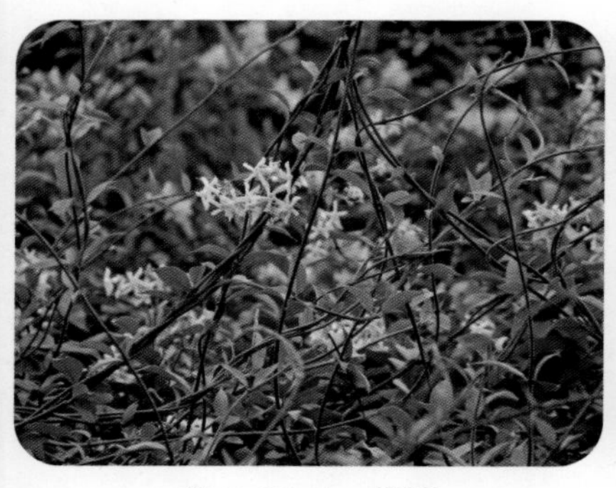

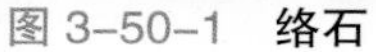

图 3-50-1　络石

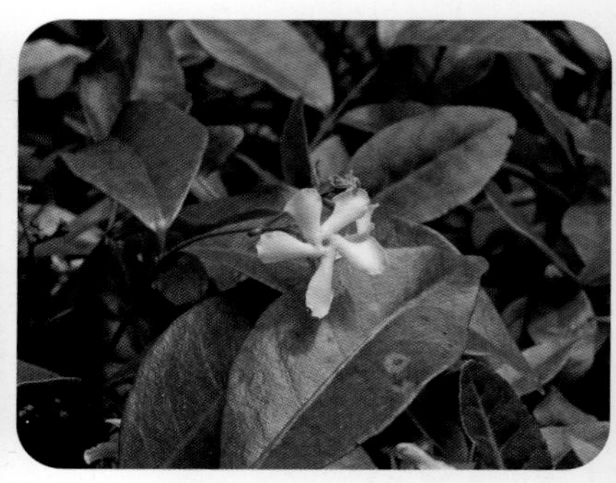

图 3-50-2　络石的花

用法与用量

煎服，9 ~ 15 克。外用鲜品适量，捣敷患处。

现代研究

络石藤的化学成分主要为木脂素、黄酮类、三萜类及甾体类化合物，有抗氧化、消炎、抗疲劳等药理活性，还可以与其他中药配伍治疗多种疾病。另外，络石藤中多种酚性化学成分具有抗癌活性，木脂素类成分具有抗雌激素样作用，在抗乳腺癌方面具有广阔的发展前景。

民间验方

1. 跌打损伤：络石藤 15 克，水煎服。

2. 感冒：鲜络石藤 50 克，加生姜 5 片，水煎服。

注意事项

乳汁有毒，对心脏有毒害作用。

参考文献

[1] 雷后兴，李建良 . 中国畲药学 [M]. 北京：人民军医出版社，2014.

[2] 浙江省食品药品监督管理局 . 浙江省中药炮制规范（2015 年版）[M]. 北京：中国医药科技出版社，2016.

（应晓央）

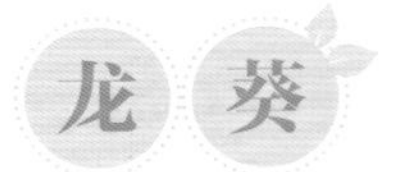

龙葵

别名

苦菜、苦葵、老鸦眼睛草、天茄子、天茄苗儿、天天茄、救儿草、后红子、水茄、天泡草、老鸦酸浆草、天泡果、七粒扣、乌疔草、野茄子、黑姑娘。

来源

为茄科植物龙葵 *Solanum nigrum* L. 的全草。

植物特征

为一年生草本。茎直立，多分枝。单叶、互生，叶卵形，先端渐尖，叶全缘或有不规则波状粗齿，叶基阔楔形，并下延成柄。短蝎尾状聚伞花序，腋外生；花呈白色；花萼杯状；花冠辐状；雄蕊着生于花管口（图 3–51–1）；子房由 2 心皮构成 2 室，每室胚珠多数。浆果呈球状，有光泽，成熟时呈红色或黑色（图 3–51–2）。

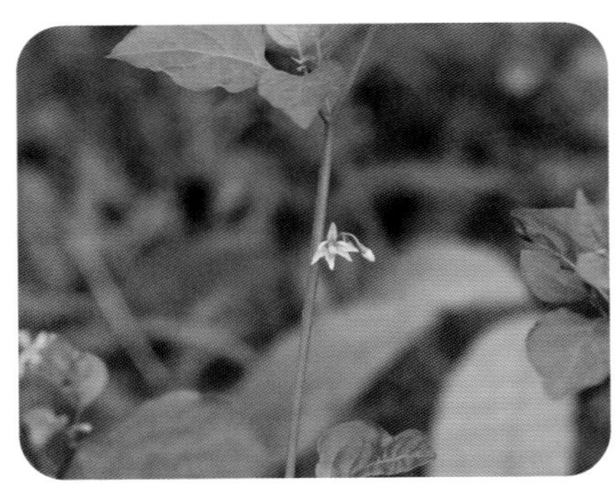

图 3–51–1 龙葵的花

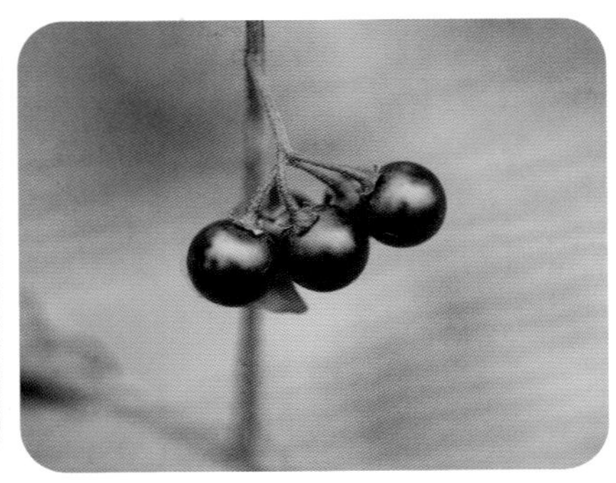

图 3–51–2 龙葵的果实

分布

龙葵在我国各地均有分布。

采收加工

夏、秋二季采收，鲜用或晒干。

功效与主治

功效：清热解毒、活血消肿。主治：急性肾炎、乳腺炎、疮疖肿毒、感冒发热、牙痛、慢性支气管炎、痢疾、泌尿系统感染、带下、蛇咬伤、肺癌及消化系统癌症。

用法与用量

10 ~ 15 克，鲜品加倍；外用适量。

现代研究

龙葵的化学成分主要含龙葵碱、澳洲茄碱、澳洲茄边碱等生物碱，还含有皂苷、维生素 A、维生素 C 等成分。龙葵有消炎、抗过敏、解热镇痛、祛痰止咳平喘、降压、强心、升高白细胞、抗蛇毒、抗肿瘤、升高血糖的作用，但大剂量使用时反而会导致白细胞下降。另外，龙葵还有抗菌的作用，对金黄色葡萄球菌、志贺菌属（痢疾杆菌）、伤寒杆菌、变形杆菌、大肠埃希菌、铜绿假单胞菌、猪霍乱沙门菌有一定的抑制作用。

民间验方

1. 疔肿：龙葵 9 克，水煎服。
2. 痈无头：龙葵适量捣敷，干品研末调敷。
3. 天疱湿疮：鲜龙葵适量捣敷。
4. 痢疾：龙葵 9 克、白糖 6 克，水煎服。
5. 肝癌：龙葵、白英、连钱草各 30 克，蛇莓、半枝莲各 15 克，水煎服。

注意事项

脾胃虚弱者忌服。

参考文献

[1] 农业大词典编辑委员会 . 农业大词典 [M]. 北京：中国农业出版社，1998.

[2] 南京中医药大学 . 中药大辞典 [M]. 上海：上海科学技术出版社，2006.

[3] 赵亦成，蒋纪祥 . 淄博本草 [M]. 北京：中国中医药出版社，1995.

[4] 时继田 . 药用本草 · 下卷 [M]. 天津：天津古籍出版社，2007.

（丁　薇）

白毛藤

别名

白英，毛道士（畲药名）。

来源

为茄科植物白英 *Solanum lyratum* Thunb. 的干燥全草。

植物特征

为草质藤本。茎及小枝均密被白色细柔毛。叶互生，多数为琴形，基部常 3 ~ 5 深裂，裂片全缘，侧裂片愈近基部的愈小，端钝，中裂片较大，通常为卵形，先端渐尖，两面均被白色发亮的长柔毛，中脉明显，叶柄长 1 ~ 3 厘米，被有与茎枝相同的毛（图 3–52–1）。聚伞花序顶生或腋外生，总花梗被具节的长柔毛，花梗无毛，顶端稍膨大，基部具关节；花冠呈蓝紫色或白色，冠檐 5 深裂，裂片呈椭圆状披针形，先端被微柔毛；花柱呈丝状，柱头小，头状（图 3–52–1）。浆果呈球状，成熟时为红色（图 3–52–2）。花期夏秋，果熟期秋末。

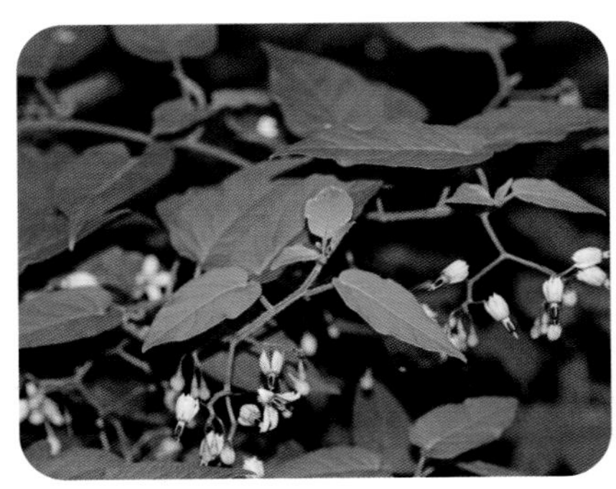

图 3–52–1　白英的叶和花

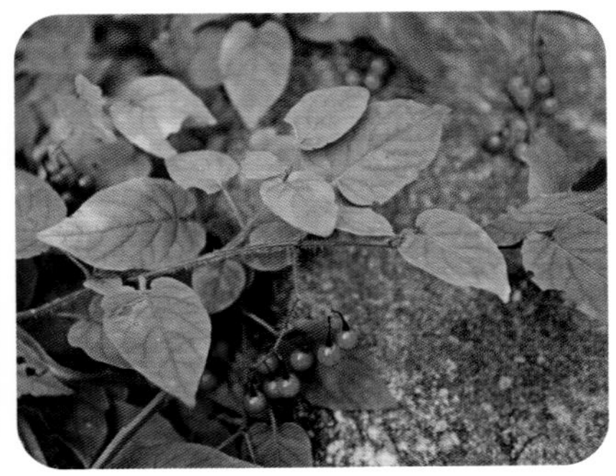

图 3–52–2　白英的果实

分布

白英多生长于阴湿的路边、山坡、竹林下或灌木丛中。

采收加工

夏、秋二季采收，除去杂质，抢水洗净，鲜用或干燥。

功效与主治

功效：清热解毒、利湿、消肿。主治：感冒发热、咳嗽、黄疸型肝炎、胆囊炎、带下、痈肿、风湿性关节炎。

用法与用量

9 ~ 18 克，大剂量可用到 30 ~ 50 克，水煎服。

现代研究

白英含有甾体生物碱及皂苷类化合物，现代药理研究证明，白英有抗肿瘤作用。白英也可以抗过敏，其提取液具有抗菌、消炎作用，对金黄色葡萄球菌、铜绿假单胞菌等起到一定的抑制作用。

民间验方

1. 感冒或流行性感冒：白毛藤、野菊花、络石藤、鸭跖草各 15 克，水煎服。

2. 风热牙痛：白毛藤 9 克，煎汁，冲蜂蜜适量服。

3. 黄疸性肝炎：白毛藤 30 ~ 60 克，煎汤分 2 ~ 3 次加糖调服，每日 1 剂。

4. 抗肿瘤：白毛藤 30 克、龙葵 15 克、蛇莓 15 克等，水煎服。

5. 肌肉痛、关节风湿痛：白毛藤 120 克，猪蹄半只同煮熟，分 3 日吃完。或白毛藤 150 克用黄酒适量浸泡，每日喝 1 小杯。

注意事项

白毛藤不可长期大量服用，以免发散太过，气血亏虚者不宜服用。

参考文献

[1] 雷后兴，李建良．中国畲药学 [M]. 北京：人民军医出版社，2014.

[2] 杨苏宁．抗癌中药白英的研究现状 [J]. 中国中医药咨讯，2011，3(20)：385.

[3] 孙立新，毕开顺，王敏伟．中药白英的研究进展 [J]. 沈阳药科大学学报，2006，23（4）：251-255.

（黄晓燕）

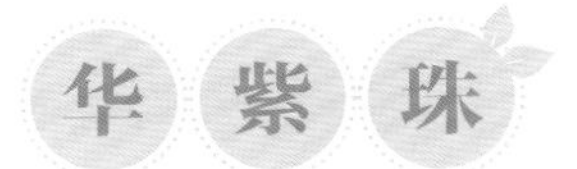

华紫珠

别名

鱼泻子、珍珠莲（畲药名）。

来源

为马鞭草科植物华紫珠 *Callicarpa cathayana* H.T.Chang 的干燥根、叶。

植物特征

为灌木，高 1.5 ~ 3 米。小枝纤细，幼嫩稍有星状毛，老后脱落。叶片呈椭圆形或卵形，顶端渐尖，基部楔形，两面近于无毛，而有显著的红色腺点，侧脉 5 ~ 7 对，在两面均稍隆起，细脉和网脉下陷，边缘密生细锯齿（图 3-53-1）。聚伞花序细弱，苞片细小；花萼呈杯状，具星状毛和红色腺点，萼齿不明显或钝三角形；花冠呈紫色，疏生星状毛，有红色腺点，花丝等于或稍长于花冠，花药呈长圆形，药室孔裂；子房无毛，花柱略长于雄蕊。果实呈球形，紫色（图 3-53-2）。

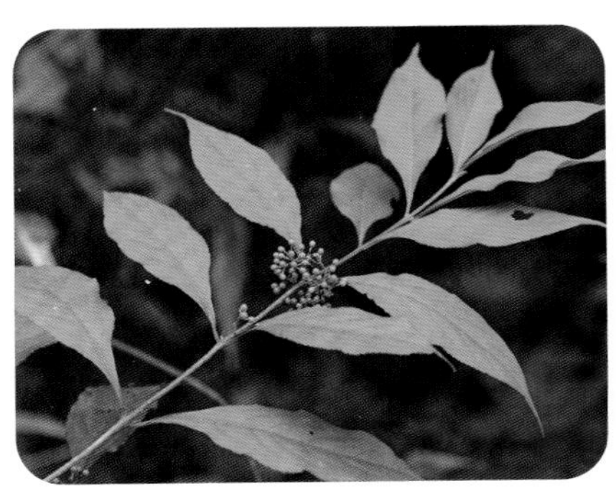

图 3-53-1 **华紫珠的叶**

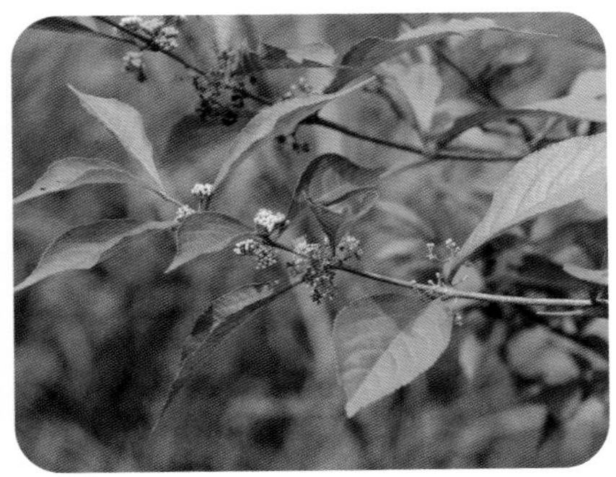

图 3-53-2 **华紫珠的果实**

分布

华紫珠产于我国河南、江苏、湖北、安徽、浙江、江西、福建、广东、广西壮族自治区、云南，多生于海拔 1200 米以下的山坡、谷地的丛林中。

采收加工

7 ~ 8 月采收叶，除去杂质，晒干。深秋或初冬挖取块根，洗净，鲜用或干燥。

功效与主治

1. 根：具有止血、散瘀、消肿等功效，用于治疗吊眉风（眼睑突然上翻，不能闭合）。

2. 叶：具有止血、凉血、散瘀、消肿等功效，用于治疗创伤出血、咯血、鼻出血、胃出血、疮疖、痈肿、喉痹。

用法与用量

根：内服煎汤，鲜品 50 ~ 250 克。叶：内服煎汤，常用量 15 ~ 30 克（鲜品 30 ~ 60 克）；外用适量研末敷或鲜叶捣敷患处。

现代研究

华紫珠主要含有二萜、三萜、环烯醚萜、黄酮、木脂素等化学成分，具有抗菌、消炎、抗氧化、抗遗忘、抗结核、止血、神经保护、镇痛等作用。

民间验方

1. 吊眉风：鲜华紫珠根 250 克，水煎服。

2. 肺出血：紫珠叶、白茅根、藕节各 15 克，水煎服。

3. 胃溃疡出血：紫珠叶 120 克，水煎服。

4. 功能性子宫出血：紫珠叶、梵天花、嘎狗噜（地稔）各 30 克，水煎取汁，加红糖 30 克，每日 1 剂。

5. 外伤出血：鲜紫珠叶捣烂外敷，干紫珠叶研粉厚敷创面。

注意事项

无。

参考文献

[1] 雷后兴，李建良 . 中国畲药学 [M]. 北京：人民军医出版社，2014.

[2] 中国科学院中国植物志编辑委员会 . 中国植物志 [M]. 北京：科学出版社，2013.

[3] 周伯庭，李新中，徐平声 . 华紫珠化学成分研究 [J]. 广东药学院学报，2005（6）：695-696.

[4] 王远. 华紫珠和河边千斤拔的化学成分及生物活性研究[D]. 云南大学，2019.
[5] 甘慈尧. 浙南本草新编[M]. 北京：中国中医药出版社，2016.

（毛佳乐）

豆腐柴

别名

臭黄荆、观音柴，苦廖、山麻兹、腐婢（畲药名）。

来源

为马鞭草科植物豆腐柴 *Premna microphylla* Turcz. 的嫩枝叶、根。

植物特征

为落叶灌木。根呈灰黄色，根皮常易剥离成薄片状（图 3–54–1）。幼枝有柔毛，老枝无毛。单叶对生，叶片纸质，揉之有黏液并有特殊气味，呈卵状披针形、椭圆形或卵形，先端急尖或渐尖，基部楔形下延，边缘有疏锯齿至全缘，叶柄短。聚伞花序组成顶生塔形的圆锥花序；花萼呈杯状，绿色或有时带紫色，密被毛至几无毛，5 浅裂，裂片边缘有睫毛；花冠呈淡黄色，外有柔毛和腺点，顶端 4 浅裂，略二唇形；雄蕊内藏（图 3–54–2）。核果呈球形至倒卵形，成熟时为紫黑色（图 3–54–2）。花期 5 ~ 6 月，果期 7 ~ 8 月。

分布

豆腐柴多生长于山坡林下或林缘。

采收加工

夏、秋二季采收，洗净，鲜用或干燥。

功效与主治

功效：清热解毒、消肿止血。主治：毒蛇咬伤、无名肿毒、创伤出血、痢疾、烫伤等症。

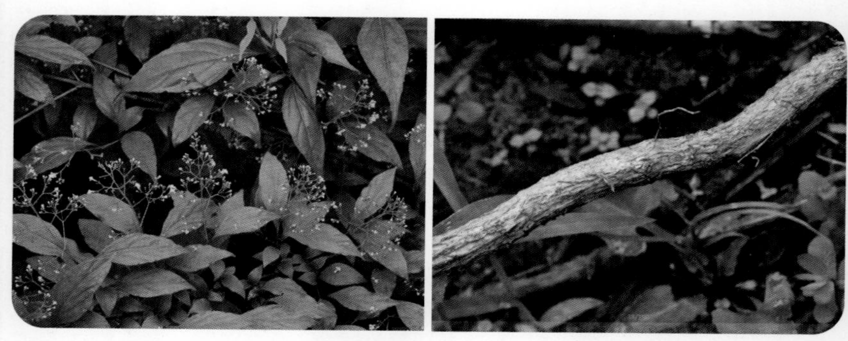
图 3-54-1 豆腐柴（左）和豆腐柴的根（右）

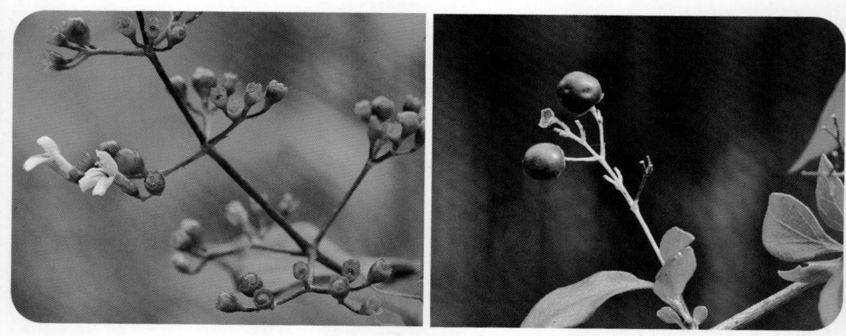
图 3-54-2 豆腐柴的花（左）和果实（右）

用法与用量

内服煎汤，15 ~ 60 克；外用适量。

现代研究

豆腐柴含有丰富的果胶、蛋白质、维生素 C、粗脂肪、粗纤维、多种氨基酸和矿物质，还含有黄酮类、三萜类、酚类、挥发油及多种生物活性物质，具有消炎、增强机体非特异性免疫、降低胆固醇、抗疲劳等多种药理作用。其根、茎、叶均可入药，性苦寒，无毒。豆腐柴叶子制成的豆腐是一种无污染、安全的纯天然绿色食品，营养价值极高。豆腐柴叶中果胶含量高达 30% ~ 40%，有良好的胶凝化和乳化作用，可广泛用于食品、纺织、化妆品和医药等工业。豆腐柴在贫瘠山地也能旺盛生长，是一种很好的荒山绿化植物，可防止水土流失；其落叶和加工提取后的残渣还能提高土壤肥力，利用价值较高。

民间验方

1. 风湿性关节炎：豆腐柴根配钩藤根、浙皖虎刺根、多花勾儿茶根、细柱五加根，上肢症状明显者加野鸦椿，下肢症状明显者加蛇葡萄根，酒水各半煎服；或取老母鸡 1 只，去毛，以小切口除去内脏，勿落水，将药（同前）装入缝好，用酒 1.5 ~ 2.5 千克煮熟，趁热食鸡喝酒；也可用豆腐柴鲜根 250 克，煎汤，炖煮猪蹄或乌贼干 250 克，食用。

2. 水火烫伤：豆腐柴鲜叶捣汁外敷；或根皮粉用植物油调敷。

3. 腹泻、痢疾：豆腐柴叶 60 克、龙牙草 30 克，水煎服。

4. 无名肿毒：豆腐柴全草 30 克，水煎服；另取鲜叶捣烂外敷。

5. 雷公藤中毒：豆腐柴鲜叶捣汁，冷开水冲服；或豆腐柴全株 60 克、大黄 20 克、芒硝 12 克、防风 20 克，水煎服。

注意事项

本种与狐臭柴 *Premna puberula* Pamp. 很相似，但后者叶片基部不明显下延，而为阔楔形至近圆形，叶背面有很清晰的细脉等特征，可以进行区别。

参考文献

[1] 雷后兴，李建良 . 中国畲药学 [M]. 北京：人民军医出版社，2014.

[2] 甘慈尧 . 浙南本草新编 [M]. 北京：中国中医药出版社，2016.

[3] 黄莹莹，邵宇 . 豆腐柴资源利用现状及对策 [J]. 现代农业科技，2016，（14）：91-92.

（蓝　艳）

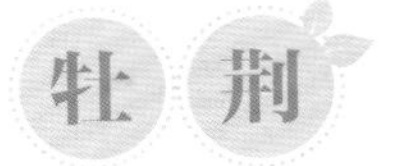

牡荆

别名

黄荆条、大叶黄荆、白蒲酱根、黄荆楸（畲药名）。

来源

为马鞭草科植物牡荆 var. *cannabifolia*（Siebold et Zucc.）Hand.-Mazz. 的干燥根、茎、叶、果实。

植物特征

为落叶灌木，多分枝（图 3–55–1）。小枝四棱形，呈绿色，被粗毛，老枝褐色，圆形。掌状复叶对生，小叶 5，稀 3，中间 1 枚最大；叶片呈披针形或椭圆状披针形，基部楔形，边缘具粗锯齿，先端渐尖，上面绿色，下面淡绿色，通常被柔毛。圆锥花絮顶生，花萼钟状，先端 5 齿裂，花冠呈紫色（图 3–55–2）。果实呈球形，黑色。

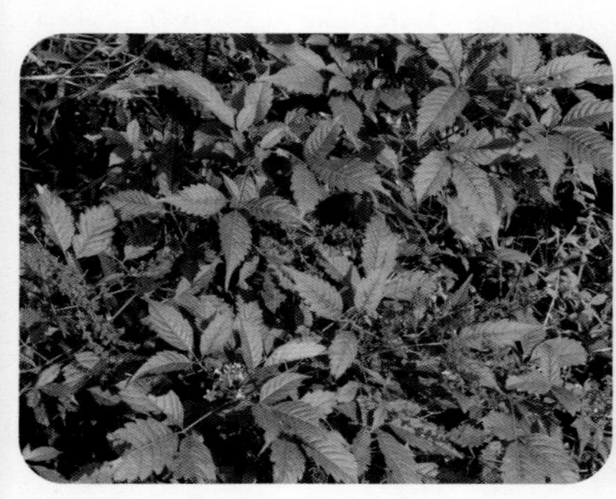
图 3–55–1　**牡荆**

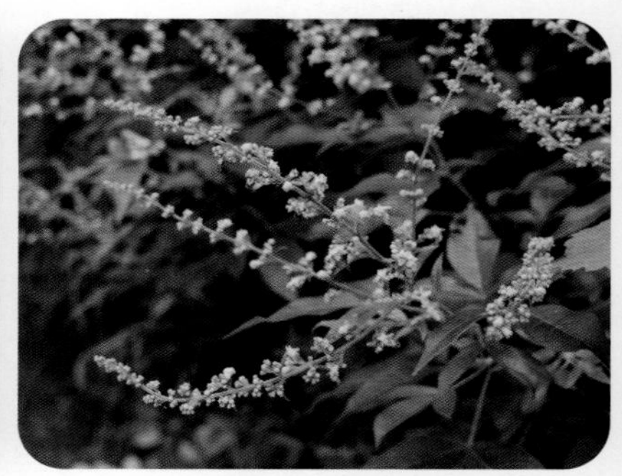
图 3–55–2　**牡荆的花**

分布

牡荆分布于我国华东各省及河北、湖南、湖北、广东、广西壮族自治区、四川、贵州、云南等地。日本也有分布，生于山坡路边灌丛中。

采收加工

夏、秋二季采收，洗净，鲜用或干燥。

功效与主治

1. 牡荆子（果实）：性味苦、辛、温，具有化湿祛痰、止咳平喘、理气止痛的功效，用于治疗咳嗽气喘、胃痛、泄泻、痢疾等。

2. 牡荆叶：性味辛、苦、平，具有祛风化湿、祛痰平喘、解毒的功效，用于治疗伤风感冒、咳嗽哮喘、风疹瘙痒、暑湿泻痢等。

3. 牡荆茎：性味辛、微苦、平，具有祛风解表、解毒止痛的功效，用于治疗感冒、喉痹、牙痛、疮肿、烧伤等。

4. 牡荆根：性味辛、微苦、平，具有祛风解表、除湿止痛的功效，用于治疗感冒、头痛、牙痛、疟疾、风湿痹痛等。

用法与用量

内服 6 ~ 30 克，煎汤。

现代研究

牡荆主要含有木脂素类、黄酮类、萜类、酚酸类等化学成分。药理研究发现，其具有消炎镇痛、抗氧化、抗肿瘤、镇咳平喘、抑菌杀虫、保肝等多种生物活性。临床上，牡荆还可用于治疗类风湿性关节炎、小儿夜尿、头痛、急性肝炎、脑卒中等疾病。

民间验方

1. 小儿夜尿：牡荆根 7 条（10 ~ 15 克）、海金沙根 5 ~ 6 克，水煎服。

2. 头痛：牡荆根 30 克，加适量冰糖，炖服。

3. 风湿痹痛：牡荆枝条 6 克、山橘根 6 克、钩藤 4.5 克、红百鸟不歇（楤茎楤木）3 克、毛冬青 6 克，用黄酒炖服。

4. 急性肝炎：牡荆根 15 克，水煎服。

5. 脚气：牡荆枝条及叶，晒干，打碎，热水泡脚。

6. 中暑：牡荆叶适量，泡茶代饮。

注意事项

无。

参考文献

[1] 雷后兴，李建良．中国畲药学 [M]. 北京：人民军医出版社，2014.

[2] 舒柄垚，彭新宇，魏文康，等．牡荆的化学成分及药理作用研究进展 [J]. 动物医学进展，2020，41（5）：105-110.

（潘锋君）

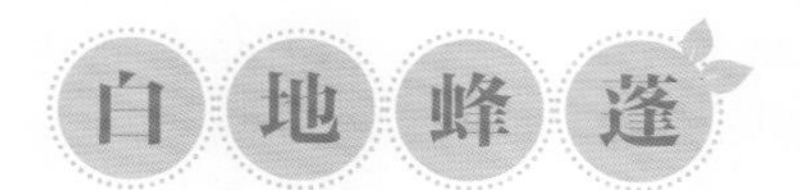

白地蜂蓬

别名

白毛夏枯草、苦草、大叶地汤蒲。

来源

为唇形科植物金疮小草 *Ajuga decumbens* Thunb. 或同属植物紫背金盘 *Ajuga nipponensis* Makino 的干燥全草。

植物特征

金疮小草为多年生草本，茎基部分枝成丛生状，伏卧，上部上升。基生叶少到多数，较大，花时常存在；茎生叶数对，叶片匙形、倒卵状披针形或倒披针形，先端钝至圆形，基部渐狭，下延成翅柄，边缘具不整齐的波状圆齿（图 3–56–1）。轮伞花序多花，腋生，排列成长 5 ~ 12 厘米间断的假穗状花序；花冠白色带紫脉或紫色，外面疏生柔毛，上唇短，下唇长，雄蕊伸出花冠外，花柱长于雄蕊，微弯（图 3–56–2）。小坚果倒卵状三棱形，具网状皱纹。花期 3 ~ 6 月，果期 5 ~ 8 月。

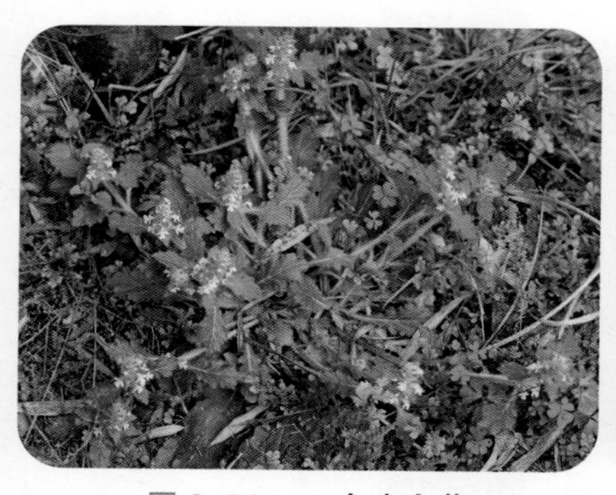

图 3–56–1　**金疮小草**

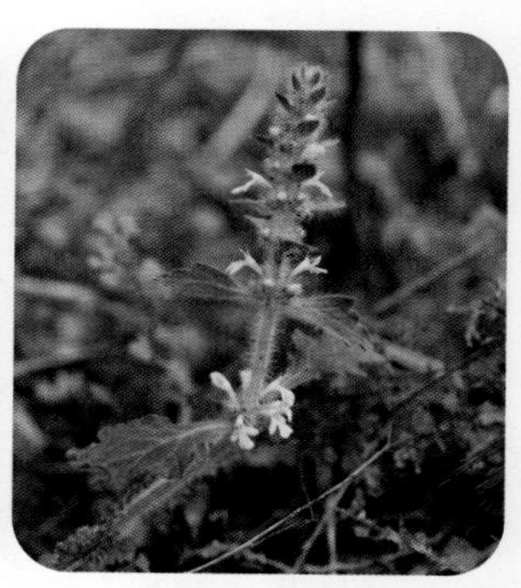

图 3–56–2　**金疮小草的花**

紫背金盘与金疮小草很相似，但植株近直立，较高（图 3–56–3），花时常无基生叶；叶片要宽一些；轮伞花序生于茎中部以上，成稍密集的假穗状花序（图 3–56–4）。

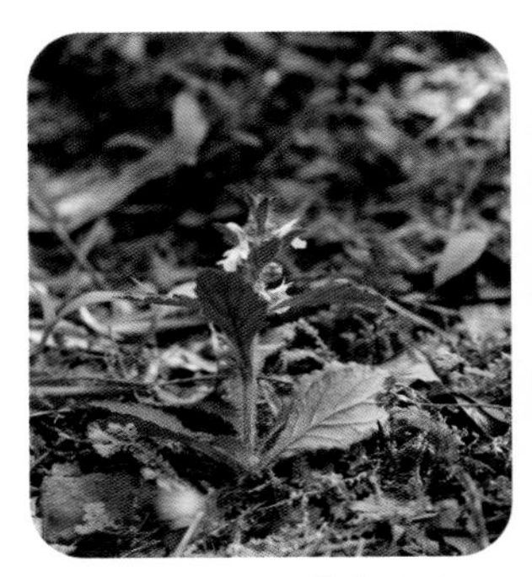

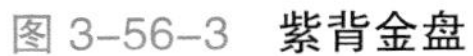

图 3-56-3 紫背金盘

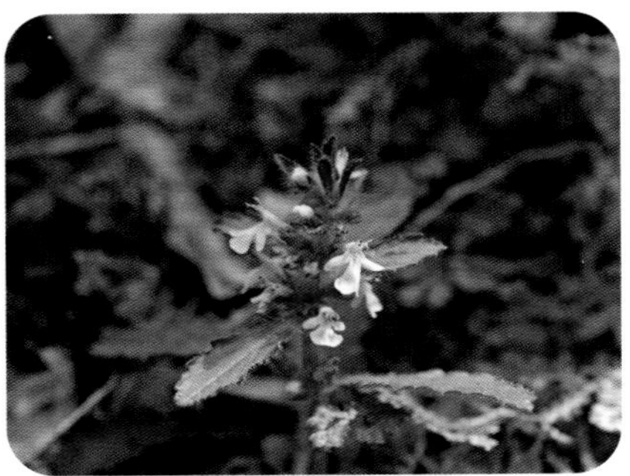

图 3-56-4 紫背金盘的花

分布

白地蜂蓬多生长于溪沟边、路旁、林缘及荒地草丛中。

采收加工

夏、秋二季采收，洗净，鲜用或干燥。

功效与主治

功效：清热解毒、止咳祛痰、凉血散瘀、消肿止痛。主治：急性支气管炎、慢性支气管炎、咽炎、目赤肿痛、扁桃体炎、痈肿疔疮、关节疼痛、外伤出血。

用法与用量

内服煎汤，5 ~ 30 克。

现代研究

现代药理研究发现，白地蜂蓬具有止咳、祛痰、抑菌、抗病毒、降压、提高免疫力、保肝利胆、抗肿瘤等多方面的作用。白地蜂蓬水煎液具有明显的抑菌作用，且能通过抑制炎症介质的释放来达到控制支气管炎症反应的作用；能延缓肺、肝纤维化，有明显的抗病毒、抗肿瘤活性。目前，白地蜂蓬主要用于治疗临床上常见的呼吸系统、消化道系统、泌尿系统等的各类炎症以及各类癌症（乳腺癌、肺癌和肝癌等）。此外，白地蜂蓬还可用于治疗老年痴呆症、皮肤病及各类代谢性疾病。

民间验方

1. 腮腺炎：白地蜂蓬 30 克、土牛膝 20 克、鸭跖草 20 克、三白草 30

克、小青草 20 克、笔管草 20 克、山橿 30 克，水煎服。

2. 无名肿毒：白地蜂蓬 5 ～ 10 克，水煎服。

3. 扁桃体炎：白地蜂蓬 5 ～ 10 克，水煎服。或用鲜草 4 ～ 5 株（小儿 2 ～ 3 株）加豆腐共煮，取汁内服，效果更佳。

4. 急慢性支气管炎：白地蜂蓬 10 克，平地木（矮地茶）20 克，金荞麦 20 克，鱼腥草 20 克，百部 10 克，前胡 10 克，白前 10 克，瓜蒌仁 12 克，水煎服。

5. 小儿头身疮疖：白地蜂蓬全草和马鞭草等量煎浓汁，外洗患处。

6. 小儿白秃：白地蜂蓬鲜草捣烂，用纱布滤汁涂擦患处，每日数次；或用鲜草 200 克浓煎，取汁趁热洗头。

7. 肺热咯血：白地蜂蓬全草 15 克、白茅根 50 克，冰糖 50 克，水煎服。

8. 肝火上炎：白地蜂蓬全草 50 克，水煎服，或全草 25 克、牛膝 10 克，水煎服，每日 1 剂。

注意事项

孕妇慎服；虽然无毒，但其苦寒，建议饭后服用，减少对胃肠道的刺激。且不推荐长期服用，否则会损伤脾胃出现胃痛、呕吐、纳差等不适。

参考文献

[1] 吴秀红，岳显可，张云，等．中药筋骨草的基原考辨及现代研究关联性分析 [J]. 亚太传统医药，2020，16（1）：87-90.

[2] 管敏，周琴妹．筋骨草对小鼠慢性气道炎症改善及其对肠道菌群调节作用的研究 [J]. 中华中医药学刊，2020，38（9）：49-52，后插 2-后插 4.

（胡　珍）

土藿香

别名

藿香，大叶薄荷、薄荷（畲药名）。

来源

为唇形科植物藿香 *Agastache rugosa*（Fisch.et C.A. Mey.）Kuntze 的干燥地上部分。

植物特征

为一年或多年生草本，全株有强烈的香气（图 3–57–1）。茎直立，四棱形，具短毛和腺毛。叶对生，呈心状卵形或长圆披针状，边缘有钝齿（图 3–57–2）。花唇形，花冠呈淡紫色或白色，轮伞花序在主茎顶或侧枝组成顶生密集的圆筒形穗状花序（图 3–57–2）。坚果顶端有白色细毛。

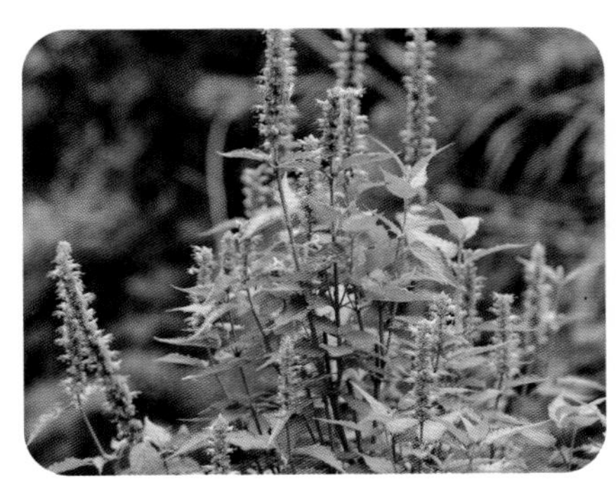

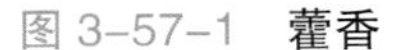

图 3–57–1　藿香

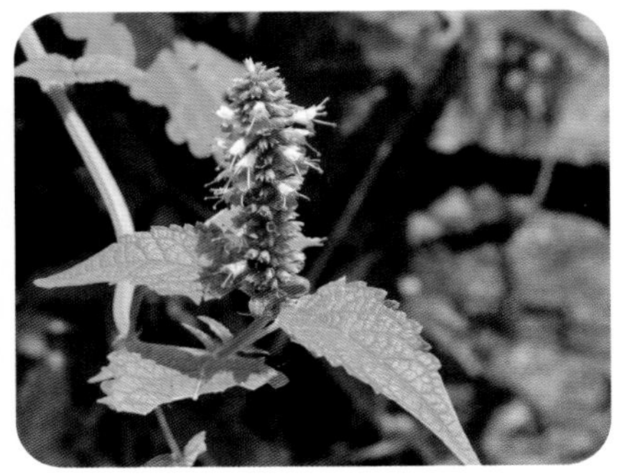

图 3–57–2　藿香的叶和花

分布

土藿香生在路边、田野、水沟边及村舍附近。

采收加工

夏、秋季采收，洗净，鲜用或干燥。

功效与主治

功效：化湿、解暑、和中、止呕。主治：暑湿头痛、腹痛脘闷、呕吐泄泻。

用法与用量

15 ~ 30 克，水煎服；外用适量。

现代研究

土藿香含有挥发油、黄酮类、酚酸类等多种化学成分，具有调节消化系统、抗病原微生物、消炎和抗氧化等作用。另外，土藿香在治疗非酒精性脂肪肝和预防动脉粥样硬化等方面有一定的疗效。

民间验方

1. 感冒：土藿香 9 ~ 15 克、白毛藤 10 克；或土藿香 9 克、白茅根 9 克，水煎服。

2. 中暑腹痛、恶心呕吐：土藿香 15 克，或加苦爹菜（异叶茴芹）根 15 克，水煎服。

注意事项

无。

参考文献

[1] 雷后兴，李建良 . 中国畲药学 [M]. 北京：人民军医出版社，2014.
[2] 浙江省食品药品监督管理局 . 浙江省中药炮制规范（2015 年版）[M]. 北京：中国医药科技出版社，2016.
[3] 浙江省革命委员会生产指挥组卫生办公室 . 浙江民间常用草药（第二集）[M]. 杭州：浙江人民出版社，1970.
[4] 凡杭，聂安政，包莉，等 . 藿香化学成分与药理作用研究进展 [J]. 中国野生植物资源，2021，40（11）45−53.

（杨巧君）

活血丹

别名

连钱草、遍地香，入骨剑、红老鸭碗、方梗老鸭碗、方杆老鸭碗（畲药名）。

来源

为唇形科植物活血丹 *Glechoma longituba*（Nakai）Kupr. 的全草。

植物特征

为多年生草本，具匍匐茎，上升，逐节生根。茎呈四棱形，基部通常呈淡紫红色，幼嫩部分被疏长柔毛（图 3–58–1）。叶对生，叶片心形或近肾形，先端急尖或钝三角形，基部心形，边缘具圆齿或粗锯齿状圆齿，上面被疏粗伏毛或微柔毛，下面常带紫色，被疏柔毛或长硬毛。轮伞花序腋生，苞片及小苞片线形；花萼管状，萼齿先端芒状，边缘具缘毛；花冠淡红紫色，下唇具深色斑点，冠筒直立，上部渐膨大成钟形；雄蕊内藏，后对着生于上唇下，较长，前对着生于两侧裂片下方花冠筒中部，较短，花药 2 室，略叉开；花盘杯状，微斜，前方呈指状膨大；花柱细长，略伸出（图 3–58–2）。小坚果呈长圆状卵形，顶端圆，基部略呈三棱形。

分布

活血丹生于林缘、路边、地边，溪沟阴湿处。

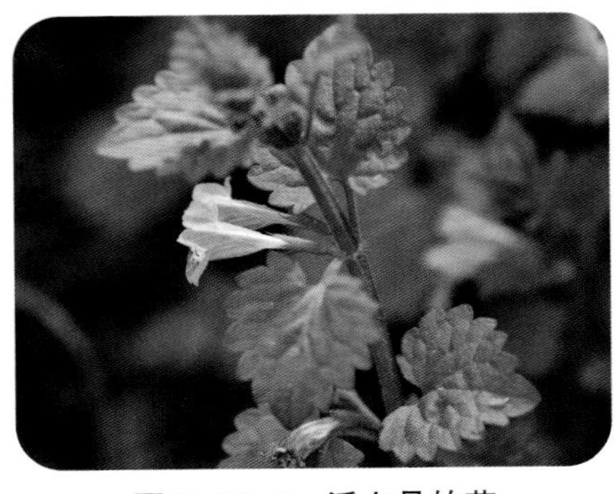

图 3–58–1　活血丹的茎

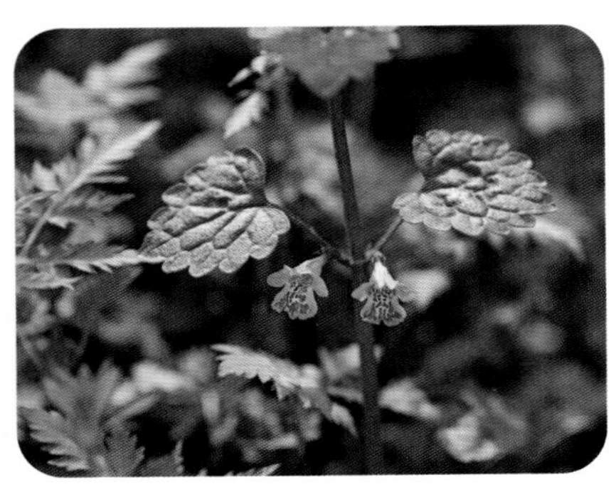

图 3–58–2　活血丹的花

采收加工

夏、秋季采收，洗净，干燥。

功效与主治

功效：利湿通淋、清热解毒、散瘀止痛。主治：热淋、石淋、湿热黄疸、疮痈肿痛、跌扑损伤。

用法与用量

煎服，15 ~ 30 克；外用适量，煎汤洗或取鲜品捣烂敷患处。

现代研究

活血丹主要含有黄酮类、萜类、有机酸及其他成分，其中黄酮及其苷类和五环三萜类化合物、挥发油中的萜类可能是其发挥抗菌消炎作用的主要成分，苯乙基类等成分可能是其发挥利胆作用的主要成分。

民间验方

1. 胆囊炎：活血丹、过路黄、虎杖各 30 克，水煎服。

2. 尿路感染及结石：治疗尿路感染，活血丹、车前草、马蹄金各 15 克，水煎服；治疗肾和膀胱结石，活血丹 30 克、鸡内金 9 克、生地黄 15 克、川木通 6 克，水煎服。

注意事项

无。

参考文献

[1] 雷后兴，李建良 . 中国畲药学 [M]. 北京：人民军医出版社，2014.
[2] 张彦，白甜，王博金，等 . 活血丹属植物化学成分与药效物质基础研究进展 [J]. 中国现代中药，2021，23（6）：1126-1133.

（应晓央）

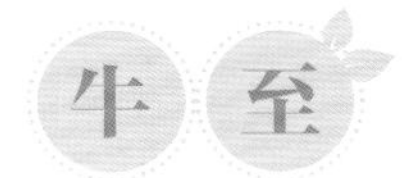

牛至

别名

土茵陈、大叶香薷（畲药名）。

来源

为唇形科植物牛至 *Origanum vulgare* L. 的根和叶。

植物特征

为多年生芳香草本，茎直立或近基部伏地，多少带紫色。叶片呈卵圆形或卵形，先端钝或稍钝，两面有细柔毛和腺点，上面常带紫晕；叶柄有细毛（图 3-59-1）。花多数密集成长圆形的小穗状花序，再由多数小穗状花序组成顶生伞房状圆锥花序，未开花时就像是一节节的麦穗一样，花冠呈紫红、淡红或白色（图 3-59-2）。

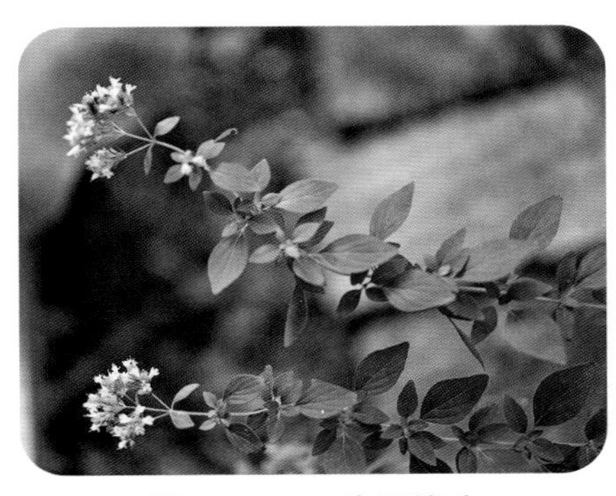

图 3-59-1　牛至的叶

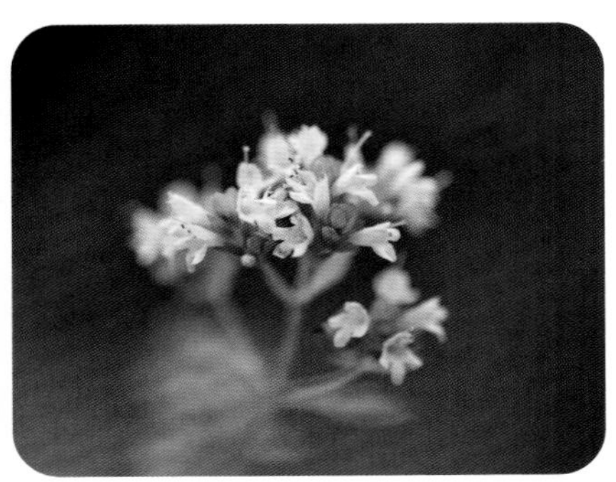

图 3-59-2　牛至的花

分布

牛至多生长于山坡草丛或山谷沟边湿地，有栽培。

采收加工

夏、秋二季采收，洗净，鲜用或干燥。

功效与主治

功效：清热解表、利尿消肿，可用于预防流感、中暑，治疗皮肤瘙痒、胸膈胀满、水肿等。

用法与用量

泡水内服，3 ~ 9 克。

现代研究

牛至中的牛至油除具有抗菌、抗氧化、增强机体免疫力的作用外，还具有抗肿瘤的作用。

民间验方

1. 预防中暑、治疗感冒：取牛至 3 ~ 9 克，水煎服或泡茶饮。

2. 皮肤湿热瘙痒：鲜牛至 250 克，煎水沐浴，叶部浸出液可用于制作洗发膏、洗浴剂等。

牛至花还可用于治疗头痛、肠胃痛、神经性疾病等，也可用于缓解疲劳。

注意事项

孕妇不适合服用牛至油，其可能会加快孕妇子宫内的血液流动，导致子宫内环境发生变化，从而影响胎儿的健康和安全。

参考文献

[1] 雷后兴，雷建光 . 中国畲药图谱 [M]. 天津：天津科学技术出版社，2019.

[2] 韩飞，李瑾，潘悄悄，等 . 新型天然植物抗生素牛至油的研究进展 [J]. 中国新药杂志，2015，24（3）：303−307.

[3] 李俊杰，李蓉涛 . 牛至的研究现状 [J]. 光谱实验室，2013，30（1）：171−176.

（诸葛智鑫）

薄荷

别名

土薄荷、山薄荷、细叶薄荷、野薄荷（畲药名）。

来源

为唇形科植物薄荷 *Mentha haplocalyx* Briq. 的干燥地上部分。

植物特征

为多年生草本，揉之有强烈的香气。茎呈四棱形，下部匍匐，节上生根，仅沿棱上被微柔毛，上部直立，多分枝，被倒向微柔毛（图 3–60–1）。叶对生，通常呈长圆状披针形，稀长圆形，顶端短尖或稍钝，基部楔形，边缘在基部以上疏生粗大的牙齿状锯齿，两面都疏生微柔毛和腺点，沿叶脉毛较密。花小，成轮伞花序生于叶腋，不超出茎叶（图 3–60–2）。小坚果呈长圆状卵形。

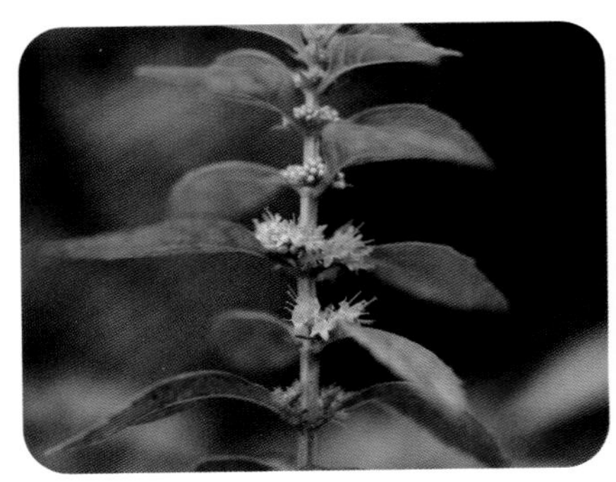

图 3–60–1 薄荷

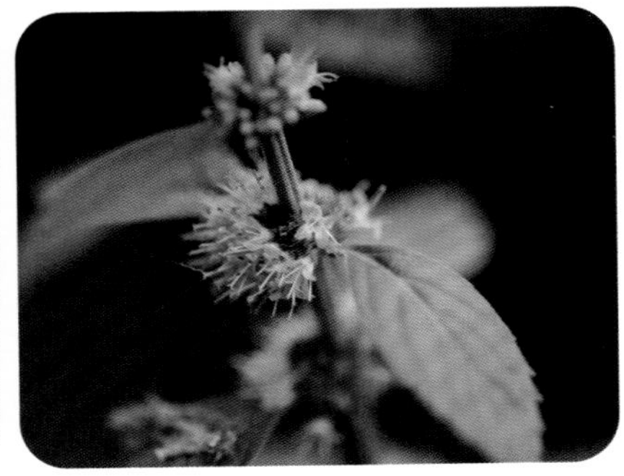

图 3–60–2 薄荷的花

分布

薄荷常生于溪边草丛中、山谷、坡地、路旁较阴湿处，或栽培。

采收加工

栽培品可分两次收割。第一次在小暑后收割，叫“头刀”；第二次在寒露前后收割，叫“二刀”。收割时要选择在晴天的早晨进行，边割边晒，当天晒干，否则色会变黑，晒至半干时，扎成小把再晒干。

功效与主治

功效：疏散风热、清利头目、利咽透疹、疏肝行气。主治：风热感冒、风温初起、头痛、目赤、喉痹、口疮、风疹、麻疹、胸胁胀闷。

用法与用量

3 ~ 9克，入煎剂，宜后下，或开水泡服。

现代研究

目前，对薄荷化学成分的研究主要集中在其挥发油方面，薄荷挥发油中含有薄荷醇、乙酸薄荷酯、柠檬烯、薄荷酮等抑菌抗病毒的成分，中医用以治疗风热感冒。薄荷挥发油具有祛痰、利胆、消炎镇痛、抗病毒、抗肿瘤、促渗透、抗早孕等多方面的药理作用。

民间验方

1. 风热目赤糊痛：薄荷汤（《普济方》，薄荷叶、牛蒡子、甘菊花、甘草），水煎服。

2. 小儿高热惊厥：鲜薄荷1握，捣烂，外敷额上。

3. 感冒：薄荷、桑叶、葱白各9克，石胡荽6克，水煎服，服后盖被取汗。

注意事项

不宜久煎。

参考文献

[1] 浙江药用植物志编写组．浙江药用植物志 [M]. 浙江：浙江科学技术出版社，1980.

[2] 国家药典委员会．中华人民共和国药典（2020年版）：一部 [S]. 北京：中国医药科技出版社，2020.

[3] 温亚娟，项丽玲，苗明三．薄荷的现代应用研究 [J]. 中医学报，2016，31（12）：1963−1965.

（王春春）

紫 苏

别名

青苏。

来源

为唇形科植物紫苏 *Perilla frutescens*（L.）Britt. 的全草。

植物特征

为一年生草本，具特异芳香。茎直立，钝四棱形，呈绿色、绿紫色或紫色，有长柔毛，以节部较密。叶对生，呈宽卵形或圆卵形，顶端短尖至尾状尖，基部圆形或宽楔形，边缘有粗锯齿，两面绿色或紫色，或仅下面紫色（图 3–61–1）。轮伞花序，具 2 花，偏于一侧，组成顶生或腋生的总状花序；花萼钟状，具 5 齿裂；花冠呈白色、粉红色或紫红色（图 3–61–2）。小坚果近球形，呈灰白色或棕褐色。

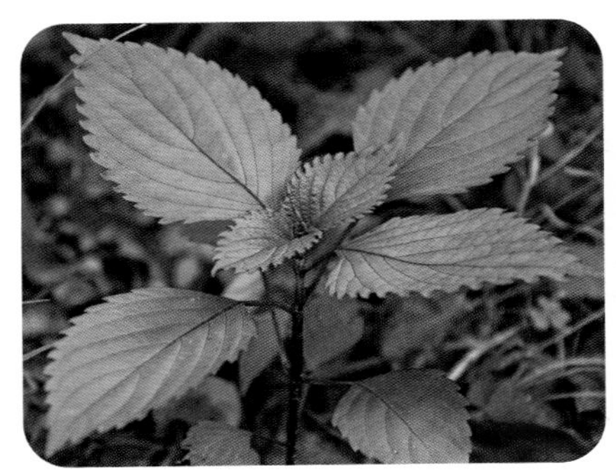

图 3–61–1　**紫苏的叶**

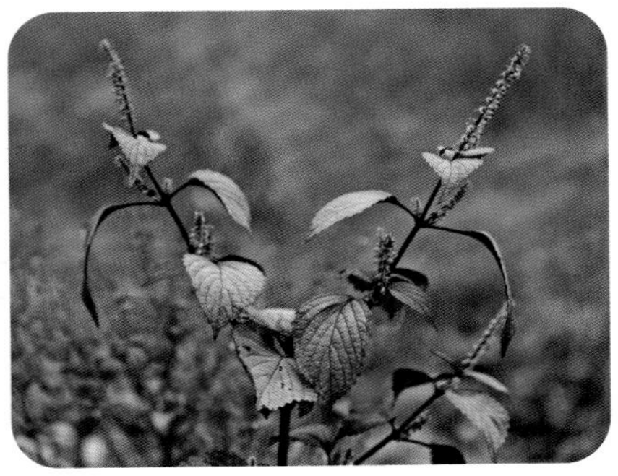

图 3–61–2　**紫苏的花**

分布

紫苏在全国各地均有广泛栽培或野生品，常栽培或野生于丘陵、低山坡疏林下、林边草丛中、路边、田塍边、水池边等地。

采收加工

夏、秋二季采收，洗净，鲜用或干燥。

功效与主治

1. 紫苏梗：具有理气宽胸、解郁安胎的功效，用于治疗胸闷不舒、气滞腹胀、妊娠呕吐、胎动不安。

2. 紫苏叶：具有发表散寒、行气宽中的功效，用于治疗风寒感冒、鼻塞头疼、咳喘、鱼蟹中毒。

3. 紫苏子：具有降气定喘、化痰止咳、利膈宽胸的功效，用于治疗咳嗽痰多、气喘、胸闷呃逆。

畲族用紫苏全草治疗伤食。

用法与用量

梗、叶、果实，3 ~ 9 克，煎汤。

现代研究

紫苏的化学成分主要为挥发油、腺嘌呤、精氨酸等，具有解热、缓解支气管痉挛、促进消化液分泌、增进胃肠蠕动、降压、消炎、抑菌、抗过敏和抗病毒等作用。

民间验方

1. 胸腹胀闷、恶心呕吐：紫苏梗、陈皮、香附、莱菔子、半夏各 9 克，生姜 6 克，水煎服。

2. 食物中毒：紫苏叶 60 克、生姜 3 大片，煎汤频饮。

3. 咳嗽痰喘：紫苏子、芥子、莱菔子各 9 克，水煎服。

4. 感冒：紫苏叶、薄荷、甘草各 6 克，麻黄 4.5 克，葛根 9 克，生姜 2 片，水煎服。

注意事项

无。

参考文献

[1] 雷后兴，李建良．中国畲药学 [M]. 北京：人民军医出版社，2014.
[2] 浙江药用植物志编写组．浙江药用植物志 [M]. 浙江：浙江科学技术出版社，1980.
[3] 朱双全．紫苏化学成分及药理学研究进展概要 [J]. 生物化工，2018，4（2）：148−149，152.

（刘春露）

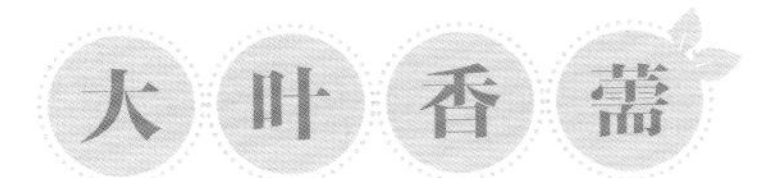

大叶香薷

别名

半边苏、龙蟹花，细叶黄荆、大叶野苏（畲药名）。

来源

为唇形科植物香薷 *Elsholtzia ciliata*（Thunb.）Hyland. 的全草。

植物特征

为一年生草本。茎直立，四棱形，全株芳香，外被白色短柔毛。叶对生，呈卵形或卵状椭圆形，顶端尖，基部楔形；边缘具锯齿，沿叶脉上疏生柔毛，并散布黄色腺点。轮伞花序密集成穗状，偏向一侧，花冠呈淡紫色（图 3-62-1）。小坚果呈长圆形，棕黄色，光滑。

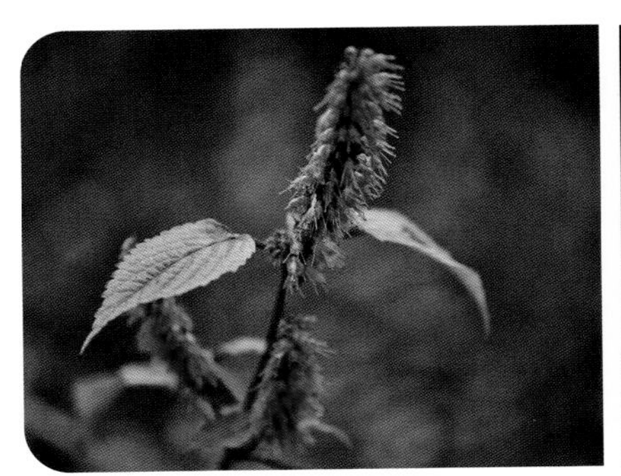
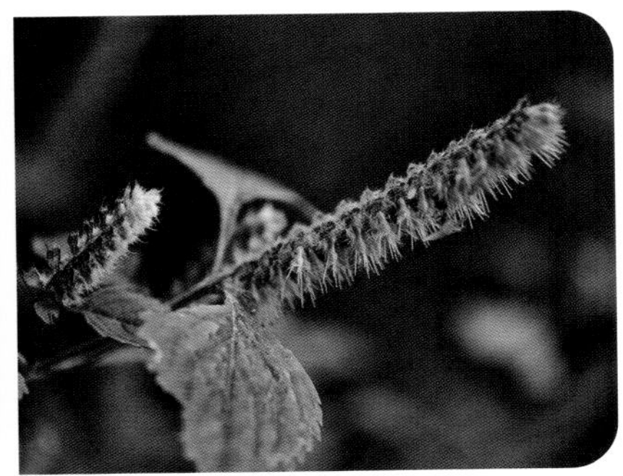

图 3-62-1 香薷的叶和花

分布

香薷多生长于山坡、山脚、村庄旁路边草丛及沟边、荒地上。

采收加工

夏、秋二季采收，洗净，鲜用或干燥（不可暴晒），不宜久贮。

功效与主治

功效：发汗解暑、行水散湿、温胃调中。主治：夏月感寒饮冷、头痛发热、恶寒无汗、胸痞腹痛、呕吐腹泻等暑湿病证及水肿、脚气等。

用法与用量

煎汤内服，3 ~ 10 克；外用、鲜用适量。

现代研究

现代药理研究发现，大叶香薷主要含挥发油，油中主要有香荆芥酚、麝香草酚、百里香酚、黄酮类等成分。大叶香薷有发汗解热作用，能刺激消化腺分泌及胃肠蠕动；有抗菌作用，能抑制大肠埃希菌、金黄色葡萄球菌生长；还有抗病毒和利尿等作用。

民间验方

1. 防治中暑：大叶香薷 6 克，水煎代茶饮，或加藿香 6 克，同煎服。

2. 暑热口臭：鲜大叶香薷 30 克，水煎服。

3. 肾炎性水肿：大叶香薷 10 克、白术 10 克，水煎服。

4. 指头炎：鲜大叶香薷适量，捣烂外敷患处。

注意事项

1. 本品有耗气伤阴之弊，气虚、阴虚火旺、表虚多汗者不宜选用。

2. 本品适用于怕冷及无汗的“阴暑”证候，如果出现暑热引起的大汗、大热、烦渴等“阳暑”证候，不适用本品。

3. 传统习惯认为本品热服易引起呕吐，故宜凉服。

参考文献

[1] 雷后兴，雷建光，王晓杭，等．中国畲药图谱 [M]. 天津：天津科学技术出版社，2019.

[2] 甘慈尧．浙南本草新编（续编）[M]. 北京：中国中医药出版社，2018.

[3] 丁晨旭，纪兰菊．香薷化学成分及药理作用研究进展 [J]. 上海中医药杂志，2005，39（5）：63-65.

（叶垚敏）

车前草

别名

蛤蟆衣（畲药名）。

来源

为车前科植物车前 *Plantago asiatica* L. 的干燥全草。

植物特征

为二年生或多年生草本。须根多数。根茎短，稍粗。叶基生呈莲座状，平卧、斜展或直立；叶片呈宽卵形至宽椭圆形，先端钝圆至急尖，边缘波状、全缘或中部以下有锯齿，基部宽楔形或近圆形，脉 5 ~ 7 条，基部扩大成鞘状，疏生短柔毛（图 3–63–1）。花序 3 ~ 10 个，直立或弓曲上升；穗状花序细圆柱状，花具短梗（图 3–63–2）；花萼片先端钝圆或钝尖；花冠呈白色，无毛，先端渐尖或急尖。蒴果呈纺锤状卵形、卵球形或圆锥状卵形。种子呈卵状椭圆形或椭圆形，黑褐色至黑色。花期 4 ~ 8 月，果期 6 ~ 9 月。

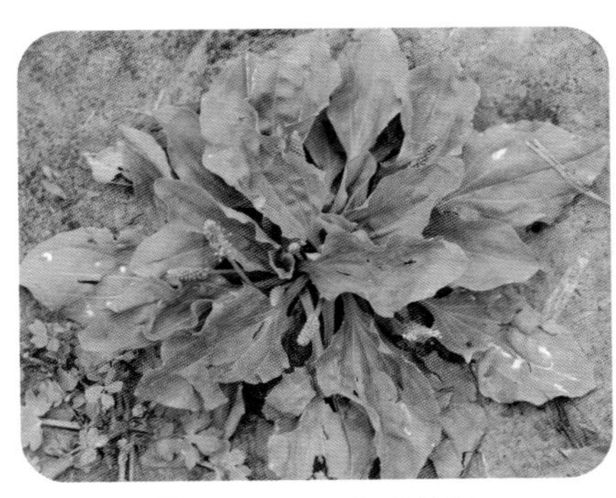

图 3–63–1　车前的叶

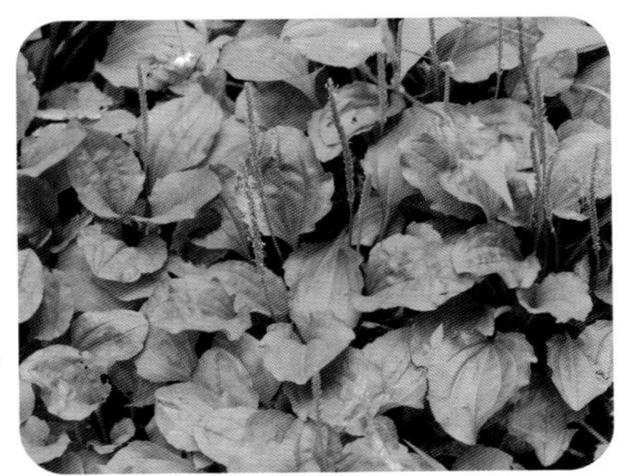

图 3–63–2　车前的穗状花序

分布

车前生于田边、荒地或路旁，丽水全市各县常见。

采收加工

夏、秋二季采挖，除去杂质泥沙，洗净，鲜用或干燥。

功效与主治

功效：清热解毒、利尿通淋、化痰、凉血。主治：水肿尿少、尿痛、暑湿泄泻、痰热咳嗽、吐血衄血、痈肿疮毒、小儿消化不良及腹泻等。

用法与用量

内服煎汤 9 ~ 30 克；鲜品加倍。

现代研究

车前草的浸出剂有抗菌、消炎作用，车前草中的黄酮及其苷类物质具有抗病毒、抗肿瘤和增加免疫力的作用，车前草还可用于治疗高血糖、高血脂和高尿酸血症。

民间验方

1. 肾性或心性水肿：车前草 60 克或配米皮糠（布包）120 克、红枣 10 枚，水煎服。

2. 尿路感染：车前草 30 克配白茅根 30 克，如小便灼热刺痛伴出血，再加小蓟 15 克、仙鹤草 15 克等，水煎服。

3. 小儿消化不良腹泻：车前草 10 克、白术 10 克、山楂 5 克等，水煎服。

4. 口腔炎、扁桃体炎：车前草 15 克煎服或含漱。

5. 皮肤疮疖：鲜车前草捣烂敷患处。

注意事项

车前草性寒，不可长期大量服用，气虚、胃寒者慎用。

参考文献

[1] 雷后兴，李建良 . 中国畲药学 [M]. 北京：人民军医出版社，2014.

[2] 陈启鑫 . 中药车前草的研究进展 [J]. 中西医结合心血管病电子杂志，2019，7（25）：151-152.

（黄晓燕）

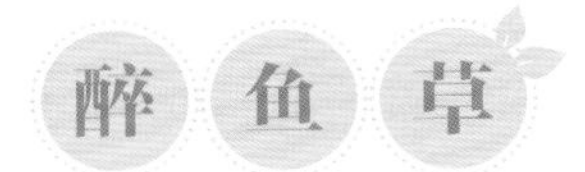

醉鱼草

别名

毒鱼草、萝卜柴，牛目引（畲药名）。

来源

为醉鱼草科植物醉鱼草 *Buddleja lindleyana* Fort. 的全草。

植物特征

为落叶灌木。多分枝，小枝四棱具窄翅；嫩枝、嫩叶及花序均有棕黄色星状毛和鳞片（图 3-64-1）。叶对生，叶片呈卵形或卵状披针形，边缘全缘或疏生波状锯齿。花呈紫色，穗状聚伞花序顶生，常偏向一侧，下垂（图 3-64-2）。蒴果长圆状，外面被鳞片，基部常有宿存花萼。种子多数，呈淡褐色，无翅。花期 6 ~ 8 月，果期 10 月。

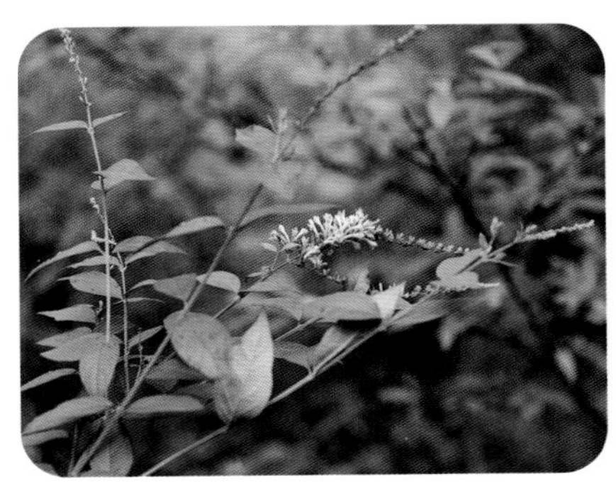

图 3-64-1　**醉鱼草**

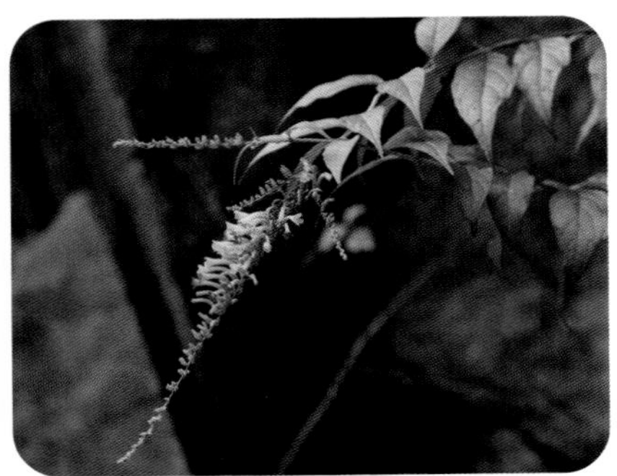

图 3-64-2　**醉鱼草的花**

分布

醉鱼草生于海拔 200 ~ 2700 米山地路旁、河边灌木丛中或林缘，丽水全市各县常见。

采收加工

深秋或冬季采收，洗净，鲜用或干燥。

功效与主治

功效：行气化痰、解毒止咳、杀虫截疟。主治：慢性气管炎、疟疾、钩虫病、跌打损伤、关节风痛、胃痛等症。

用法与用量

内服煎汤 3 ~ 15 克；枝叶煎汤外洗，或根捣烂外敷。

现代研究

醉鱼草中所含的黄酮类化合物具有明显的抗菌、消炎作用，其所含的萜类和皂苷具有镇静止痛作用。另外，醉鱼草还有保肝的作用，可防止肝硬化。

民间验方

1. 慢性气管炎：醉鱼草根、杏香兔耳风、前胡、炒萝卜子、盐肤木各 9 克水煎服。

2. 骨折：醉鱼草根、皮各适量，加酒糟、糯米饭适量，捣烂敷患处。

3. 驱蛔虫、小儿疳积：醉鱼草果实 15 克，或加猪肝适量，水煎服。

4. 肺脓肿：醉鱼草鲜叶绞汁，每次服一调羹，每日 3 次。

5. 胃痛：醉鱼草花刚开放时晒干研粉，每次半调羹，每日 2 次。

6. 关节风痛：醉鱼草果实、山栀子等量，加烧酒捣烂，外敷。

注意事项

1. 醉鱼草全草有毒，内服要慎用，孕妇忌服。服用过量易引起头晕，呕吐，呼吸困难，四肢麻木及震颤等。

2. 醉鱼草有一定毒性，无论是捣烂外敷还是水煎外洗，均只适用于皮肤无损伤者。

参考文献

[1] 雷后兴，李建良 . 中国畲药学 [M]. 北京：人民军医出版社，2014.

[2] 杨犇，陶靓，李冲 . 醉鱼草属植物化学成分及药理作用研究进展 [J]. 中国中医药现代远程教育，2009，7（10）：144-145.

（黄晓燕）

绵毛鹿茸草

别名

沙氏鹿茸草、满山白、六月雪，千年霜、白毛松（畲药名）。

来源

为玄参科植物绵毛鹿茸草 *Monochasma savatieri* Franch. ex Maxim. 的全草。

植物特征

为多年生草本。茎丛生，常有隔年的枯茎，全株有灰白色绵毛，上部并具腺毛。叶对生或 3 叶轮生，较密集，节间短；基部叶片鳞片状，两面均密被灰白色绵毛，老时上面毛多少脱落（图 3-65-1）。花少数，单生于茎顶部的叶腋，呈顶生总状花序；花梗具 2 叶状小苞片，生于萼筒基部；花萼呈筒状，被腺毛或绵毛与腺毛；花冠呈淡紫色或白色，筒部细长，近喉部扩大，二唇形，上唇略作盔状，弯曲 2 裂，下唇 3 裂，中裂片稍大（图 3-65-2）。蒴果呈长圆形，顶端尖锐，有 4 纵沟。

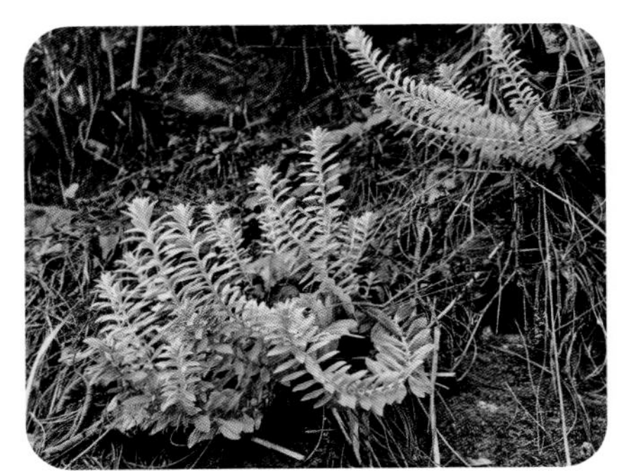

图 3-65-1　绵毛鹿茸草的叶

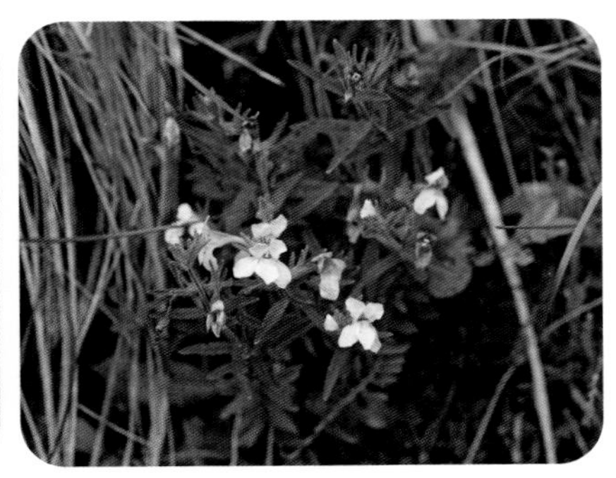

图 3-65-2　绵毛鹿茸草的花

分布

绵毛鹿茸草多生长于向阳山坡、岩石旁或松树林下。

采收加工

夏、秋二季采收，洗净，鲜用或干燥。

功效与主治

功效：清热解毒，祛风止痛，凉血止血。主治：小儿高热惊风、咳嗽、吐血、赤痢、便血、风湿骨痛、牙痛、乳痈。

用法与用量

内服煎汤，9 ~ 15 克（鲜者 50 ~ 100 克）；外用煎水洗或捣敷。

现代研究

鹿茸草的干燥全草可药用，具有抑菌、消炎和抗病毒等功效。目前，已从鹿茸草中分离出黄酮类（木犀草素）、苯乙醇苷类（类叶升麻苷、异类叶升麻苷和 Torenoside B 等）、酚酸类和三萜类化合物。其中，苯乙醇苷类是其全草的代表性化学成分，对呼吸道感染或肺炎有治疗意义；类叶升麻苷，具有抗骨质疏松、消炎和抗衰老等药理活性；木犀草素是主要的黄酮类成分之一，具有抗氧化、抗菌、消炎和抗肿瘤等药理作用。

民间验方

1. 急性咽炎、扁桃体炎：绵毛鹿茸草 30 克，或配白茅根、筋骨草各 5 克，水煎服。
2. 尿路感染：绵毛鹿茸草 30 克，水煎服。
3. 乳痈、肿毒：鲜绵毛鹿茸草与甜酒酿适量，同捣汁服，每日 3 次；药渣外敷。
4. 小儿高热：绵毛鹿茸草 30 克，水煎服，白糖为引，每日 2 剂。
5. 牙痛：绵毛鹿茸草 30 克、鸭蛋 1 个，水煮，服汤食蛋。
6. 暑热吐泄：绵毛鹿茸草 30 克，水煎服。

注意事项

无。

参考文献

[1] 雷后兴，李建良 . 中国畲药学 [M]. 北京：人民军医出版社，2014.
[2] 甘慈尧 . 浙南本草新编 [M]. 北京：中国中医药出版社，2016.
[3] 李峰卿，刘素贞，唐艳，等 . 不同产地沙氏鹿茸草全株中黄酮类和苯乙醇苷类成分含量的比较 [J]. 植物资源与环境学报，2021，30（3）：78−80.

（邱圆媛）

天目地黄

别名

蜜糖罐、野鲜地黄、铁芥菜，天芥菜、野芥菜（畲药名）。

来源

为玄参科植物天目地黄 *Rehmannia chingii* Li 的全草。

植物特征

为多年生草本，全株稀被灰白色柔毛（图 3–66–1）。根茎肉质，呈橙黄色（图 3–66–2）。茎直立，单一或由基部分枝。基生叶繁茂，丛生于茎的基部，呈莲座状排列，叶片卵形或长椭圆形，边缘具不规则圆齿或粗锯齿；茎生叶自下而上逐渐变小。花单生于叶腋，自基部至顶端均有；花萼呈钟状；花冠呈紫红色，外面具柔毛，裂片 5，上唇 2 裂片近长卵形，下唇 3 裂片，呈长椭圆形。蒴果呈卵形，包于宿存花萼内。种子多数，呈卵形至长卵形，具网眼。花期 4 ～ 5 月，果期 5 ～ 6 月。

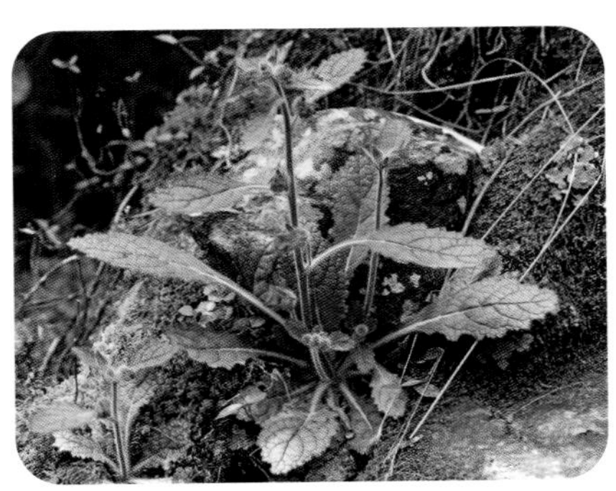

图 3–66–1 天目地黄

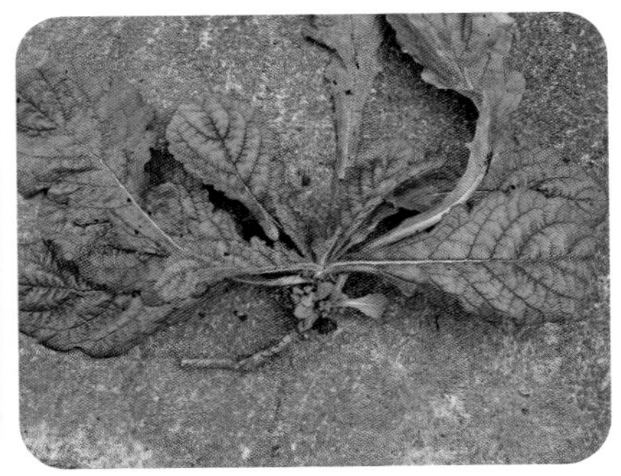

图 3–66–2 天目地黄的根

分布

天目地黄分布于浙江、安徽，生于低山处、山脚郊野草丛及山谷两旁石坡上。

采收加工

药用全草、叶或根茎，洗净，大多鲜采鲜用，全年可采收。

功效与主治

功效：清热凉血、滋阴降火。主治：高热烦躁、热病口干、血热吐衄、咽喉肿痛；外治中耳炎、烫伤。畲医用于治疗急性咽喉炎。

用法与用量

内服 15 ~ 30 克，鲜品水煎，捣汁服；外用适量。

现代研究

天目地黄的化学成分主要为梓醇、毛蕊花糖苷、异毛蕊花糖苷、地黄苷、异地黄苷等，具有抗衰老、消炎解热、抗溃疡及保护胃黏膜等作用。

民间验方

1. 咽喉肿痛：鲜天目地黄全草 30 克、鲜牛膝根 20 克、南板蓝根（爵床科马蓝）20 克，水煎服，每日 1 剂，分 2 次服。

2. 鼻出血：鲜天目地黄根 30 克，白茅根 30 克，水煎服。

3. 小儿高热惊风：鲜天目地黄根绞汁 10 克、鲜三叶青磨汁 6 克，合两味汁，开水冲服。

4. 中耳炎：鲜天目地黄根适量，捣汁滴耳。

5. 烫伤：天目地黄根研细粉，菜油调敷伤处。

注意事项

无。

参考文献

[1] 雷后兴，李建良．中国畲药学 [M]. 北京：人民军医出版社，2014.
[2] 甘慈尧．浙南本草新编 [M]. 北京：中国中医药出版社，2016.
[3] 浙江药用植物志编写组．浙江药用植物志 [M]. 浙江：浙江科学技术出版社，1980.
[4] 刘彦飞，史国茹，王欣，等．天目地黄化学成分研究 [J]. 中草药，2016，47（11）：1830-1833.

（刘春露）

小青草

别名

爵床、小青儿，辣椒草、小青（畜药名）。

来源

为爵床科植物爵床 *Rostellularia porcumbens*（L.）Nees 的全草。

植物特征

为一年生匍匐或披散草本，高 10 ~ 50 厘米。茎通常具 6 棱及浅槽，沿棱被倒生短毛，节稍膨大。叶对生，叶片呈椭圆形或椭圆状长圆形（图 3–67–1）。穗状花序顶生或生于上部叶腋，圆柱状，长 1 ~ 4 厘米，密生多数淡紫色小花（图 3–67–2），苞片与小苞片均为披针形，有缘毛；花萼 4 深裂，裂片线状披针形或线形，具白色膜质边缘，外面密被粗硬毛。蒴果呈线形，淡棕色。种子 4 枚，胎座不弹起。

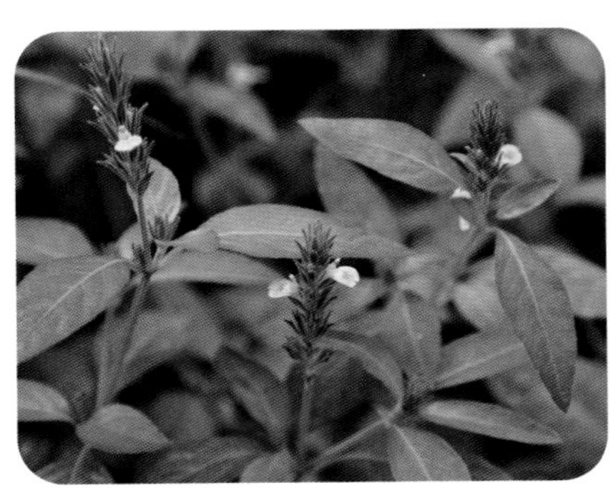

图 3–67–1　爵床的叶

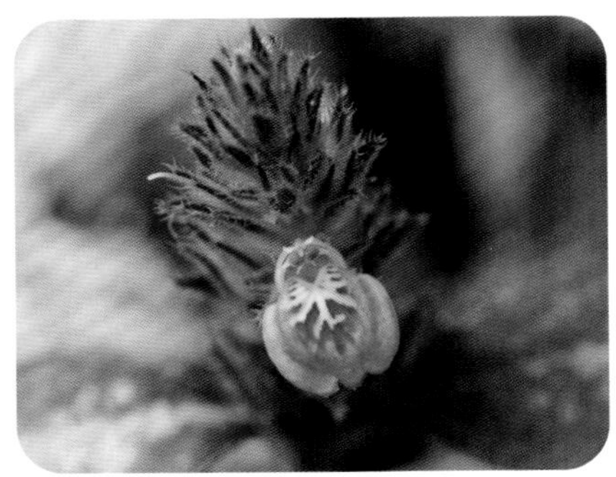

图 3–67–2　爵床的花

分布

爵床多生长于水沟边阴湿处、旷野草地、林下或路旁。

采收加工

夏、秋二季采收，洗净，鲜用或干燥。

功效与主治

功效：清热解毒、利湿消滞、活血止痛。主治：感冒发热、咳嗽、喉痛、疟疾、痢疾、黄疸、肾炎浮肿、筋骨疼痛、小儿疳积、痈疽疔疮、跌打损伤等。

用法与用量

9 ~ 15 克，单用 30 ~ 90 克，水煎服；外用捣敷，或煎汤洗。

现代研究

现代药理研究表明，小青草主要含有木脂素及其苷类。此外，还有黄酮及其苷类、萜类及其苷类化合物，药理作用丰富。据报道，小青草中的木脂素类化合物可作为制备抗肿瘤药物应用，该木脂素类化合物不仅对多种肿瘤细胞具有显著的细胞毒性，还具有抗菌、抗病毒、抗血小板凝聚等药理活性。

民间验方

1. 感冒：鲜小青草 90 克，捣烂绞汁服。

2. 痢疾：鲜小青草 60 克，捣烂，冲凉开水送服。

3. 小儿肾炎：鲜小青草水煎服，1 ~ 5 岁用 30 ~ 45 克，10 岁以上用 90 克，每日 1 剂，有利尿消肿作用。

4. 肝脓肿：小青草配茵陈、过路黄、鬼针草各 30 克，水煎服，每日 1 剂，连服 20 ~ 30 日。

5. 乳糜尿：小青草 60 ~ 90 克、地锦草 60 克、车前草 45 克、荠菜 30 克，每日 1 剂，疗程一般 3 个月左右。

注意事项

小青草过量服用克脾气，脾胃虚寒、气血两虚者不宜服用。

参考文献

[1] 雷后兴，李建良．中国畲药学 [M]. 北京：人民军医出版社，2014.

[2] 吴和珍，张雅奇，张炳武，等．爵床化学成分研究 [J]. 湖北中医杂志，2013，35（5）：68-69.

[3] 甘慈尧．浙南本草新编 [M]. 北京：中国中医药出版社，2016.

（邱圆媛）

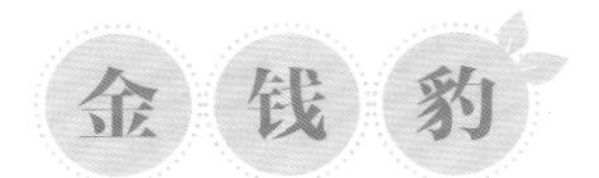

金钱豹

别名

土党参、奶参、土羊乳、野党参（畲药名）。

来源

为桔梗科金钱豹属植物小花金钱豹 *Campanumoea javanica* Blume. *subsp. japonica*（Makino）Hong 的根。

植物特征

为草质缠绕藤本，具乳汁，具胡萝卜状根，根新鲜时硬且脆，易折断，新鲜采摘品在挤压时就会有非常丰富的白色汁液流出（图 3–68–1），茎无毛，多分枝。叶对生，极少互生，具长柄，叶片呈心形或心状卵形，边缘有浅锯齿，极少全缘，无毛或有时背面疏生长毛（图 3–68–2）。花单朵生叶腋，花冠上位，白色或黄绿色，内面紫色，钟状，裂至中部；雄蕊 5 枚；柱头 4 ~ 5 裂，子房和蒴果 5 室。浆果黑紫色或紫红色，球状（图 3–68–3）。种子不规则，常为短柱状，表面有网状纹饰。花期 8 ~ 9 月。

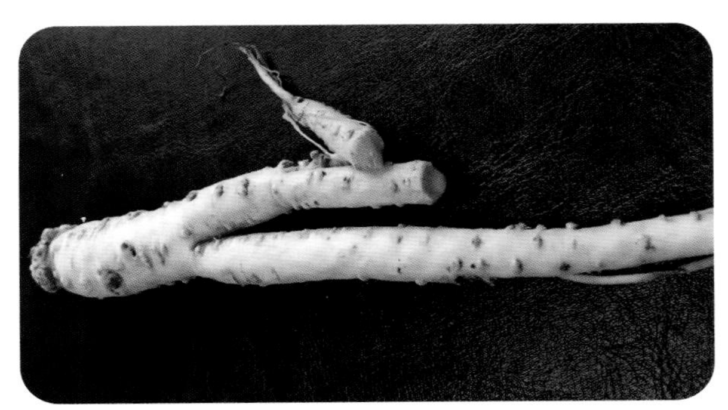

图 3–68–1 小花金钱豹的根

分布

小花金钱豹产于我国安徽、浙江、福建、江西、广东、广西壮族自治区等地，丽水主要分布在龙泉、庆元、景宁等地。

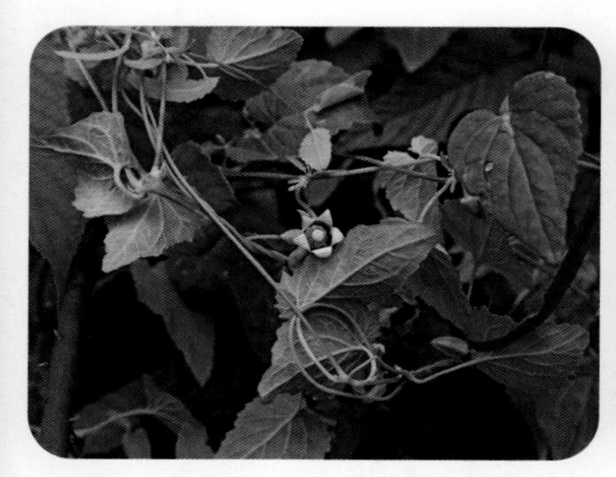

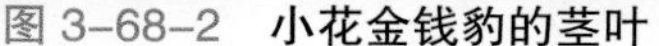

图 3-68-2　**小花金钱豹的茎叶**

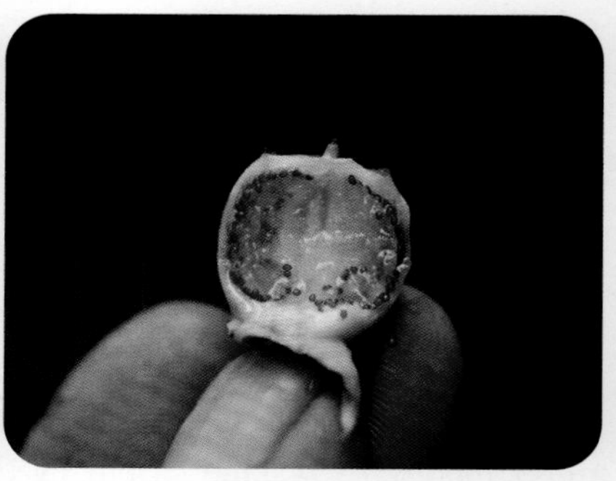

图 3-68-3　**小花金钱豹的果实**

采收加工

9 ~ 10 月采挖，以根入药。

功效与主治

功效：健脾益气、补肺止咳、下乳。主治：虚劳内伤、肺虚咳嗽、脾虚泄泻、乳汁不多、小儿遗尿等症。

用法与用量

内服煎汤，9 ~ 15 克，鲜品 15 ~ 30 克；外用适量，鲜品捣烂。作为药膳火锅辅料新鲜金钱豹用量一般为 50 ~ 60 克。

现代研究

金钱豹含有苯丙素苷、黄酮类、三萜类及甾体等化学成分。

民间验方

1. 脾胃虚弱、倦怠：金钱豹 15 ~ 60 克，水煎服。
2. 虚劳：金钱豹 60 克、糯米 300 克，水煎服。
3. 多汗、心悸：金钱豹 15 克，水煎服。

注意事项

无。

参考文献

[1] 张占军，杨小生，朱文适，等 . 土党参化学成分研究 [J]. 中草药，2005，36（8）：1144-1146.

[2] 程文亮，李建良 . 浙江丽水药物志 [M]. 北京：中国农业科学技术出版社，2014.

（叶娇燕）

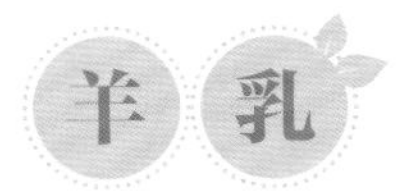

羊乳

别名

轮叶党参、羊奶参、四叶参、山海螺、蔓参，山菜头、猪娘果、猪母茄、奶奶头（畲药名）。

来源

为桔梗科植物羊乳 *Codonopsis lanceolata*（Sieb. et Zucc.）Trautv. 的根。

植物特征

为多年生缠绕草本，根倒卵状纺锤形（图 3–69–1）。叶在主茎上互生，叶片披针形或菱状狭卵形；在小支顶端通常 2 ~ 4 枚簇生，而近于对生或轮生状；叶柄短小，叶片菱状卵形、狭卵形或椭圆形；先端急尖或钝，基部渐狭，通常全缘或有疏波状锯齿，两面无毛（图 3–69–2）。花单生或对生于小枝顶端，具短梗；萼 5 裂，裂片卵状披针形，绿色；花冠钟形，5 浅裂，裂片先端反卷，黄绿色或乳白色，内有紫褐色斑点；雄蕊 5，花丝短粗；子房半下位，柱头 3 裂（图 3–69–3）。蒴果扁圆锥形，有宿萼。种子有膜质翅。

分布

羊乳多生长于山地灌木林下阴湿处。

采收加工

秋、初冬季节采收，洗净，鲜用或干燥。

功效与主治

功效：润肺祛痰、解毒排脓、补中益气。主治：神疲乏力、头晕头痛、

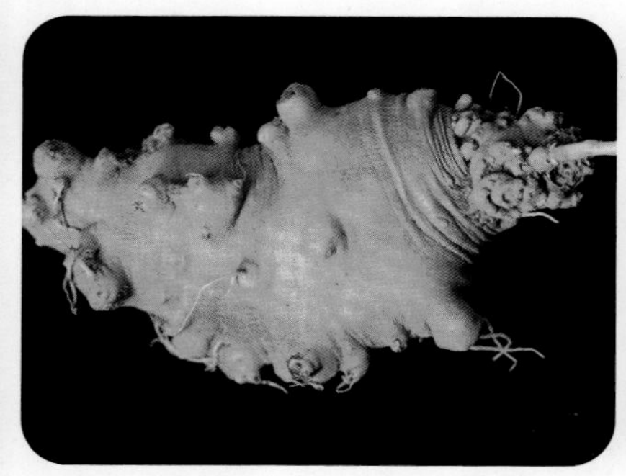

图 3-69-1　羊乳（根）

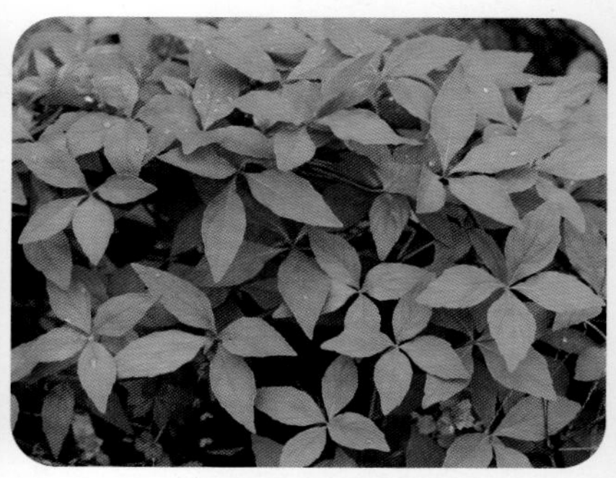

图 3-69-2　羊乳的叶

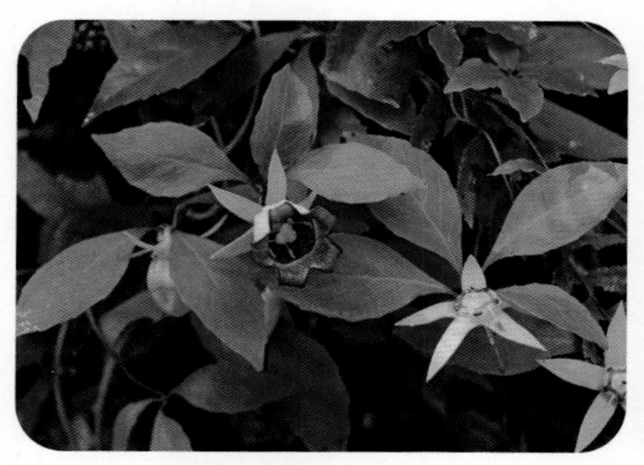

图 3-69-3　羊乳的花

肺痈、乳痈、肠痈、疮疖肿毒、喉蛾、瘰疬、产后乳少、带下、毒蛇咬伤。

用法与用量

内服：煎汤，15 ~ 60 克；鲜品 45 ~ 120 克。外用：鲜品适量，捣敷。

现代研究

羊乳根中主要含有三萜皂苷类化合物，此外，还含有糖类、甾醇、生物碱类、黄酮类、木脂素类及挥发油等化合物，其主要药理作用包括消炎、抗癌、抗突变、抗氧化、抗疲劳、抗衰老、提高学习记忆功能、降血糖、降血脂、镇静、镇痛、抗惊厥、护肝醒酒等。临床常用于治疗肺炎、支气管炎、肺结核、头晕乏力、产后乳少、各类疮疡、肿瘤（肺癌、肝癌、乳腺癌）等。

民间验方

1. 身体虚弱、头晕头痛：羊乳 60 克，水煎取汁，用汁煮鸡蛋 2 个，食蛋服汤。

2. 病后气血虚弱：羊乳、熟地各 15 克，煎服。

3. 咳嗽吐痰：羊乳 60 克，桔梗、木贼草各 9 克，水煎服。

4. 肺痈（肺脓疡）：羊乳 90 克、冬瓜子 90 克、薏苡仁 30 克、芦根 60 克、桔梗 6 克，水煎，日服 3 次。

5. 乳蛾、肠痈、肺痈：羊乳、蒲公英各 15 克，煎服。

6. 各种痈疽肿毒及乳痈、瘰疬：羊乳鲜根 120 克，水煎服，连服 3 ~ 7 天。

7. 通乳：羊乳 60 克，通草、木通各 9 克，煮肉食。

8. 阴虚头痛、妇人带下：羊乳 45 克、用猪瘦肉 120 克炖汤，以汤煎药服。

9. 毒蛇咬伤：鲜羊乳根 120 克，切碎，水煎服，每日 2 次；另用龙胆草根加水捣烂外敷。

注意事项

1.《广西中药志》：“外感初起，无汗者慎用。”

2.《长白山植物药志》：“反藜芦。”

参考文献

[1] 赵鹏飞 . 山海螺本草考证与临床研究进展 [J]. 辽宁中医药大学学报，2014，16（3）：75−77.

[2] 张淑君，李明，王震寰，等 . 轮叶党参的化学成分及药理作用研究进展概述 [J]. 中国药师，2016，19（2）：347−350.

[3] 王景雁 . 山海螺化学成分与质量控制研究 [D]. 北京中医药大学，2017.

[4] 浙江省革命委员会生产指挥组卫生办公室 . 浙江民间常用草药（第一集）[M]. 杭州：浙江人民出版社，1969.

（胡　珍）

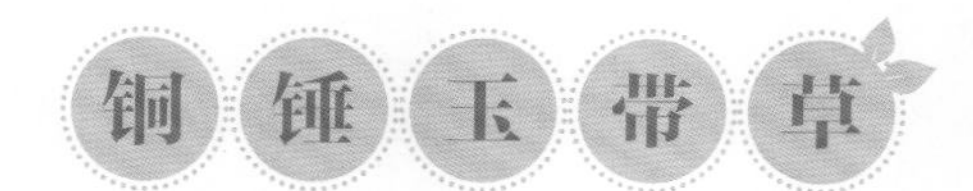

铜锤玉带草

别名

茄子草、地浮萍、小铜锤、地钮子、白珍珠（畲药名）。

来源

为桔梗科铜锤玉带属植物铜锤玉带草 *Pratia nummularia*（Lam.）A. Braum. et Asch. 的全草。

植物特征

为多年生草本，有多数须状根，茎匍匐，略呈方柱形，折断后有白色乳汁。叶互生，叶片圆形或心状卵圆形，边缘有浅齿。花单生叶腋，花萼钟形，具5齿；花冠淡紫色，5裂，二唇形；雄蕊与花冠裂片同数，合生（图3–70–1）。浆果椭圆形，小铜锤状，初为黄绿色，后转为紫色（图3–70–2）。

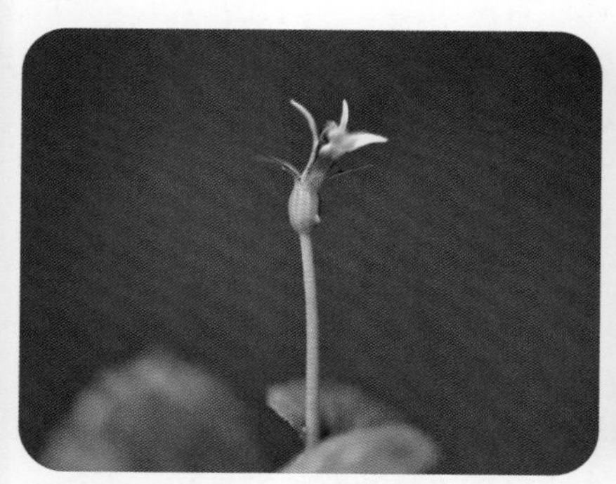

图3–70–1　铜锤玉带草的花

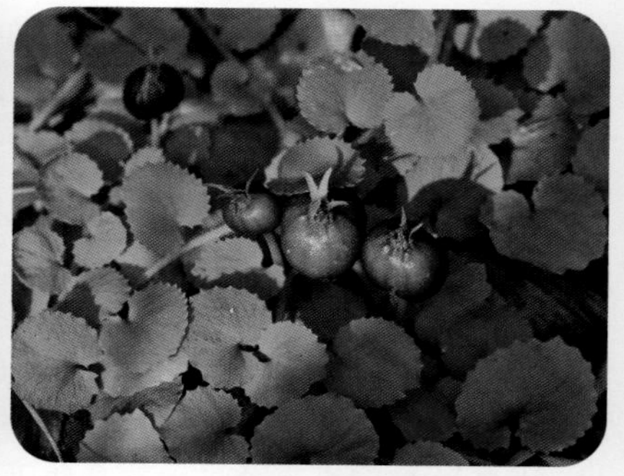

图3–70–2　铜锤玉带草的果实

分布

铜锤玉带草长在山地林下阴湿灌丛中或溪边的阴湿处。

采收加工

夏季采收，可鲜用，也可晒干备用。

功效与主治

功效：祛风除湿、活血解毒。主治：风湿疼痛、月经不调、目赤肿痛、乳痈。

用法与用量

水煎汤，9 ~ 15 克；外用适量。

现代研究

现代药理研究发现，铜锤玉带草有祛风除湿、活血解毒等功效，对风湿疼痛、月经不调、目赤肿痛、乳痈等疾病具有很好的治疗效果。此外，铜锤玉带草的果实还可做成美味的果脯。

民间验方

1. 急性肾炎性水肿：铜锤玉带草配半枝莲、马鞭草、白茅根、薏苡根、茯苓皮各 18 克，腹水草、车前子各 12 克，每日 1 剂，水煎服，一般 2 ~ 4 剂。

2. 尿路感染：铜锤玉带草 10 克或鲜草 60 克，鸡蛋 2 个，水煎煮，服汤食蛋，每日 1 剂，连服 4 ~ 5 日。

3. 疔疮、疖肿、丹毒：铜锤玉带草鲜草捣敷，每日换药 2 次。

注意事项

孕妇禁用。

参考文献

[1] 雷后兴，李建良. 中国畲药学 [M]. 北京：人民军医出版社，2014.
[2] 鲍晓华. 铜锤玉带草食用开发研究 [J]. 中国林副特产，2008（3）：32−33.

（周贤燕）

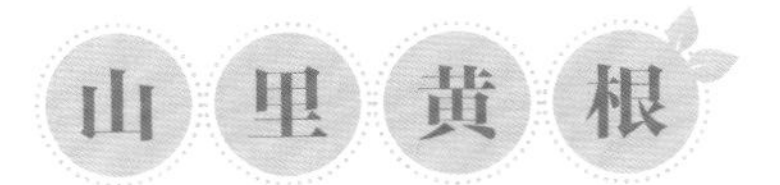

别名

山黄栀、黄栀、山栀（泰顺）、栀子，黄枝（畲药名）。

来源

为茜草科植物栀子 *Gardenia jasminoides* Ellis 的根（图 3–71–1）和果（图 3–71–2）。

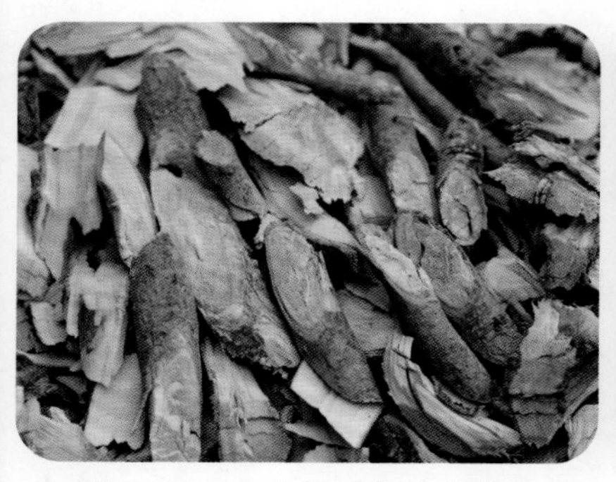

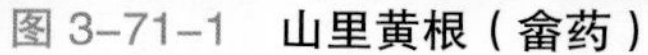

图 3–71–1　**山里黄根（畲药）**

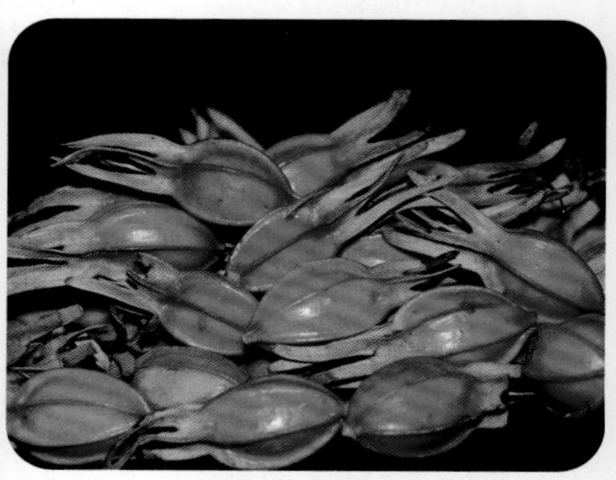

图 3–71–2　**栀子（药材）**

植物特征

为灌木；嫩枝常被短毛，枝圆柱形，灰色。叶对生，革质，稀为纸质，少为 3 枚轮生，叶形多样，通常为长圆状披针形、倒卵状长圆形、倒卵形或椭圆形，顶端渐尖、骤然长渐尖或短尖而钝，基部楔形或短尖，两面常无毛，上面亮绿，下面色较暗；侧脉在下面凸起，在上面平；叶柄长；托叶膜质。花芳香，通常单朵生于枝顶；萼管倒圆锥形或卵形，有纵棱，萼檐管形，膨大，顶部 5 ~ 8 裂，通常 6 裂，裂片披针形或线状披针形，结果时增长，宿存；花冠白色或乳黄色，高脚碟状，喉部有疏柔毛，冠管狭圆筒形，顶部 5 ~ 8 裂，通常 6 裂，裂片广展，倒卵形或倒卵状长圆形；花丝极短，花药线形，伸出；花柱粗厚，柱头纺锤形，伸出，子房黄色，平滑（图 3–71–3）。果卵形、近球形、椭圆形或长圆形，黄色或橙红色，有翅状纵棱 5 ~ 9 条，顶部有宿存花萼（图 3–71–4）。种子多数，扁，近圆形而稍有棱角。

分布

栀子多生长于山谷溪沟边及路旁林下灌木丛中，丽水全市各县均产。

采收加工

根全年可挖取，洗净，鲜用或晒干；果实立秋至霜降采摘。

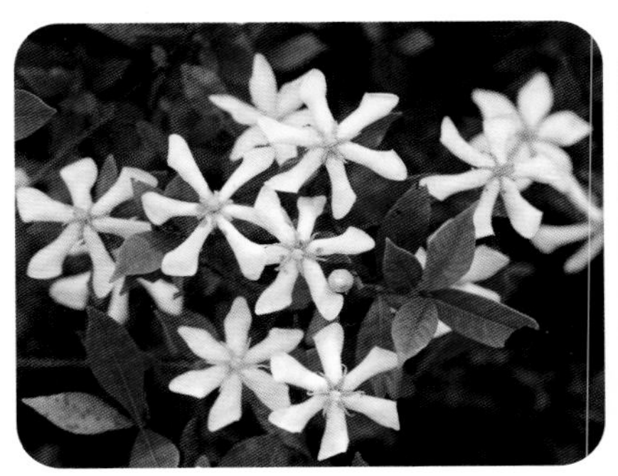

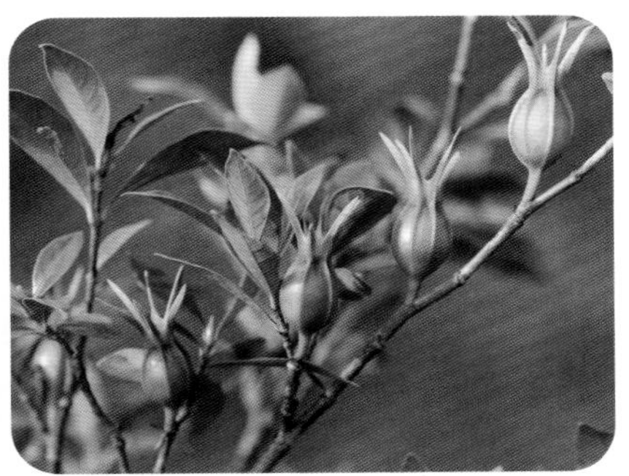

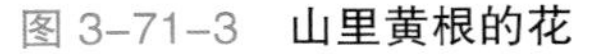
图 3-71-3　山里黄根的花

图 3-71-4　山里黄根的果实

功效与主治

功效：清热解毒、泻火除烦、凉血止血、清利湿热。主治：热病心烦、湿热黄疸、淋证涩痛、血热吐衄、目赤肿痛、火毒疮疡；外治扭挫伤痛等病症。畲医用于治疗疮疖、肝炎、肝硬化伴腹腔积液、黄风、黑风、红风、牙痛。

用法与用量

栀子 6 ~ 12 克（里热用仁，表热用皮，泻火祛瘀生用，止血炒黑用，止呕用姜汁炒），根 15 ~ 30 克，水煎服；果外用可捣烂敷患处。

现代研究

栀子主要含栀子素、栀子苷、去羟栀子苷、藏红花素、藏红花酸、熊果酸等，有利胆作用，能促进胆汁分泌，并能降低血中胆红素，可促进血液中胆红素迅速排泄，对溶血性链球菌和皮肤真菌有抑制作用，有解热、镇痛、镇静、降压及止血作用。

民间验方

1. 黄疸肝炎：山里黄根 15 克，忍冬藤 20 克，铁拳头（长管香茶菜）5 克，天仙果 10 克，水煎服；或炒焦的果 15 克，加鲜凤尾蕨 100 克，水煎服。

2. 小儿高热惊风：栀子捣烂，加适量面粉成糊状外敷内关穴（男左女右），约 24 小时。

3. 扭伤：栀子 2 份，红花、桃仁各 1 份，捣烂，加面粉、鸡蛋清、米醋，拌匀，做成饼状，敷患处。

注意事项

无。

参考文献

[1] 雷后兴，李建良．中国畲药学 [M]. 北京：人民军医出版社，2014.
[2] 杨丽．中药学 [M]. 北京：人民卫生出版社，2005.
[3] 甘慈尧．浙南本草新编 [M]. 北京：中国中医药出版社，2016.

（金雪艳）

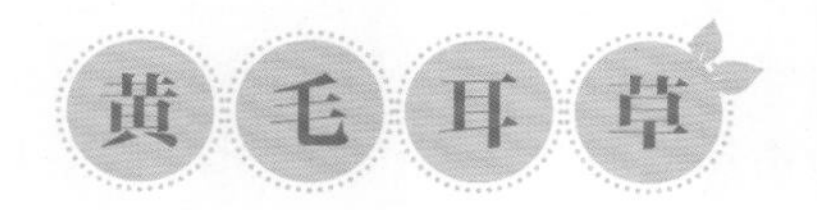

黄毛耳草

别名

金毛耳草、白山茄、踏地蜈蚣、止血草、蜈蚣草。

来源

为茜草科耳草属植物金毛耳草 *Hedyotis Chrysotricha*（Palib.）Merr. 的全草。

植物特征

为多年生匍匐草本，茎被金黄色长柔毛（图 3–72–1）。叶对生，具短柄，叶片呈卵形、椭圆形或椭圆状披针形。花小，数朵生于叶腋，淡紫色或白色（图 3–72–2）。蒴果呈球形。

分布

金毛耳草多生长于路边草地、灌丛中。

采收加工

夏、秋二季采收，洗净，鲜用或干燥。

功效与主治

功效：清热解毒、利水消肿。主治：暑气、腹泻、泻痢。

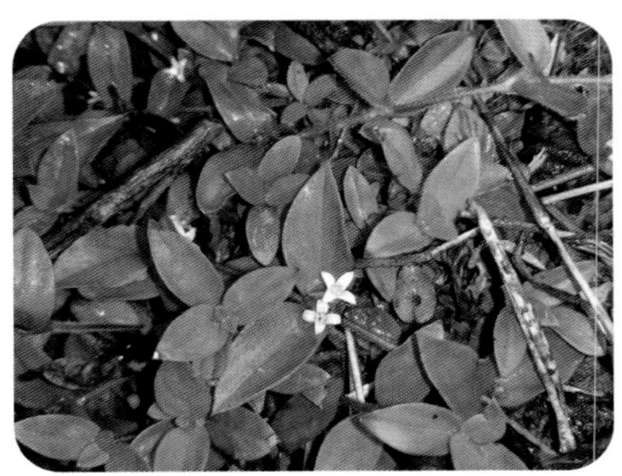

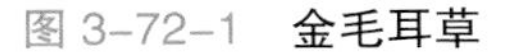

图 3-72-1 金毛耳草

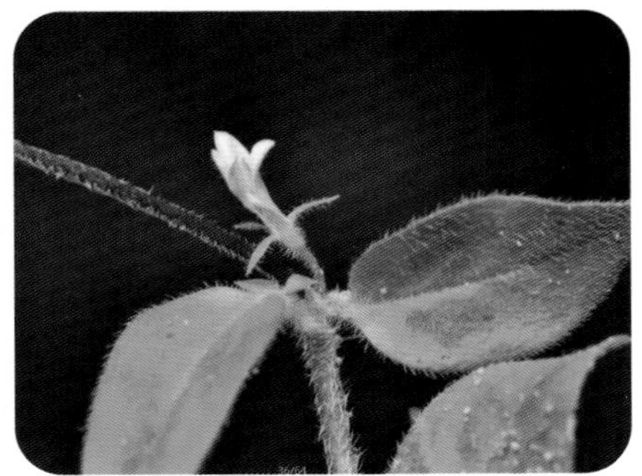

图 3-72-2 金毛耳草的花

用法与用量

内服煎汤，10 ~ 60 克。

现代研究

现代研究发现，黄毛耳草中的环烯醚萜类衍生物具有很强的生物活性，具有消炎、降压、抗休克、抗肿瘤等作用。

民间验方

1. 急性肠炎、细菌性痢疾：黄毛耳草单味煎服；或黄毛耳草、凤尾草、爵床各 30 克，水煎服；或痢疾加蜂蜜 30 克，冲服，每日 1 剂。

2. 小儿急性肾炎：黄毛耳草鲜草水煎加红糖服，2 ~ 3 岁用量为 24 ~ 30 克，4 ~ 6 岁用量为 30 ~ 45 克，7 ~ 10 岁用量为 45 ~ 60 克，10 岁以上者用量为 60 ~ 75 克，水煎，每日分 3 次服用。

3. 肝硬化伴腹腔积液：黄毛耳草 60 ~ 90 克，水煎趁热顿服。

注意事项

女性经期禁用，脾胃虚寒人群慎用。

参考文献

[1] 雷后兴，李建良 . 中国畲药学 [M]. 北京：人民军医出版社，2014.

[2] 程科军，李水福 . 整合畲药学研究 [M]. 北京：科学出版社，2017.

[3] 马明娟，罗永明，杨美华 . 黄毛耳草的研究进展 [J]. 中国药业，2011，20（24）：21-24.

（周贤燕）

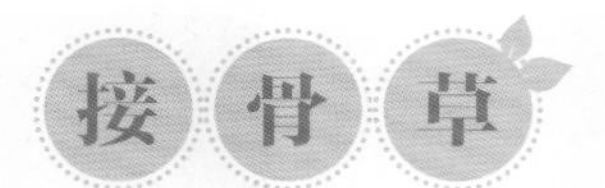

接骨草

别名

蒴藋，燥棒、帅棒、青淳伞、陆英（畲药名）。

来源

为忍冬科植物接骨草 *Sambucus chinensis* Lindl. 的根或全草。

植物特征

为多年生草本或半灌木。茎类圆柱形，具紫色棱条，髓部呈白色。奇数羽状复叶对生，侧生小叶片披针形，先端长而渐尖，基部偏斜或宽楔形，边缘具细密的锐锯齿；叶片搓揉后有臭味（图 3–73–1）。复伞形花序大而疏散，顶生，花冠呈白色，花药呈黄色或紫色；不孕性花成黄色杯状腺体，可孕性花小，白色略带黄色，辐射状（图 3–73–2）。果实近球形，成熟时呈橙黄色至红色，果核表面有瘤状突起（图 3–73–3）。

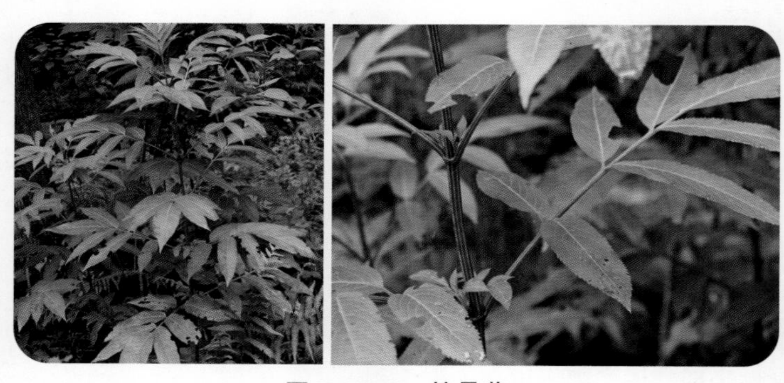

图 3–73–1　接骨草

分布

接骨草多生长于山坡、林缘、村庄农舍附近及山谷溪沟边。

采收加工

夏、秋季采收，洗净，鲜用或干燥。

功效与主治

功效：疏肝止痛、活血祛瘀、利尿消肿。主治：风湿痹痛、腰腿痛、

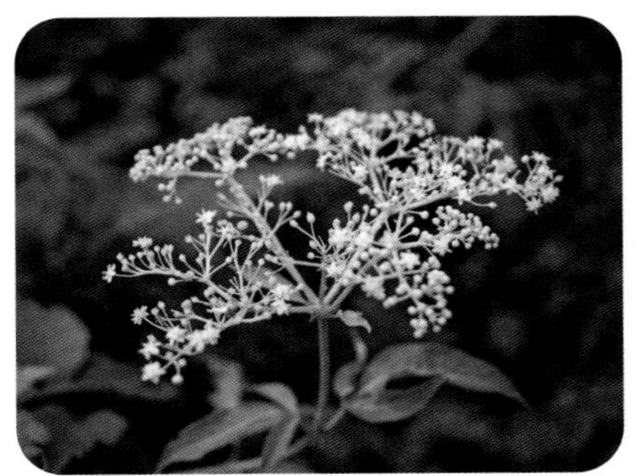
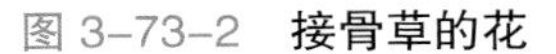
图 3-73-2 接骨草的花

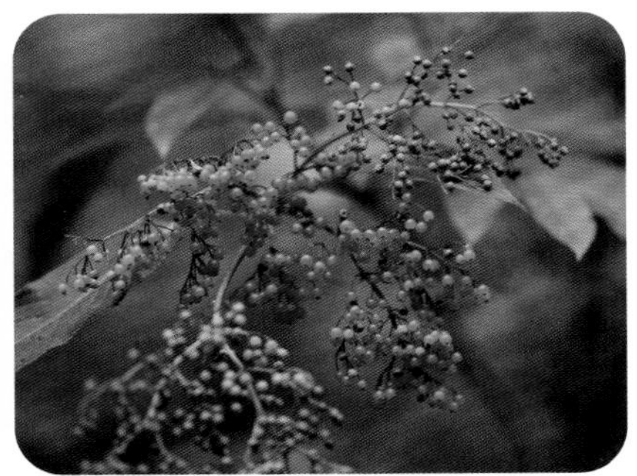
图 3-73-3 接骨草的果实

跌打损伤、水肿、风疹瘙痒。

用法与用量

9 ~ 50 克，水煎内服；外用适量。

现代研究

接骨草含有黄酮类、三萜类、甾体类和苯丙素类等多种化合物。近年来研究发现，其治疗黄疸型病毒性肝炎的效果显著。另外，有研究表明，接骨草在体内富集、运输重金属元素（Pb、Zn、Cd）的能力很强。由于对不良环境具有强的抗性，能有效地改善厂矿区的绿化和环境质量，所以，接骨草是极好的厂矿区绿化植物，尤其是在有粉尘和酸碱污染的工厂车间。

民间验方

1. 疔疮：接骨草 30 克，水煎内服。
2. 湿疹：新鲜的叶子捣碎直接外敷，或者捣烂取汁涂在皮肤上。

注意事项

孕妇禁用。

参考文献

[1] 雷后兴，李建良. 中国畲药学 [M]. 北京：人民军医出版社，2014.
[2] 方建新. 接骨草的开发利用 [J]. 中国林副特产，2007（6）：85-87.
[3] 姚元枝，伍贤进，黎晓英，等. 接骨草的化学成分与药理活性研究进展 [J]. 中成药，2015，37（12）：2726-2732.

（陈岳娟）

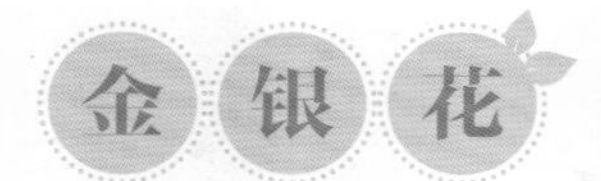

金银花

别名

忍冬花、双花、银花，变色花（畲药名）。

来源

为忍冬科植物忍冬 *Lonicera japonica* Thunb. 的干燥花蕾或带初开的花。

植物特征

为半常绿木质藤本。茎皮条状剥离，多分枝，茎中空，幼枝呈暗红褐色，密被黄褐色、开展的糙毛及腺毛，下部常无毛。叶对生；叶片纸质，呈卵形或长卵形，先端急尖，基部圆形或心形，两面有短柔毛（图 3–74–1）。花双生，总花梗常单个生于小枝上部叶腋，密被短柔毛和腺毛；苞片卵形，叶状；花冠长管状，长 3 ~ 4 厘米，花初开时呈白色，之后变为黄色，唇形，外被倒生糙毛和腺毛；雄蕊 5，与花柱均长于花冠（图 3–74–2）。浆果呈圆球形，成熟时呈蓝黑色（图 3–74–3）。花期 4 ~ 6 月，果期 10 ~ 11 月。

分布

忍冬多生长于山坡灌丛边缘、山坡岩石上、山麓等处。

采收加工

4 ~ 6 月采收花，洗净，鲜用或干燥。

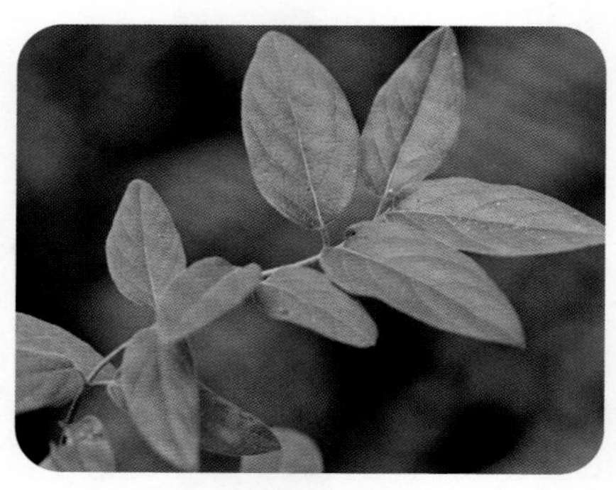

图 3–74–1 忍冬的叶

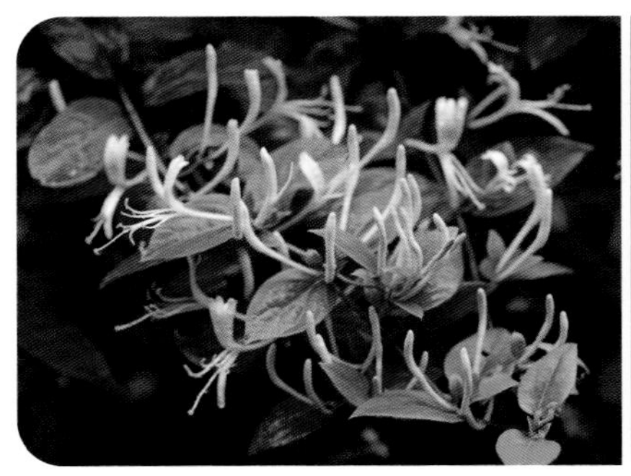
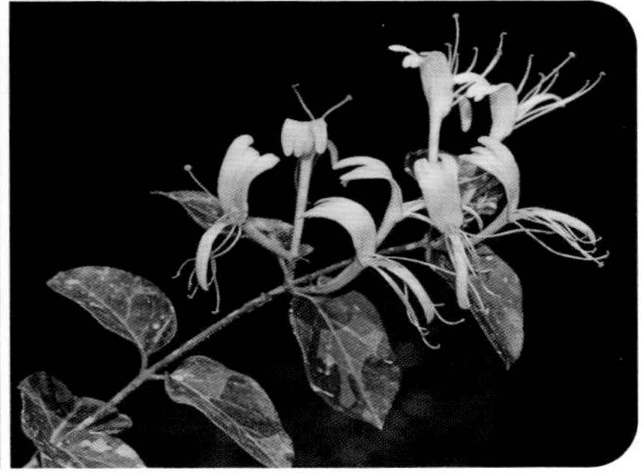

图 3-74-2　忍冬的花（左）和藤茎（右）

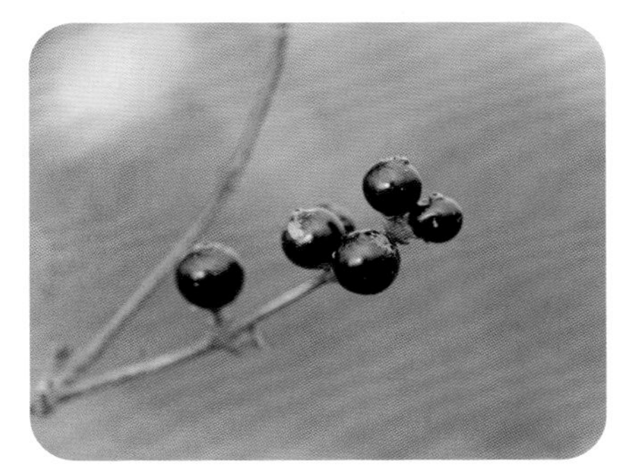

图 3-74-3　忍冬的浆果

功效与主治

功效：清热解毒、疏散风热。主治：痈肿疔疮、喉痹、丹毒、热毒血痢、风热感冒、温病发热。

用法与用量

煎汤内服，6 ～ 15 克。

现代研究

金银花中的化学成分众多，目前已经从金银花中分离出了黄酮类、有机酸类、挥发油、环烯醚萜类、三萜皂苷类等成分。现代药理研究发现，金银花具有抗病毒、抗菌、消炎、抗过敏、抗氧化、抗紫外线损伤、抗血栓、降血脂、降血糖、抗肿瘤因子、镇痛、清热解毒、保肝等作用。

民间验方

1. 感冒：金银花 10 克、野菊花 3 克、一枝黄花 15 克，水煎服。

2. 胃炎（胃热）：金银花 9 克、铁拳头（金线草）9 克、卷柏 9 克、云木香 3 克、陈皮 6 克，水煎服。

3. 细菌性痢疾、肠炎及肝炎：金银花 30 克（血痢则一半炒炭用），水煎，分 3 ～ 4 次服。

注意事项

1. 本品性寒，在月经期间最好别服用；切忌服用过量，服用过量很容易导致肠胃出现不适应的情况。

2. 脾胃虚寒的患者服用要慎重。

3. 本品不宜冷饮，因为这样很容易导致出现腹泻的情况。

参考文献

[1] 雷后兴，雷建光，王晓杭，等 . 中国畲药图谱 [M]. 天津：天津科学技术出版社，2019.

[2] 甘慈尧 . 浙南本草新编 [M]. 北京：中国中医药出版社，2016.

[3] 刘晓龙，李春燕，薛金涛 . 金银花主要活性成分及药理作用研究进展 [J]. 新乡医学院学报，2021，38（10）：992-995.

（叶垚敏）

败酱草

别名

苦益菜、苦野菜、白苦叶菜（畲药名，此为白花败酱的别名）。

来源

为败酱科植物白花败酱 *Patrinia villosa*（Thunb.）Juss. 或黄花败酱 *Patrinia scabiosaefolia* Fisch. ex Trev. 的全草。

植物特征

白花败酱为多年生草本。根茎长而横走，具臭酱味。茎被粗白毛或仅两侧各有 1 列粗短毛。基生叶丛生，叶片宽卵形或近圆形，先端渐尖，基部楔形下延，边缘有粗齿，不分裂或大头状深裂，叶柄较叶片稍长（图 3–75–1）。茎生叶对生，叶片卵形或窄椭圆形，先端渐尖，基部楔形下延，边缘羽状分裂或不裂，两面疏生粗毛，脉上尤密，茎上部叶渐无柄。聚伞花序多分枝，排列成伞房状圆锥花序，花序梗上密生或仅两列粗毛，花序分枝基部有总苞片 1 对，较狭；花萼细小，5 齿裂；花冠钟状，色白，顶端 5 裂，裂片不等形；雄蕊 4，伸出；花柱较雄蕊短。瘦果呈倒卵形，基部贴生在增大的圆翅状膜质苞片上（图 3–75–2）。

黄花败酱为多年生草本。与白花败酱不同于主茎、分枝及花序梗，为一侧有白色硬毛。花为黄色（图 3–75–3），瘦果无翅状苞片（图 3–75–4）。

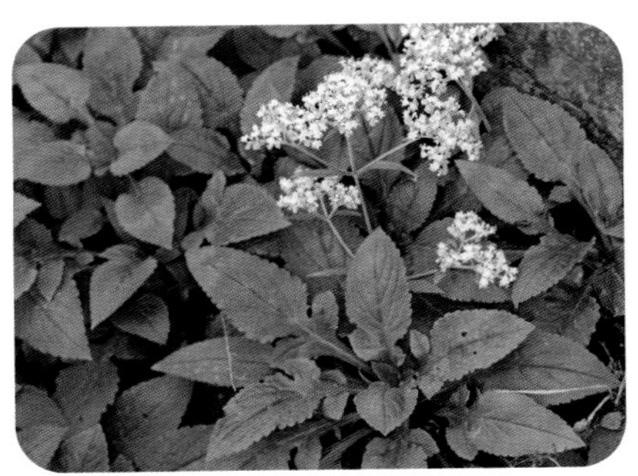
图 3–75–1　白花败酱

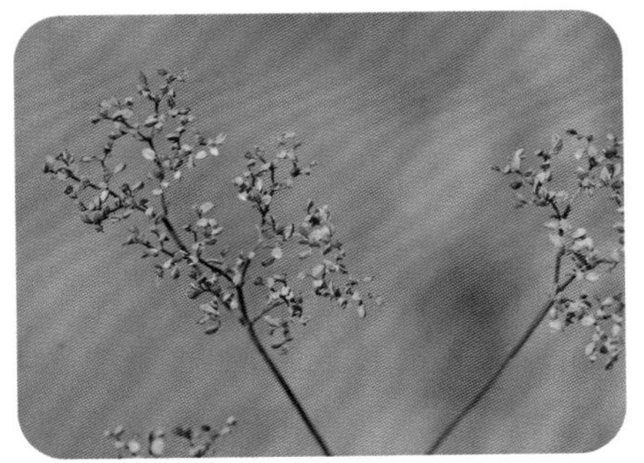
图 3–75–2　白花败酱的果实

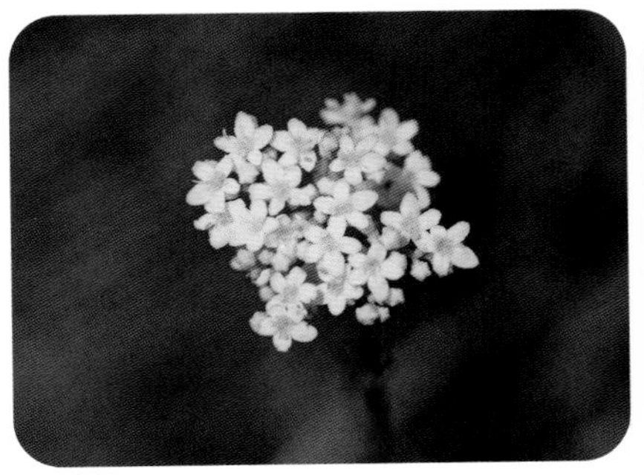
图 3–75–3　黄花败酱的花

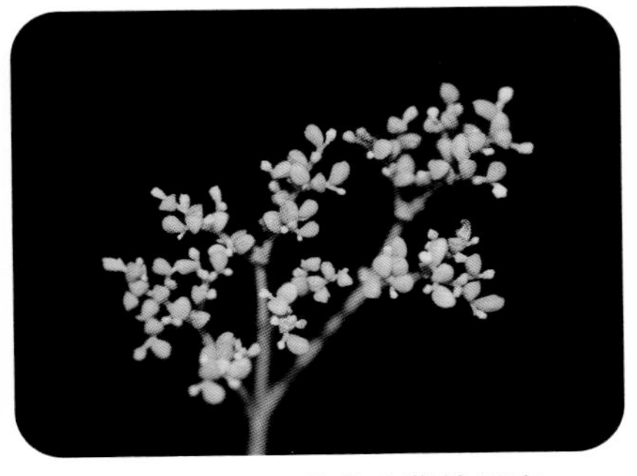
图 3–75–4　黄花败酱的果实

分布

白花败酱生于海拔1300米以下山地林下、林缘或溪沟边的草丛中及灌木丛中，全市各县常见。黄花败酱多生于海拔600 ~ 1400米山坡林下、路旁或草丛中。

采收加工

夏、初秋季节采收，洗净，鲜用或干燥。

功效与主治

功效：清热解毒，活血排脓。主治：肠痈、痢疾、肠炎、肝炎、眼结膜炎、产后瘀血腹痛、痈肿、疔疮。

用法与用量

内服10 ~ 50克，煎汤；外用适量，鲜品捣敷。

现代研究

现代药理研究表明，败酱草含黄酮类、三萜皂苷类、环烯醚萜类、挥发油、甾醇类和苯丙素类（香豆素类和木脂素类）等成分，具有抑菌、抗病毒、消炎、镇静、保肝利胆、抗肿瘤等作用。其中，白花败酱主要以黄酮类成分为主，而黄花败酱中以三萜皂苷类成分为主。胃肠道的双向调节的功能，常用黄花败酱。

民间验方

1. 毒蛇咬伤：白花败酱草、鲜铺地蜈蚣各适量，捣烂外敷；内服红牛膝50克、白花蛇舌草50克，水煎服。

2. 产后虚汗：白花败酱草30 ~ 50克，开水泡服。

3. 瘰疬：鲜白花败酱草200克、山羊骨500克，烧酒适量；将山羊骨烧成炭状，研成细粉，与鲜白花败酱草、烧酒捣成泥状，敷患处。

4. 疖、痈：鲜白花败酱草捣敷，另用白花败酱草100克，水煎服，或配方服。

此外，白花败酱草煎汤外洗还可治疗痱子。

注意事项

脾胃虚弱者及孕妇慎服。

参考文献

[1] 雷后兴，李建良．中国畲药学 [M]. 北京：人民军医出版社，2014.

[2] 程文亮，李建良，何伯伟，等．浙江丽水药物志 [M]. 北京：中国农业科学技术出版社，2014.

[3] 甘慈尧．浙南本草新编 [M]. 北京：中国中医药出版社，2016.

[4] 陈淑玲，韩亮．败酱草的现代研究进展 [J]. 广东药科大学学报，2017，33（6）：816-821.

（黄爱鹂）

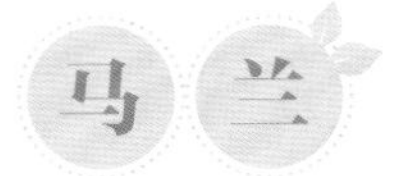

马兰

别名

马兰头，田岸青、水苦益、温州青（畲药名）。

来源

为菊科植物马兰 *Kalimeris indica*（L.）Sch. Bip. 的干燥全草。

植物特征

为多年生草本。茎直立，多少有分枝，被短毛。基部叶片在花期枯萎（图 3-76-1）；茎生叶呈披针形至倒卵状长圆形，边缘从中部以上具 2 ～ 4 对浅齿或深齿，具长柄；上部叶片渐小，全缘，两面有疏柔毛或近无毛，无柄。头状花序单生于枝端，并排列成疏伞房状（图 3-76-2）。瘦果呈倒卵状长圆形，极扁。

分布

马兰多生长于山坡、沟边、湿地、路旁及田埂上，有作野菜零星栽培。

采收加工

夏、秋二季采收，洗净，鲜用或干燥。

功效与主治

功效：平肝和胃、化湿止血。主治：牙龈肿痛、疮疖、咽喉肿痛、

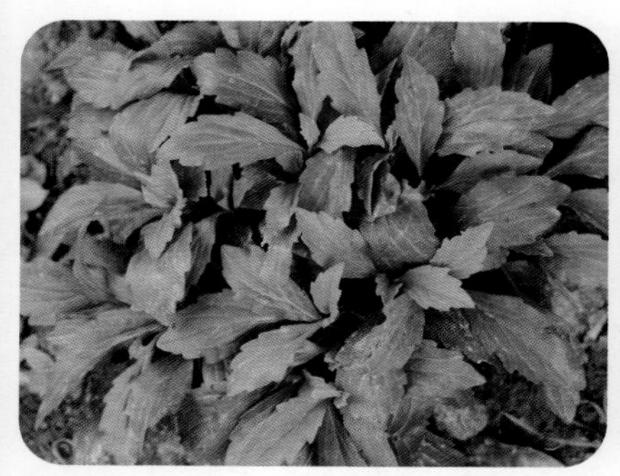

图 3-76-1　马兰的基生叶

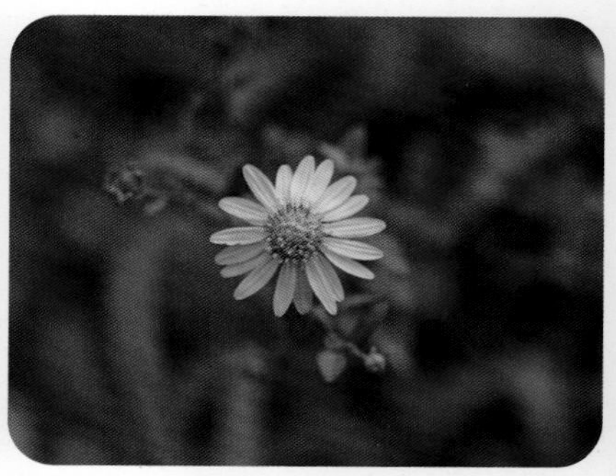

图 3-76-2　马兰的花

急性肝炎。

用法与用量

30 ~ 100 克，水煎服；外用适量。

现代研究

马兰含有氨基酸、黄酮类、多糖、脂肪、碳水化合物、维生素、矿物质等多种营养成分，具有消炎镇痛、抗癌、延缓衰老、防止动脉硬化、止咳平喘等作用，常食可降低血压、保护心血管、增强人体免疫力。

民间验方

1. 牙龈肿痛：马兰根 50 克，水煎服。
2. 疮疖：鲜马兰全草 250 克、食盐 25 克，捣烂外敷。
3. 咽喉肿痛：鲜马兰根 50 克，水煎服，每日 2 次。
4. 急性肝炎：马兰根 30 克，水煎服。
5. 鼻出血、外伤出血：鲜马兰叶捣烂用，鼻出血者塞鼻孔中或煎汤服；外伤出血者外敷患处。

注意事项

本品性寒，脾胃虚弱者慎用。

参考文献

[1] 雷后兴，李建良 . 中国畲药学 [M]. 北京：人民军医出版社，2014.
[2] 甘慈尧 . 浙南本草新编 [M]. 北京：中国中医药出版社，2016.

[3] 刘玉芬，夏海涛，张丹妮，等.马兰头多糖提取工艺的响应面法优化及不同部位多糖含量的测定[J].科学食品，2011，32（24）：153-157.

（杨巧君）

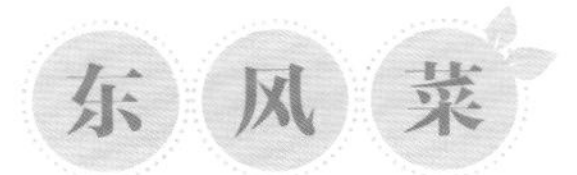

东风菜

别名

哈卢弟、哈罗丁、海螺（畲药名）。

来源

为菊科植物东风菜 *Doellingeria scaber*（Thunb.）Nees 的全草或根茎。

植物特征

为多年生草本植物（图 3-77-1）。茎直立，上部斜生分枝，被微毛，基部叶花期时枯萎。叶片呈心形，先端尖，基部狭长成柄，边缘有具小尖头的齿，网脉明显。头状花序，圆锥伞房状排列；舌状花（缘花）约10个，舌片白色，条状矩圆形；管状花长 5.5 毫米，檐部钟状，有线状披针形裂片，管部急狭（图 3-77-2）。瘦果呈倒卵圆形或椭圆形。根状

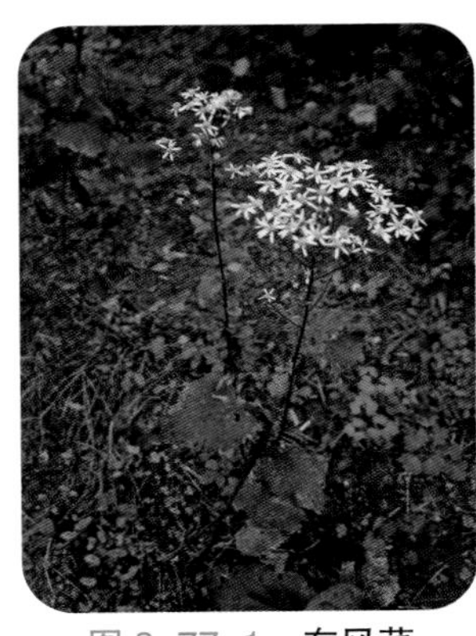

图 3-77-1　东风菜

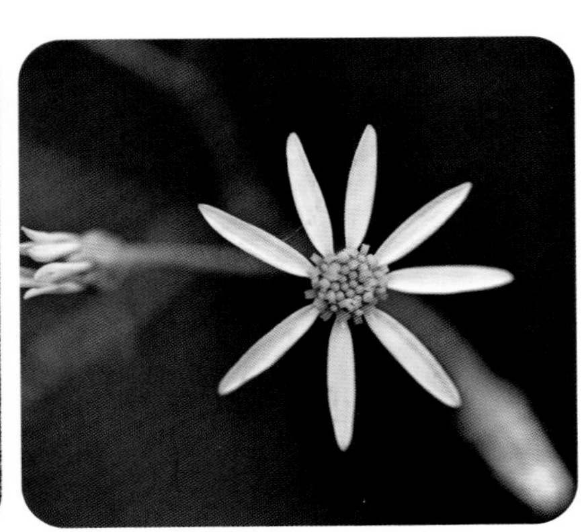

图 3-77-2　东风菜的花

茎粗壮横卧，旁生多数须根；根状茎一端新的抽长的同时，另一端的老根状茎经常会自然腐烂一节（图 3–77–3）。

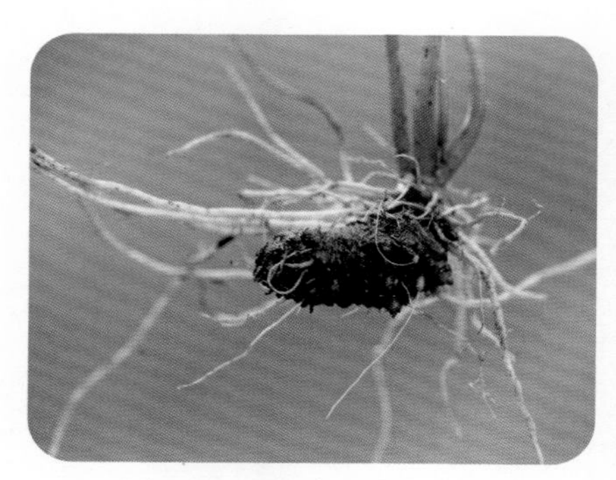

图 3–77–3 东风菜的根茎

分布

东风菜于浙南地区一般生长于海拔 800 米以上的山地林缘、山坡、草地、灌木丛中。

采收加工

夏、秋二季采收，洗净，鲜用或干燥。

功效与主治

功效：清热解毒、祛风止痛、行气活血、明目利咽。主治：急性扁桃体炎、毒蛇咬伤等。

用法与用量

15 ~ 50 克，水煎服。

现代研究

东风菜含有三萜及皂苷、单站、倍半萜、二萜、酚酸和甾体等结构类型的化学成分，其中以刺囊酸型三萜皂苷为主要成分。东风菜主要有提高细胞免疫、体液免疫、抗肿瘤、保护和营养神经、抗病毒及降脂等作用。

民间验方

1. 跌打损伤：东风菜鲜根茎 60 克，水煎，用黄酒冲服；取东风菜根茎烘干研末，每次 9 克，用黄酒吞服。

2. 内出血：东风菜根茎、万年青根茎各 9 克；如肺出血可加黄独 9 克，水煎服。

3. 毒蛇咬伤：东风菜全草 60 克，水煎服；另即用鲜叶捣烂加白酒洗患处；鲜垂盆草 50 克，鲜东风菜全草 50 克，捣烂外敷；东风菜干品加米泔水捣烂外敷。

4. 急性扁桃体炎：东风菜全草 30 克，水煎服；东风菜根茎 1 克研细粉，开水冲服，每日 3 次。

5. 急性肾炎：鲜东风菜根茎 60 克，捣烂，放酒杯内扣于脐上，用布包扎，每日换药 1 次。

6. 中暑腹痛：东风菜根茎 3 克，研末，温开水吞服。

注意事项

1. 东风菜因味辛、甘，性寒，脾胃虚寒之人应谨慎服用。

2. 东风菜能用地上部分的尽量不用根茎，“采留结合，保护资源”，以利于资源的可持续利用。

参考文献

[1] 雷后兴，李建良 . 中国畲药学 [M]. 北京：人民军医出版社，2014.
[2] 程文亮，李建良，何伯伟，等 . 浙江丽水药物志 [M]. 北京：中国农业科学技术出版社，2014.
[3] 浙江省卫生局 . 浙江民间常用草药（第三集）[M]. 杭州：浙江人民出版社，1972.
[4] 蒋金和，邓雪琳，王利勤，等 . 东风菜化学成分及药理活性研究进展 [J]. 中成药，2008，30（10）：1517-1520.
[5] 刘淑兰 . 东风菜的药用研究概况 [J]. 中医药信息，2007，24（3）：18-20.

（黄爱鹏）

大发散

别名

华泽兰，千里桔（畲药名）。

来源

为菊科泽兰属植物华泽兰 *Eupatorium chinense* L. 带花序枝的头状花序。

植物特征

为多年生草本。茎被短柔毛（图 3–78–1）。叶对生，基部叶片花期枯萎；中部叶片呈椭圆形、卵状长椭圆形或披针形，先端渐尖，基部圆形，叶脉羽状，边缘具规则圆锯齿，两面粗糙。头状花序多数，在茎顶及枝端排列成大型疏散的复伞房状（图 3–78–2）。

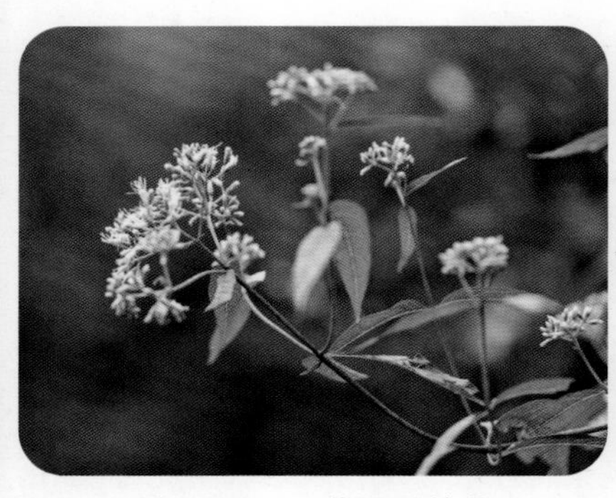

图 3–78–1　**华泽兰的茎**

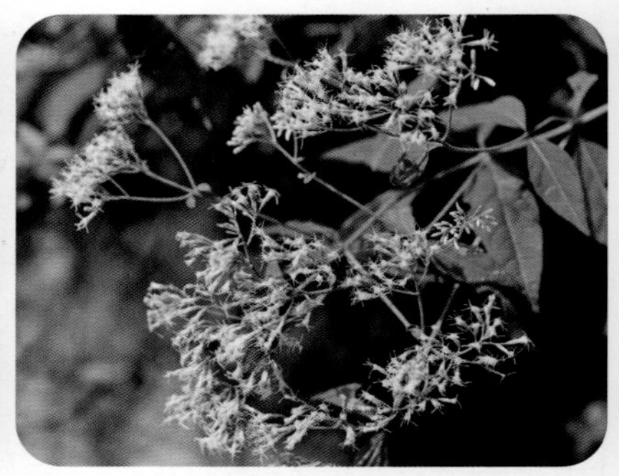

图 3–78–2　**华泽兰的叶和花**

分布

华泽兰多生长于山坡、林下或灌草丛中。

采收加工

秋季花盛开时采收，洗净，鲜用或干燥。

功效与主治

功效：清热解毒、调经行血、消肿止痛。主治：咽喉肿痛、感冒头痛、痛经、跌打损伤、胸肋疼痛等症。

用法与用量

内服煎汤，10 ~ 20 克，鲜品 30 ~ 60 克；外用适量，捣敷或煎水洗。

现代研究

大发散具有抗菌、消炎镇痛等功效。

民间验方

1. 产后全身发痒：大发散 18 克、天花粉 18 克，水煎服。
2. 伤风：大发散 10 克，水煎服。
3. 痛经：大发散 10 ~ 15 克，水煎服。

注意事项

孕妇忌服。

参考文献

[1] 雷后兴，雷建光 . 中国畲药图谱 [M]. 天津：天津科学技术出版社，2019.

[2] 程聪梅，毛菊华，余乐 . 畲药大发散的黄酮类化学成分研究 [J]. 中国药房，2015，26（36）：5157−5159.

（诸葛智鑫）

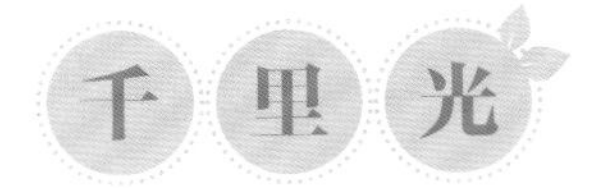

别名

木灵头、九里明（畲药名）。

来源

为菊科植物千里光 *Senecio scandens* Buch.-Ham. ex D. Don 的干燥地上部分。

植物特征

为多年生攀援草本，根状茎常木质化。茎细长，曲折，上部多分枝

（图 3–79–1）。叶互生，有短柄，叶片形状在不同的生长阶段变异较大，有时呈披针形、有时呈卵状披针形，先端渐尖，基部戟形或楔形，边缘下部具不规则缺刻状粗齿，但也有时呈微波状或近全缘。头状花序呈辐射状，生于枝顶，排列成复伞房状；小花呈黄色，舌状花 1 层，8 ~ 9 枚，雌性，管状花多层（图 3–79–2）。瘦果条形；冠毛呈白色，毛状（图 3–79–3）。每年开花 2 次，分别在 8 ~ 9 月和 2 月初。

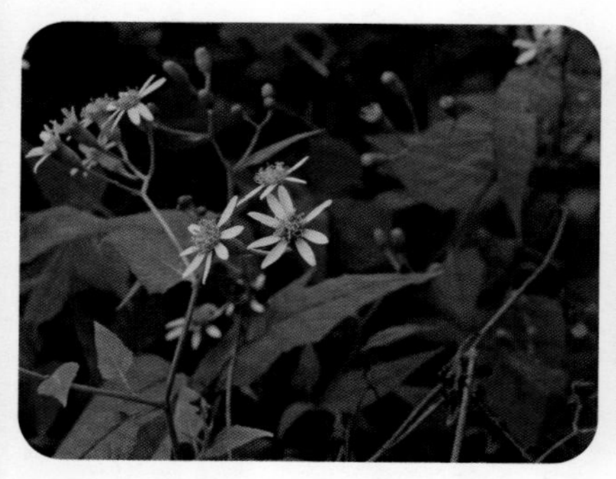

图 3–79–1　千里光的茎

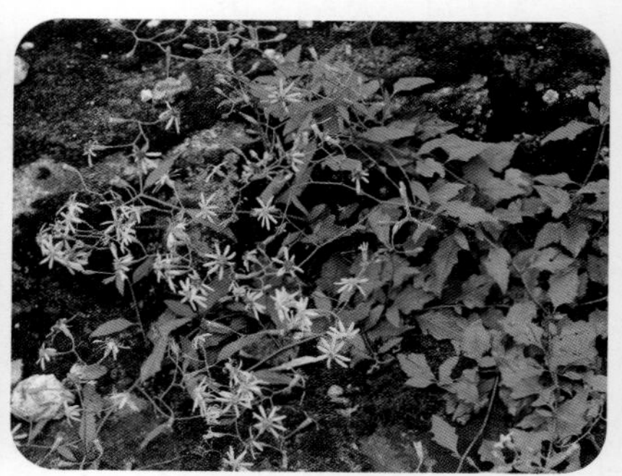

图 3–79–2　千里光的花

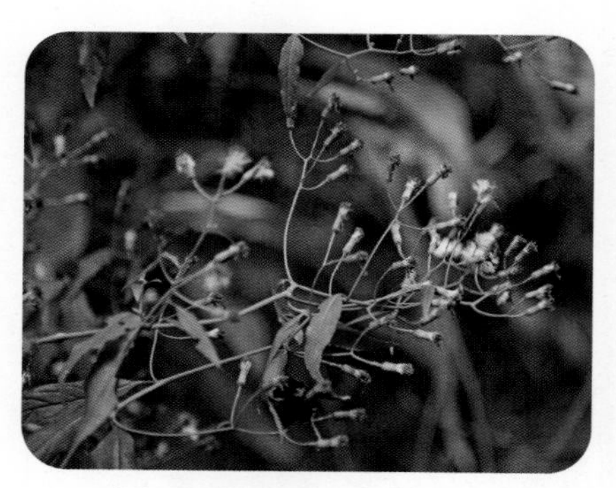

图 3–79–3　千里光的瘦果

分布

千里光多生长于森林、灌丛中，攀援于灌木、岩石上或溪边，丽水市全域可见。

采收加工

夏、秋二季采收，全草洗净，鲜用或干燥用。

功效与主治

功效：清热解毒、明目。主治：风火赤眼、疮疖肿毒、上呼吸道感染、痢疾肠炎、皮肤湿疹。

用法与用量

9 ~ 15 克，水煎服；外用适量。

现代研究

千里光所含的生物碱，具有抗菌、消炎、抗病毒的功效。此外，千里光还有一定的抗氧化、抗肿瘤作用。

民间验方

1. 浮肿：千里光 50 克，水煎服。

2. 压疮：千里光 200 ~ 250 克，水煎煮沸，温热时取药液淋洗疮面，每日 2 次，并用消毒纱布覆盖疮面。

3. 骨髓炎：鲜千里光适量，捣烂外敷，每日 1 次，连续使用 2 个月。

4. 疖肿、湿疹、皮炎：治疗疖肿，千里光、金银花、紫花地丁各 15 克煎服；另用鲜千里光茎叶捣烂外敷，或捣汁和猪胆熬膏，或千里光全草水煎浓汁涂敷。治皮炎、脓疱疮、皮肤湿疹瘙痒，千里光配野菊花、徐长卿、苦参等煎汤洗患处。

5. 眼结膜炎、沙眼急性期、角膜炎、睑缘炎：千里光 100 克，水煎，取汁，洗眼。

6. 慢性胆囊炎急性期发作、肺脓肿、肺炎：千里光、蒲公英各 30 克，白花蛇舌草、叶下珠各 15 克，水煎服。

7. 阴道滴虫病：先用温水冲洗阴道，放入 1 个浸渍 30% 千里光煎液的带线纱球，12 ~ 24 小时后取出。每日 1 次，5 次为 1 个疗程。

注意事项

1. 千里光所含的生物碱有一定的肝毒性，所以不可长期及大剂量服用。

2. 千里光性味苦寒，脾胃虚弱者应慎用。

参考文献

[1] 雷后兴，李建良．中国畲药学 [M]. 北京：人民军医出版社，2014.
[2] 浙江省食品药品监督管理局．浙江省中药炮制规范（2015 年版）[M]. 北京：中国医药科技出版社，2016.
[3] 甘慈尧．浙南本草新编 [M]. 北京：中国中医药出版社，2016.

（李丕回）

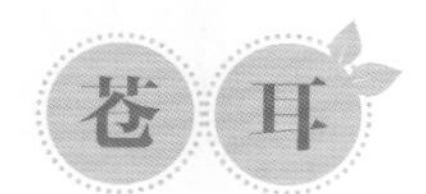

苍耳

别名

琴丝、油带来、野茄子、洋当归，苍蝇子、苍音子（畲药名）。

来源

为菊科植物苍耳 *Xanthium sibircum* Patrin ex Widder 的根、全草或果实。

植物特征

为一年生草本，全株生白色短毛。叶互生，有长柄，呈三角状卵形或心形，先端尖，边缘具不规则的锯齿，或浅裂成三片，基部心形（图 3–80–1）。头状花序生于枝顶及叶腋；花单性，雌雄同株，雄花序生于顶端，雌花序生在下部。果实呈椭圆形，表面有钩刺（图 3–80–2）。

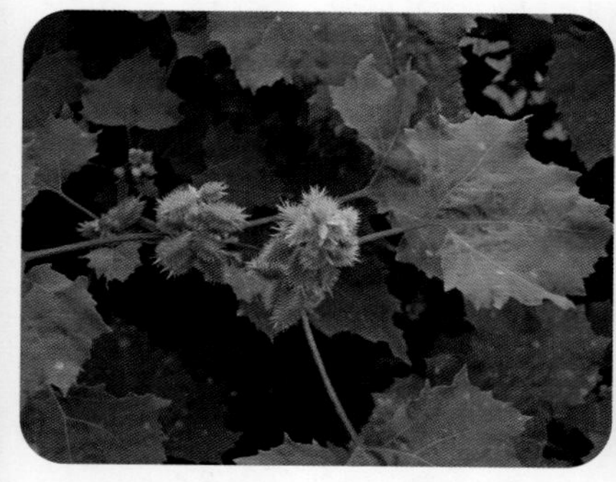

图 3–80–1　苍耳的叶

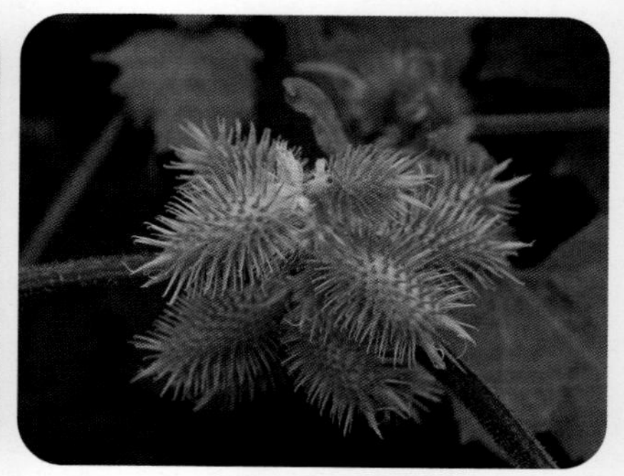

图 3–80–2　苍耳的果实

分布

苍耳多生长于路旁、沟旁、山波草地、田边或村旁。

采收加工

夏季采收全草，秋季采收果实，洗净，鲜用或干燥。

功效与主治

功效：祛湿解表、宣通鼻窍、除湿止痛、杀虫。主治：风寒头痛、风湿麻痹、四肢拘挛、鼻渊、瘙痒等病症。畲医用于治疗腮腺炎、风疹。

用法与用量

苍耳子 6 ~ 9 克，全草 15 ~ 30 克，水煎服；外用鲜叶捣敷。

现代研究

苍耳含苍耳苷、苍耳醇、异苍耳醇、亚油酸、棕榈酶及氨基酸等，其所含的苷类物具有降血糖、镇咳等功效，其煎剂对部分细菌及真菌有抑制作用。

民间验方

1. 腮腺炎：取苍耳鲜根 30 克，水煎服，并取鲜叶捣烂外敷。
2. 鼻窦炎和中耳炎：取苍耳子 15 克或根 50 克，水煎服。
3. 风湿痛：取苍耳全草 18 ~ 50 克，水煎服。
4. 麻风：取苍耳子煎熬成膏，每次服 9 克。
5. 风疹和遍身湿痒：取苍耳全草煎汤洗浴。

注意事项

血虚头痛者不宜用。过量服用易致中毒。

参考文献

[1] 雷后兴，李建良. 中国畲药学 [M]. 北京：人民军医出版社，2014.
[2] 杨丽. 中药学 [M]. 北京：人民卫生出版社，2005.
[3] 甘慈尧. 浙南本草新编 [M]. 北京：中国中医药出版社，2016.
[4] 浙江省革命委员会生产指挥组卫生办公室. 浙江民间常用草药（第一集）[M]. 杭州：浙江人民出版社，1969.

（金雪艳）

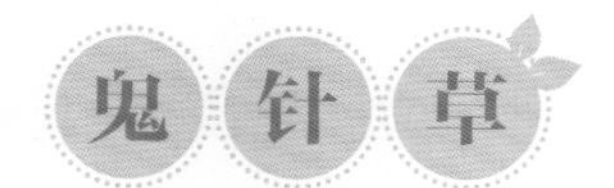

鬼针草

别名

一包针、引线包。

来源

为菊科植物婆婆针 *Bidens bipinnata* L.、鬼针草 *Bidens pilosa* L. 或金盏银盘 *Bidens biternata*（Lour.）Merr.et Sherff 的干燥地上部分。

植物特征

婆婆针为菊科鬼针草属一年生草本，茎直立，通常呈四棱状，无毛或上部疏生柔毛。叶片二回羽状深裂，边缘具稀疏不规则粗锯齿（图 3–81–1）。头状花序近圆柱形；总苞片 2 层，呈狭椭圆形；花呈黄色，舌状花 1 ～ 3 朵，不育，管状花多数，能育（图 3–81–2）。瘦果呈狭圆柱形，针芒状冠毛 3 ～ 4 枚，具多数倒生的小刺。

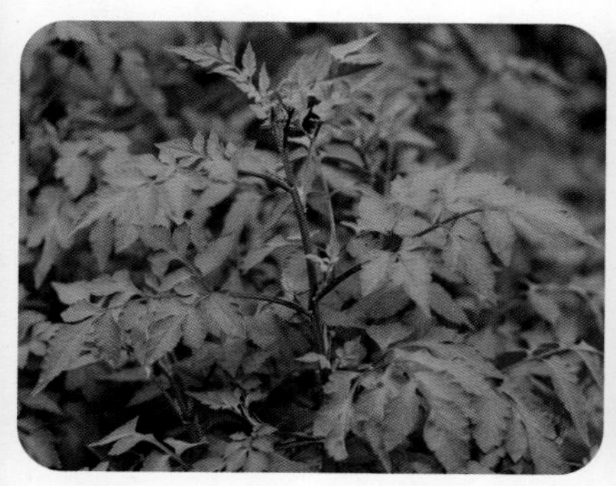

图 3–81–1　婆婆针的叶

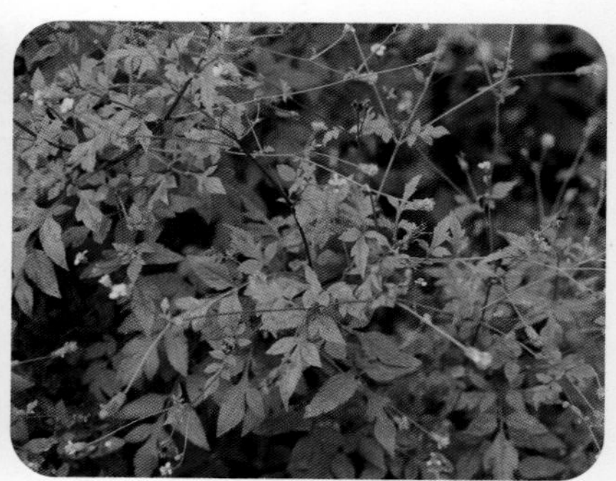

图 3–81–2　婆婆针的花

鬼针草为菊科鬼针草属一年生草本，茎直立，钝四棱形，上部被极稀疏的柔毛。叶多为一回羽状复叶。头状花序；总苞基部被短柔毛，苞片 7 ～ 8 枚，条状匙形，先端增宽；无舌状花，盘花筒状（图 3–81–3）。瘦果呈黑色，条形，略扁，具棱，上部具稀疏瘤状突起及刚毛，顶端芒刺 3 ～ 4 枚，具倒刺毛（图 3–81–4）。

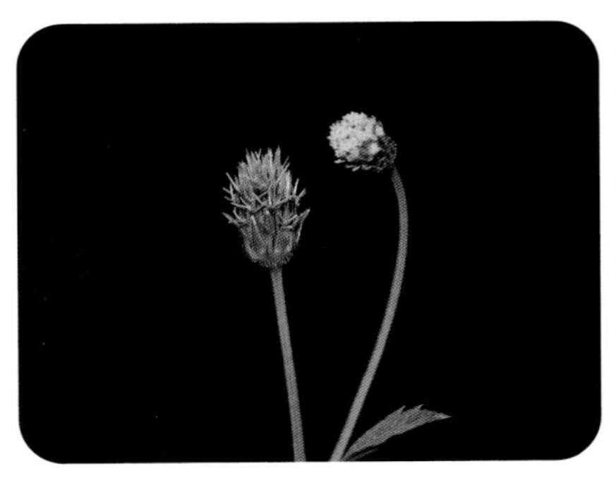

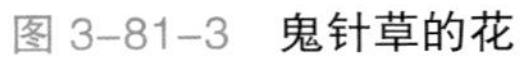
图 3-81-3 **鬼针草的花**

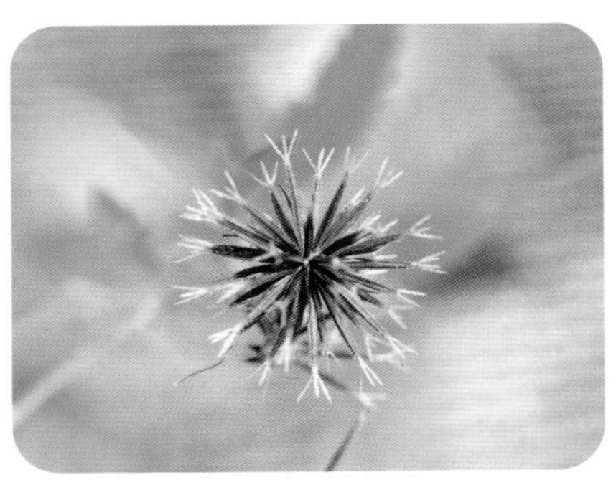

图 3-81-4 **鬼针草的瘦果**

金盏银盘为菊科鬼针草属一年生草本，茎直立，略具四棱，无毛或被稀疏卷曲短柔毛。叶为一回羽状复叶，边缘具整齐的锯齿。头状花序；总苞基部有短柔毛，外层苞片 8 ~ 10 枚，草质，条形；花呈淡黄色（图 3-81-5）。瘦果呈线形，黑色，具四棱，两端稍狭，被小刚毛，顶端芒刺 3 ~ 4 枚。

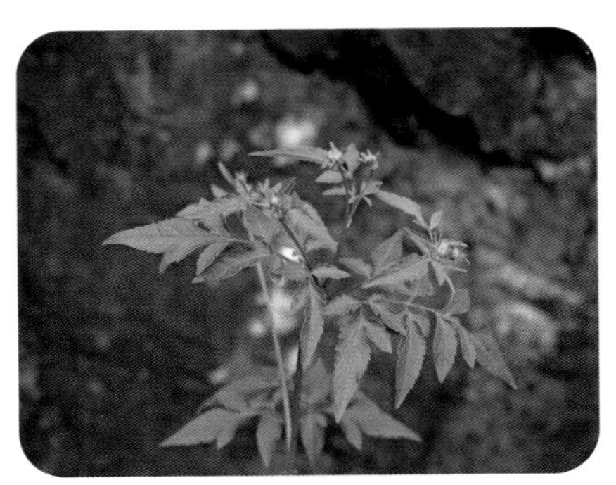

图 3-81-5 **金盏银盘的叶和花**

分布

鬼针草多生长于路边及荒地上。

采收加工

夏、秋二季采收，洗净，鲜用或干燥。

功效与主治

功效：健脾止泻、清热解毒。主治：消化不良、腹痛泄泻、咽喉肿痛、痢疾、阑尾炎。

用法与用量

煎汤内服，9 ~ 30 克。

现代研究

鬼针草含有金丝桃苷、水杨酸、原儿茶酸、生物碱等，现代药理研究表明，鬼针草具有降压、调节血脂、抗血栓、消炎镇痛的功效。鬼针草含有丰富的氨基酸、维生素、有机化合物等，可作为药膳的原料。

民间验方

1. 小儿腹泻：鬼针草 12 ~ 24 克，水煎，每日分 3 次服；或浓煎洗脚，每日洗 3 ~ 6 次。

2. 高血压：鬼针草 30 克，加水 1000 毫升，水煎后代茶饮，1 日内服完。

3. 小儿疳积：鬼针草 15 克，猪肝 60 ~ 90 克，加水 1 碗，另用鬼针草秆横架在锅内，将猪肝放在上面蒸熟，先喝汤，后吃肝。

4. 阑尾炎：鬼针草 15 ~ 45 克或鲜品 120 ~ 240 克，浓煎，配白花蛇舌草同用疗效更佳。

5. 毒蛇咬伤：鬼针草 90 克，水煎分服，并用鬼针草鲜草、紫花地丁各 50 克，捣汁外涂伤口。

注意事项

1. 鬼针草禁止过量或长期服用，不然会加重身体负担，容易出现药物中毒，而且会让胃肠道出现明显的不良反应，如腹痛、腹泻和恶心呕吐等。

2. 鬼针草对子宫有一定刺激作用，容易造成胎动不安，严重时还会出现流产，故孕妇禁止服用。

参考文献

[1] 雷后兴，雷建光，王晓杭，等 . 中国畲药图谱 [M]. 天津：天津科学技术出版社，2019.

[2] 浙江植物志编辑委员会 . 浙江植物志总论 [M]. 浙江：浙江科学技术出

版社，1993.
[3] 赵紫艳，麻秋团，吴一航，等.鬼针草的化学成分研究[J].云南民族大学学报（自然科学版），2022（6）：1-10.

（叶垚敏）

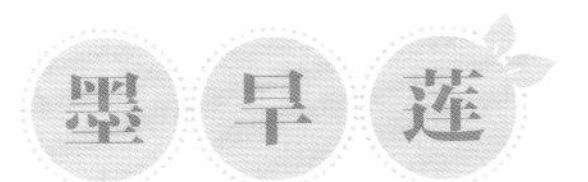

墨旱莲

别名

鳢肠，墨黑草、日花草、墨汁草、乌黑草（畲药名）。

来源

为菊科植物鳢肠 *Eclipta prostrate*（L.）L. 的干燥地上部分。

植物特征

为一年生草本。茎匍匐状或近直立，自基部分枝，被糙硬毛，全株干燥后常变为黑色（图 3-82-1）。叶片呈长圆状披针形或线状披针形，先端渐尖，基部楔形，全缘或有细齿，两面密被硬糙毛，基出3脉，无叶柄（图 3-82-2）。头状花序 1 ~ 2 个，腋生或顶生，呈卵形，有柄（图 3-82-2）。雌花的瘦果呈三角形，两性花的瘦果呈扁四棱形。

分布

鳢肠多生长于路旁草丛、田埂、沟边草地。

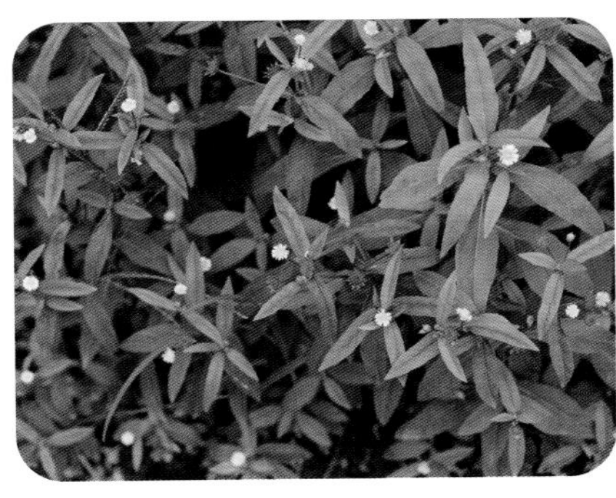

图 3-82-1　鳢肠

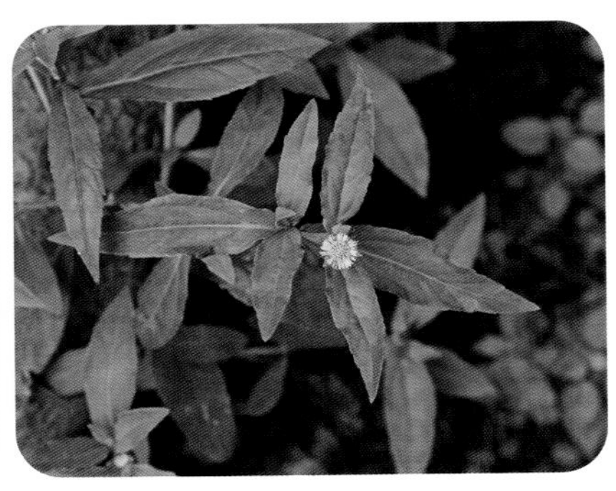

图 3-82-2　鳢肠的叶和花

采收加工

夏、秋二季采收，洗净，鲜用或干燥。

功效与主治

功效：滋补肝肾，凉血止血。主治：肝肾阴虚、牙齿松动、须发早白、眩晕耳鸣、腰膝酸软、阴虚血热、吐血、衄血、尿血、血痢、崩漏下血、外伤出血。

用法与用量

6 ~ 12 克，水煎服。外用适量。

现代研究

墨旱莲主要包括噻吩类、黄酮类、香豆草醚类、三萜皂苷及挥发油等化学成分，具有保肝、降血脂、抗肿瘤、消炎镇痛、抗氧化、抗菌等多种药理活性。此外，墨旱莲在抗骨质疏松、调节免疫、抗糖尿病、驱蚊、止血、抗蛇毒等方面具有一定的疗效。

民间验方

1. 腹泻：墨旱莲、节节草、铺地蜈蚣（金毛耳草）各 10 克，水煎服；或墨旱莲 20 ~ 30 克，水煎服。

2. 外伤出血：鲜墨旱莲适量，捣烂外敷。

3. 痢疾：鲜墨旱莲 50 ~ 100 克，鲜凤尾蕨 30 克，水煎，冲蜂蜜服。

4. 肺出血、肠出血及内伤出血：鲜墨旱莲 50 ~ 100 克，水煎，调冰糖服，连服数日。

注意事项

无。

参考文献

[1] 雷后兴，李建良．中国畲药学 [M]. 北京：人民军医出版社，2014.
[2] 浙江省食品药品监督管理局．浙江省中药炮制规范（2015 年版）[M]. 北京：中国医药科技出版社，2016.
[3] 焦广洋，李澍坤，邓易，等．墨旱莲及其化学成分的药理作用、体内代谢及质量控制研究进展 [J]. 药学研究，2021，40（10）：673-677，683.

[4] 浙江省革命委员会生产指挥组卫生办公室．浙江民间常用草药（第一集）[M]. 杭州：浙江人民出版社，1969.

（杨巧君）

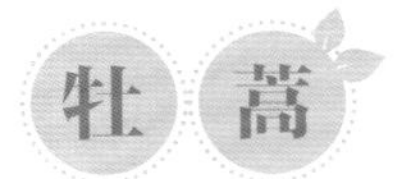

牡蒿

别名

火烧菜、马仁菜（畲药名）。

来源

为菊科植物牡蒿 *Artemisia japonica* Thunb. 的全草或根。

植物特征

为多年生草本植物。地上部分有香气；地下根状茎稍粗短，常有若干营养枝（图 3-83-1）。牡蒿叶为裂片，上端常具缺齿。茎的上部叶小（图 3-83-2）；中部叶匙形，基部楔形，渐狭窄，有 1 ~ 2 个假托叶；下部叶与基生叶倒卵形或宽匙形，叶具短柄，花期凋谢。茎单生或少数，有纵棱，呈紫褐色或褐色，茎上半部分枝。苞片叶呈椭圆形、披针形，先端不分裂或偶有浅裂。许多小型头状花序最后组成圆锥花序（图 3-83-3）。瘦果小，呈倒卵形。花果期 7 ~ 10 月。

分布

牡蒿生于路边荒野、林缘、疏林下、山坡等地，全国大部分地区均有。

采收加工

夏、秋二季采收全草，洗净，鲜用或干燥；秋季采挖根，洗净，干燥。

功效与主治

1. 全草：具有清热、凉血、解毒的功效，用于治疗夏季感冒、肺结核潮热、小儿疳积、黄疸性肝炎、毒蛇咬伤等。

2. 根：具有祛风、补虚、杀虫截疟的功效，用于治疗产后风寒感冒、风湿痹痛、劳伤乏力、虚肿、疟疾。

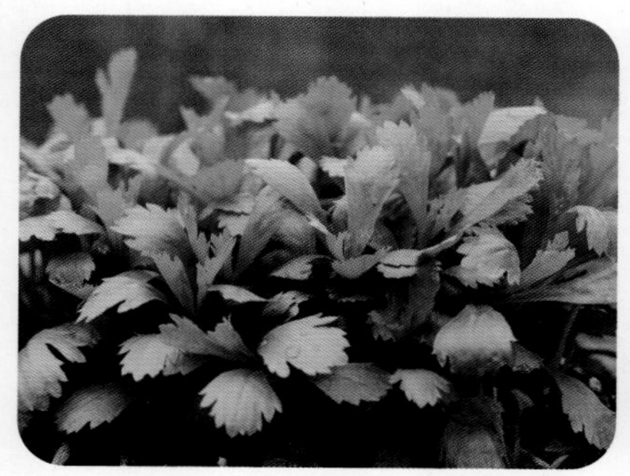
图 3-83-1 牡蒿的营养枝

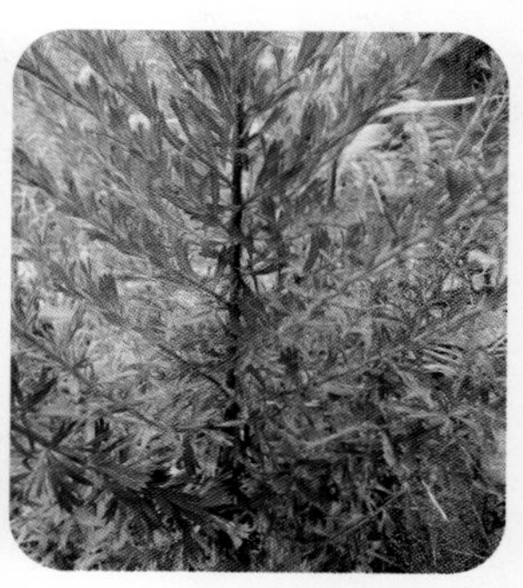
图 3-83-2 牡蒿的上半部分

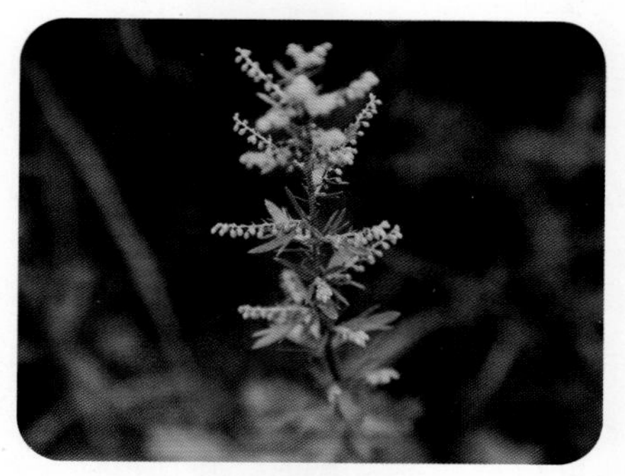
图 3-83-3 牡蒿的花序

用法与用量

全草：内服 9 ~ 15 克，煎汤，鲜品加倍；外用适量，煎水洗或鲜品捣敷。根：内服 15 ~ 30 克，煎汤。

现代研究

牡蒿含多糖、青蒿素、挥发油、黄酮类、多酚类及皂苷类等成分，具有活血、止血、抗菌、抗病毒、抗肿瘤、降血糖、降血脂、保肝及延缓衰老等多种生理活性。现代应用开发的有牡蒿茶、生物农药（生产蚊香，提取杀虫剂）等。

民间验方

1. 乳腺炎：鲜牡蒿全草适量，加食盐捣烂外敷于红肿处，每日换药 3 次。

2. 疥疮、湿疹：牡蒿全草煎汤洗患处。

3. 喉蛾（扁桃体炎）：牡蒿鲜全草 30 ~ 60 克，切碎，水煎服。

4. 毒蛇咬伤：牡蒿鲜叶嚼烂敷咬伤处，并用鲜全草 30 克配细辛、金银花各 12 ~ 15 克，大黄 21 ~ 24 克，水煎冲烧酒，早晚饭前各服 1 次。

5. 风湿痹痛、头痛：牡蒿根 30 克，水煎服。

6. 寒湿浮肿：牡蒿根 30 ~ 60 克，用水一碗煎至半碗，冲黄酒 60 克，饮服。

注意事项

牡蒿全草因其性苦寒，不可久服。

参考文献

[1] 雷后兴，李建良．中国畲药学 [M]. 北京：人民军医出版社，2014.

[2] 程文亮，李建良，何伯伟，等．浙江丽水药物志 [M]. 北京：中国农业科学技术出版社，2014.

[4] 浙江省革命委员会生产指挥组卫生办公室．浙江民间常用草药（第一集）[M]. 杭州：浙江人民出版社，1969.

[5] 马媛媛，赵洁，姚默，等．牡蒿药学研究概况 [J]. 安徽农业科学，2011，39（34）：20986-20987.

[6] 张德华．牡蒿茶加工工艺 [J]. 食品与发酵工业，2008，34（1）：168-171.

（黄爱鹂）

白苞蒿

别名

白鹤草、阴毒草、大力王、鸭脚菜，四季菜、假堇菜（畲药名）。

来源

为菊科植物白苞蒿 *Artemisia lactiflora* Wall.ex DC. 的全草。

植物特征

为多年生草本。茎直立，光滑，具纵槽，上部多分枝；下部叶花时凋落；中部叶有柄和假托叶，叶广卵形，羽状分裂，每侧裂片 3 ～ 5，呈卵状椭圆形或长椭圆状披针形，两面光滑无毛，先端圆钝或短尖，基部楔形，边缘具尖锐复锯齿，顶端裂片通常 3 浅裂；上部叶无柄，3 裂（图 3–84–1）。头状花序长圆形，无梗，密集成穗状的圆锥花丛（图 3–84–2）。瘦果呈椭圆形。花期 9 ～ 10 月。

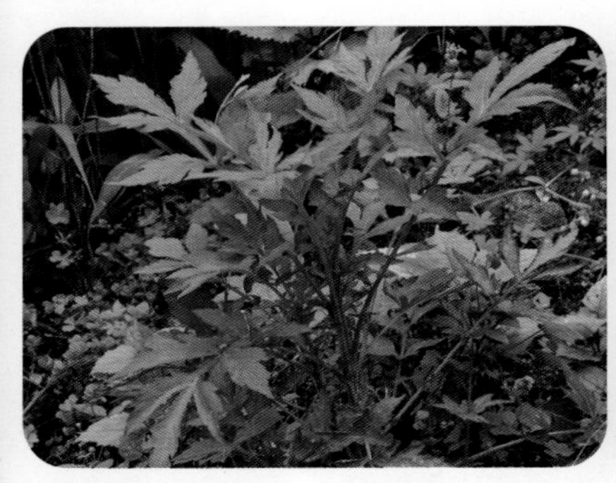

图 3–84–1 **白苞蒿的叶**

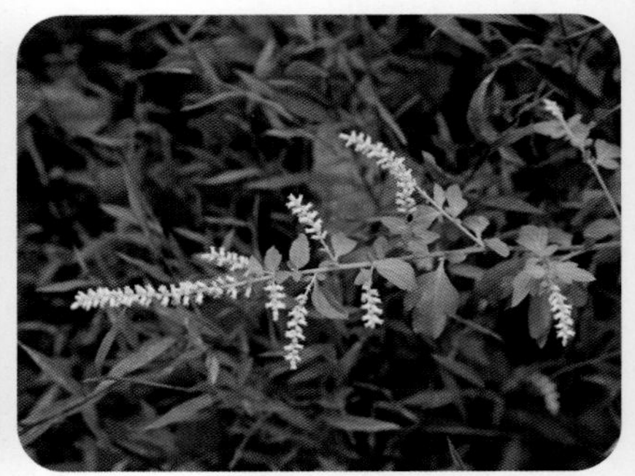

图 3–84–2 **白苞蒿的花**

分布

白苞蒿于我国西部、西南部、南部、东南部、中部至陕西南部均有分布，浙南各地均可见，生长于低山、丘陵地带，向阴、湿润、土壤肥沃处。

采收加工

全草入药，夏、秋二季采收，洗净，鲜用或干燥。

功效与主治

功效：清热解毒、活血化瘀、消肿、通经、理气化湿、利胆退黄。主治：血瘀痛经、经闭、产后瘀积腹痛、慢性肝炎、食积腹胀、寒湿泄泻、疝气、脚气、阴疽肿痛、跌打损伤、水火烫伤；外治指头炎。畲族用于治疗皮肤瘙痒、胃癌、腰扭伤。

用法与用量

10 ～ 30 克，水煎汤；外用适量。

现代研究

白苞蒿的化学成分主要包括黄酮类、倍半萜、木脂素等，具有保肝、消炎、抗菌、抗凝及抗肿瘤等作用。

民间验方

1. 皮肤瘙痒：白苞蒿适量，水煎，温热时洗患处。

2. 胃癌：白苞蒿 20 克、毛花猕猴桃根 20 克、半枝莲 20 克，水煎服。

3. 腰扭伤：白苞蒿 20 ~ 25 克，水煎服。

4. 带下：白苞蒿 20 克、铁钓竿 10 克，水煎服。

5. 月经不调：白苞蒿全草 10 克、益母草 15 克、丹参 12 克，水煎服，月经来潮时冲黄酒服。

6. 急慢性肝炎：鲜白苞蒿全草 60 克、红枣 10 枚，水煎服；或白苞蒿全草、过路黄、虎杖根、山楂根各 30 克，车前草、马蹄金各 15 克，水煎服。

注意事项

虽然白苞蒿做药膳味道鲜美，但是孕妇忌服；很多书籍记载白苞蒿性温，经长期实践总结，民间畲医普遍认为其性偏凉，与书籍记载有出入，需进一步验证。

参考文献

[1] 雷后兴，李建良 . 中国畲药学 [M]. 北京：人民军医出版社，2014.
[2] 甘慈尧 . 浙南本草新编 [M]. 北京：中国中医药出版社，2016.
[3] 陈曦，李喜安，南泽东，等 . 白苞蒿地上部分化学成分的研究 [J]. 中成药，2020，42（1）：97-101.

（刘春露）

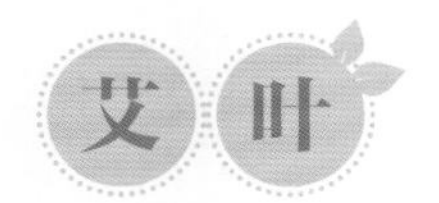

艾叶

别名

艾、香艾、艾蒿、黄草、共吾回（畲药名）。

来源

为菊科植物艾 *Artemisia argyi* H. Lév. et Vaniot 的干燥叶。

植物特征

为多年生草本（图 3-85-1）。茎粗壮，被白色绵毛，上部分枝。基生叶在花期枯萎，中、下部叶宽旷，3 ~ 5 羽状浅裂或深裂，裂片呈椭圆形或披针形，顶生裂片披针形，侧生裂处耳形，先端钝尖，基部下延，边缘具不规则锯齿，上面散生白色小腺点和绵毛，下面被灰白色绒毛（图 3-85-2）。

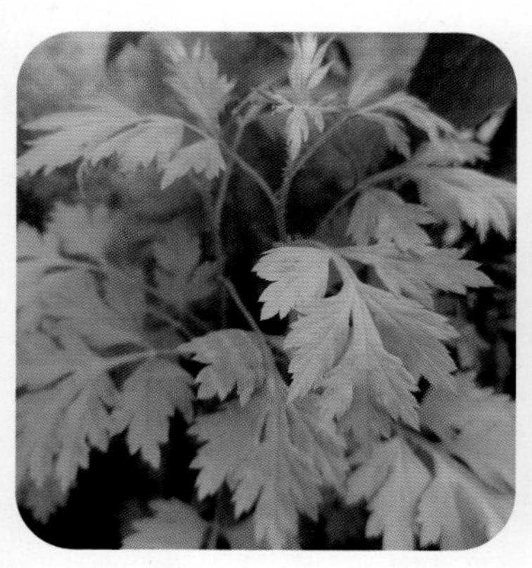

图 3-85-1 艾

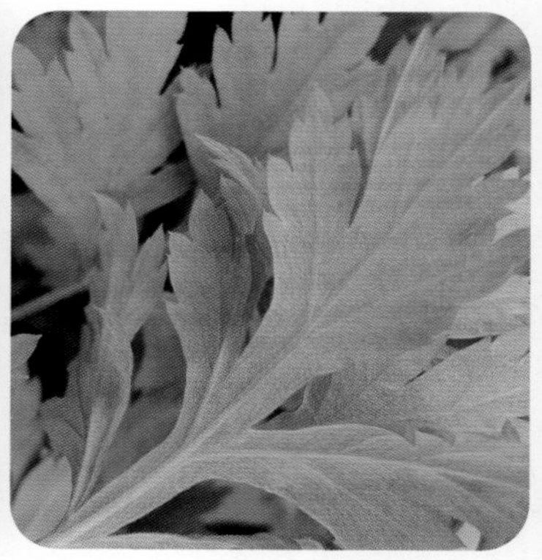

图 3-85-2 艾的叶片

分布

艾的生长范围广，对生长环境要求非常低。

采收加工

夏、秋二季采收，洗净，鲜用或干燥。

功效与主治

功效：温经止血、散寒止痛；外用祛湿止痒。主治：吐血、衄血、崩漏、月经过多、胎漏下血等。

用法与用量

内服煎汤，3 ~ 9 克；外用适量，供灸治或熏洗用。

现代研究

艾叶中主要含有萜类、黄酮类、苯丙素、芳香酸（醛）、甾体及脂肪酸等化学成分，具有镇痛、消炎、止血、抗菌抗病毒、抗肿瘤、降血压、降血糖、平喘、免疫调节等多种药理作用。

民间验方

1. 感冒发热：艾叶 3 克，水煎服。
2. 外伤出血：艾叶适量，嚼烂敷患处。
3. 风湿性关节炎：艾叶适量，搓烂做成艾条，点燃熏痛处。

注意事项

艾叶有小毒，用量不宜过大。

参考文献

[1] 雷后兴，李建良 . 中国畲药学 [M]. 北京：人民军医出版社，2014.
[2] 浙江省食品药品监督管理局 . 浙江省中药炮制规范（2015 年版）[M]. 北京：中国医药科技出版社，2016.
[3] 李真真，吕洁丽，张来宾，等 . 艾叶的化学成分及药理作用研究进展 [J]. 国际药学研究杂志，2016，43（6）：1059-1066.

（周贤燕）

佛耳草

别名

拟鼠麹草、鼠耳草、清明菜，小白蓬、白狗妳、棉蓬（畲药名）。

来源

为菊科植物拟鼠麹草 Pseudognaphailum affine（D. Don）Anderb. 的全草。

植物特征

为一年生或二年生草本植物，幼生期见图 3-86-1。茎直立或基部发出的枝下部斜升，上部不分枝，有沟纹，被白色厚绵毛。叶无柄，呈匙状倒披针形或倒卵状匙形，基部渐狭，稍下延，顶端圆，具刺尖头，两面被白色绵毛，上面常较薄，叶脉 1 条，在下面不明显。头状花序较多，近无柄，在枝顶密集成伞房花序，花呈黄色至淡黄色（图 3-86-2）。瘦果呈倒卵形或倒卵状圆柱形，有乳头状突起；冠毛粗糙，呈污白色，易脱落。

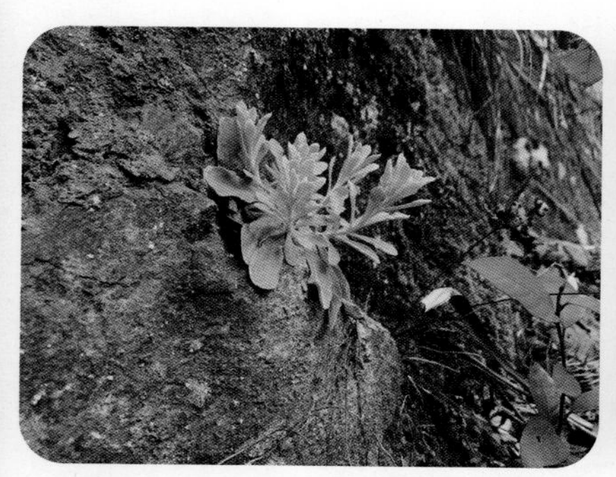
图 3-86-1　拟鼠麹草的幼生期

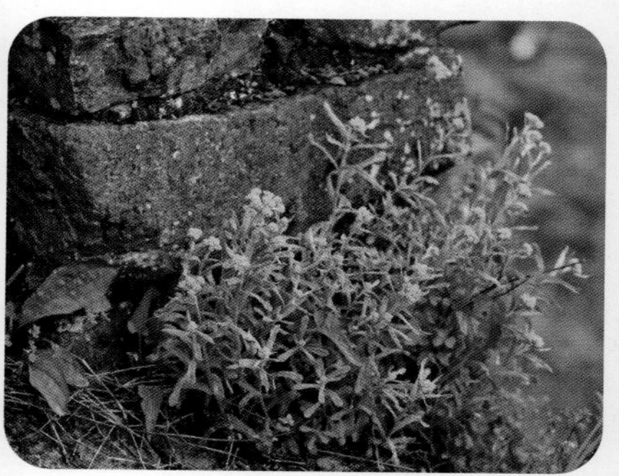
图 3-86-2　拟鼠麹草的花

分布

拟鼠麹草于我国各省区均产，常生于低海拔干地或湿润草地上，尤以稻田最常见。

采收加工

春、夏二季采收，洗净，鲜用或干燥。

功效与主治

功效：化痰、止咳、祛风寒。主治：咳嗽痰多、气喘、感冒风寒、蚕豆病、筋骨疼痛、带下、痈疡。畲族用于治疗慢性支气管炎。

用法与用量

内服 6 ~ 15 克，煎汤，或研末，或浸酒；外用煎水洗，或捣敷。

现代研究

佛耳草富含黄酮类化合物、挥发油、氨基酸，以及钾等化学物质。佛耳草植物具有抗菌、消炎、抗氧化自由基、抑制黄嘌呤氧化酶的活性，可用于治疗炎症、高尿酸血症等疾病，还具有护肝和抗癌的作用。

民间验方

1. 慢性支气管炎：鲜佛耳草 30 ～ 60 克，水煎服。

2. 赤白带下：佛耳草、凤尾草各 9 克，椿根白皮、鸡冠花各 15 克，白果 10 枚（杵碎），水煎服。

3. 脾虚浮肿：鲜佛耳草 60 克，水煎服。

4. 无名肿毒、对口疮：鲜佛耳草 30 克，水煎服；另取鲜叶调米饭捣烂敷患处。

注意事项

无。

参考文献

[1] 雷后兴，李建良．中国畲药学 [M]. 北京：人民军医出版社，2014.
[2] 王利民，何春梅，刘彩玲，等．鼠曲草属植物的活性成分及其功效研究进展 [J]. 江西农业学报，2019，31（10）：63-69.

（徐巧芳）

第四章／被子植物

——单子叶植物

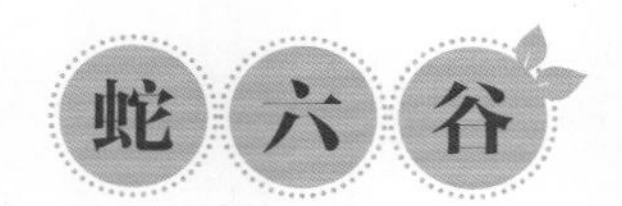

蛇六谷

别名

魔芋、鬼蜡烛，蛇公卵（畲药名）。

来源

为天南星植物华东魔芋 *Amorphophallus kiusianus*（Makino）Makino 的块茎。

植物特征

为多年生草本植物。块茎呈扁球形，直径 3 ~ 20 厘米。鳞叶 2 片，呈卵形或披针状卵形，有青紫色、淡红色斑块。叶柄粗壮，呈绿色，具白色斑块，光滑。花序柄光滑，绿色，具白色斑块；花序直接由块茎生出，在花序柄上舒展着一片类似于花瓣的苞片，称为“佛焰苞”，佛焰苞管部弯卷，外面绿色，具白色斑块，内面呈暗青紫色，中央矗立着空心的肉穗花序，整个花序会散发类似于腐肉的味道（图 4–1–1）。浆果呈红色，熟时变蓝色（图 4–1–2）。

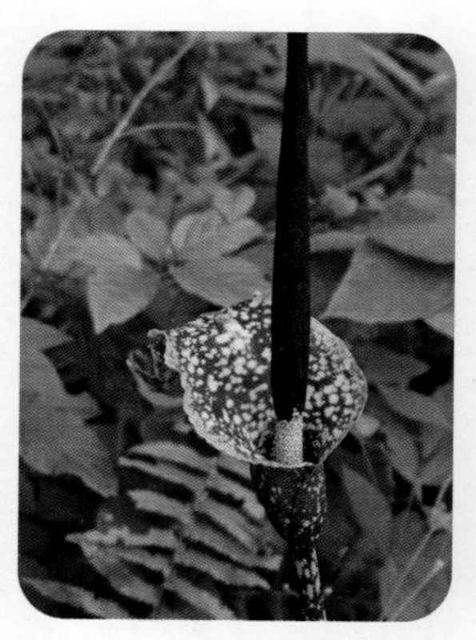

图 4–1–1　华东魔芋的花序

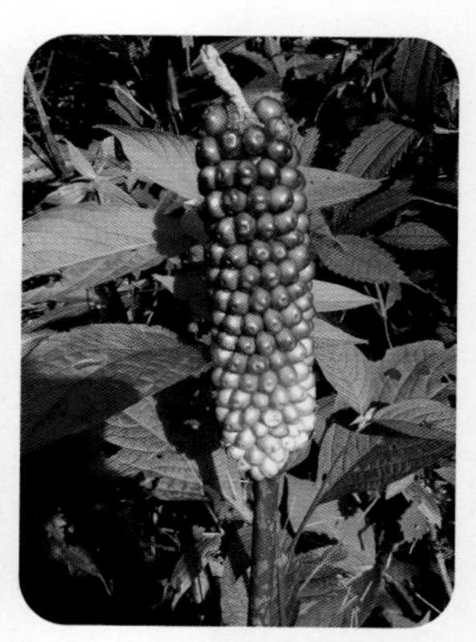

图 4–1–2　华东魔芋的果实

分布

华东魔芋多生长于山地林下或灌木从中，有栽培。

采收加工

深秋或冬初采收块茎，洗净，鲜用或干燥。

功效与主治

功效：化痰散积、行瘀消肿。主治：有痰咳嗽、积滞、疟疾、经闭、跌打损伤、痈肿、疔疮、丹毒、蛇伤。

用法与用量

内服，水煎 2 小时取汁服，5 ~ 10 克；外用适量。

现代研究

蛇六谷主要含多糖类，其中葡甘露聚糖含量高达 50% ~ 70%，其次还有阿魏酸、枸橼酸、桂皮酸等有机酸类和苷类成分。中药蛇六谷所含的主要组分为魔芋葡甘露聚糖，可以通过增强机体免疫力、抑制瘤体血管生长及肿瘤细胞增殖等方面起到治疗肺癌的作用，在提高患者生存期的同时，可以改善其生活质量。作为一种抗肿瘤药物，其应用前景十分广阔，值得深入研究。

民间验方

1. 跌打损伤肿痛：鲜蛇六谷、葱白、韭菜各适量，酌加黄酒，同捣烂外敷患处。

2. 毒蛇咬伤：鲜蛇六谷加食盐少许，捣烂敷伤处；或鲜蛇六谷、青木香、半边莲各等量，共捣烂，外敷伤口周围及肿处。

3. 疖痈、无名肿毒：蛇六谷鲜块茎捣烂，外敷患处。

4. 指头炎：蛇六谷磨醋，外搽患处。

5. 丹毒：鲜蛇六谷捣烂拌入豆腐适量，敷患处。

6. 脚癣：鲜蛇六谷搽患处。

注意事项

蛇六谷有毒，无论是食用还是药用，切记久煎 2 ~ 3 小时以上，以便通过高温去毒。蛇六谷性寒，消化不良或者有虚寒症状的人群应少量食用。

参考文献

[1] 甘慈尧 . 浙南本草新编 [M]. 北京：中国中医药出版社，2016.

[2] 雷后兴，李建良．中国畲药学 [M]. 北京：人民军医出版社，2014.
[3] 许飞，李学军，刘言凤，等．蛇六谷在肺癌治疗中的应用探究 [J]. 湖北中医药大学学报，2021，23（5）：119−122.

（邱圆媛）

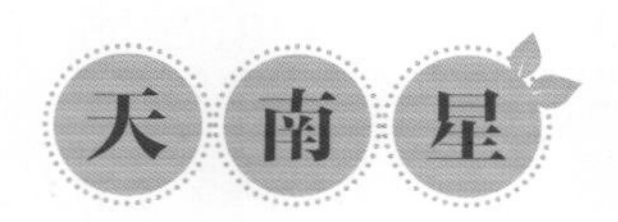

天南星

别名

南星、白南星、山苞米、蛇包谷、山棒子。

来源

为天南星科植物天南星 *Arisaema heterophyllum* Blume 和一把伞南星 *Arisaema erubescens*（Wall.）Schott 的干燥块茎。

植物特征

天南星：鳞叶 4 ～ 5。叶 1 片；叶呈鸟足状分裂，裂片 11 ～ 17，呈倒披针形、长圆形或线状长圆形，先端骤窄渐尖，全缘，呈暗绿色，背面淡绿色，中裂片无柄或具长 1.5 厘米的短柄，向外渐小，排成蝎尾状。叶柄呈圆柱形，粉绿色，长 30 ～ 50 厘米，下部 3/4 呈鞘筒状，鞘端斜截。佛焰苞管部呈圆柱形，粉绿色，喉部平截，外缘稍外卷，檐部卵形或卵状披针形，下弯近盔状。浆果呈黄红、红色，圆柱状。种子 1 枚，呈黄色，具红色斑点（图 4–2–1）。

一把伞南星：鳞叶绿白或粉红色，有紫褐色斑纹。叶 1 片，极稀 2 片；叶呈放射状分裂，幼株裂片 3 ～ 4，多年生植株裂片多至 20 片，呈披针形、长圆形或椭圆形，无柄，长渐尖，具线形长尾或无；叶柄长 40 ～ 80 厘米，中部以下具鞘，呈红或深绿色，具褐色斑块。佛焰苞呈绿色。浆果为红色。种子 1 ～ 2 枚（图 4–2–2）。

分布

天南星生长于阴坡较阴湿的树林下，分布于我国河北、河南、广西

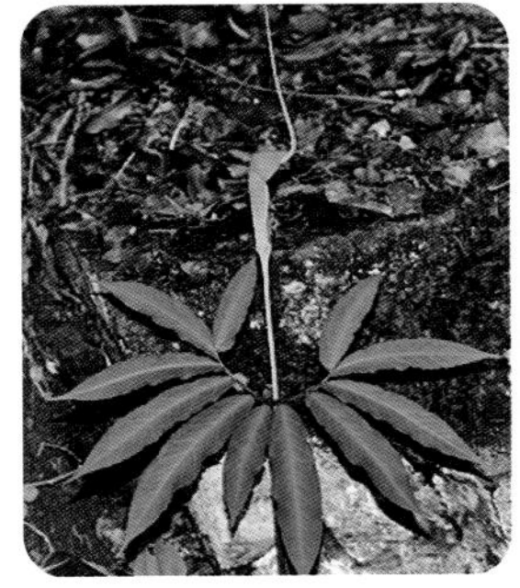

图 4-2-1 天南星

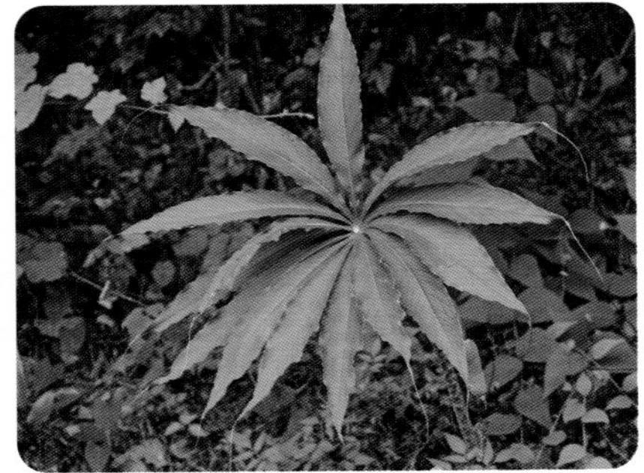

图 4-2-2 一把伞南星

壮族自治区、陕西、湖北、四川、贵州、云南、山西等地。

采收加工

秋收至寒露时采收，拣去杂质，洗净灰屑，晒干。炮制品为制南星。

功效与主治

功效：燥湿化痰、祛风定惊、消肿散结。主治：中风痰壅、口眼歪斜、半身不遂、癫痫、惊风、破伤风、风痰眩晕、喉痹、瘰疬、痈肿、跌扑折伤、蛇虫咬伤。

用法与用量

内服煎汤，3 ~ 9 克；或入丸、散；外用研末撒或调敷。

现代研究

天南星的主要化学成分为生物碱类、黄酮类、木脂素类、萜类等，主要药理作用为抗惊厥、镇静、镇痛、祛痰、抗肿瘤、抗氧化等。天南星具有刺激性，这与其含有的生物碱及苷类、草酸钙针晶、蛋白酶类物质及植物中黏液细胞相关。

民间验方

腮腺炎：取生天南星研粉浸于食醋中，5 天后外涂患处，每日 3 ~ 4 次。治疗 6 例患者，当天即退热，症状减轻，平均 3 ~ 4 天肿胀逐渐消退。

注意事项

天南星生品有毒，内服宜慎，多以炮制品入药，孕妇慎用。天南星中毒可致舌、喉发痒而灼热、肿大，严重者出现窒息、呼吸停止等情况。

轻者可服稀醋或鞣酸及浓茶、蛋清、甘草水、姜汤等解之。如有呼吸困难则给氧气，必要时可切开气管。

参考文献

[1] 南京中医药大学 . 中药大辞典 [M]. 上海：上海科学技术出版社，2006.

[2] 孙娜，刘佳艺，于婉莹，等 . 天南星化学成分及生物活性研究进展 [J]. 中国中药杂志，2021，46（20）：5194-5200.

[3] 国家药典委员会 . 中华人民共和国药典（2020 年版）：一部 [S]. 北京：中国医药科技出版社，2020.

[4] 国家中医药管理局《中华本草》编委会 .《中华本草》[M]. 上海：上海科学技术出版社，1999.

（刘　爽）

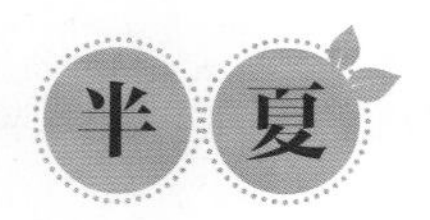

别名

羊眼半夏、三步跳、泛石子，地鹧鸪、地茨菇（畲药名）。

来源

为天南星科植物半夏 *Pinellia ternata*（Thunb.）Makino 的干燥块茎。

植物特征

为多年生小草本，块茎近球形（图 4-3-1）。叶出自块茎顶端，在叶柄下部内侧生一白色珠芽；一年生的叶为单叶，卵状心形；2 ~ 3 年后，叶片 3 全裂，裂片椭圆形至披针形，中裂片长略过于侧裂片，先端锐尖，基部楔形，全缘，两面光滑无毛。肉穗花序顶生，花序梗常较叶柄长；佛焰苞绿色（图 4-3-2）；花单性，无花被，雌雄同株；雄花着生在花序上部，呈白色，雄蕊密集成圆筒形，雌花着生于雄花的下部，绿色；花序中轴先端附属器呈鼠尾状延伸，直立，伸出在佛焰苞外。浆果呈卵状椭圆形，绿色。

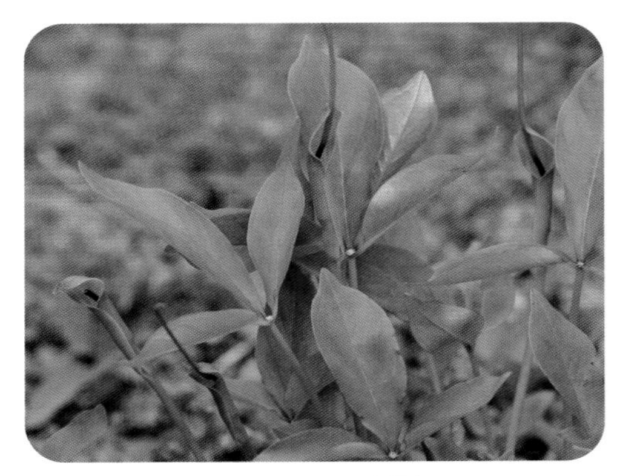

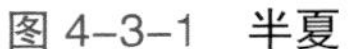

图 4-3-1　半夏

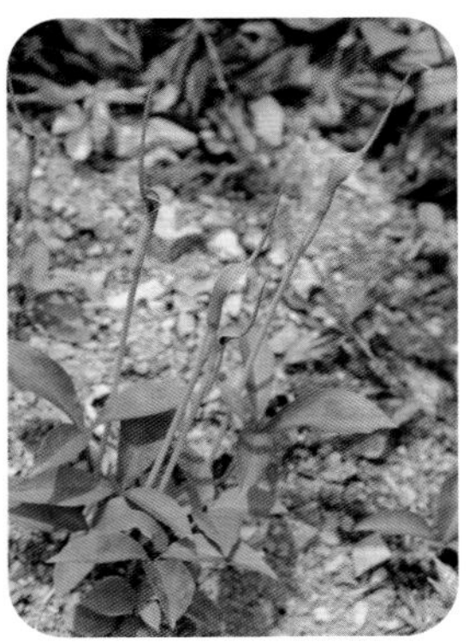

图 4-3-2　半夏的佛焰苞

分布

半夏野生于山坡、溪边阴湿的草丛中或林下，我国大部分地区有分布，主产于四川、湖北、安徽、江苏、河南，浙江等地；以四川产量大、质量好。

采收加工

采收季节为 9 月中旬至 10 月中下旬，即“秋分”前后，拣去杂质，筛去灰屑。炮制品分为法半夏、姜半夏、清半夏等。

功效与主治

功效：燥湿化痰、降逆止呕、消痞散结。主治：湿痰冷饮、呕吐、反胃、咳喘痰多、胸膈胀满、痰厥头痛、头晕不眠、外消痈肿。主治：痰多咳喘、痰饮眩悸、内痰眩晕、呕吐反胃、胸脘痞闷、梅核气；生用外治痈肿痰核。姜半夏多用于治疗降逆止呕。

用法与用量

内服煎汤，3 ~ 9 克；可入丸、散。外用适量，生品研末，水调敷，或用酒、醋调敷。

现代研究

生半夏具有镇咳祛痰、止呕、消炎、抗肿瘤、抗菌等药理作用。清半夏具有祛痰、消炎、平喘的药理作用。与生半夏比较，清半夏的多糖、有毒成分含量降低，有机酸含量升高。姜半夏具有镇咳祛痰、止呕、抗溃疡等药理作用，6- 姜辣素为姜半夏的特有成分，有机酸含量最高，有毒成分含量最低。与生半夏相比较，姜半夏的生物碱、多糖含量降低。法半夏具有化痰、平喘、定眩等药理作用，甘草苷和甘草酸铵为法半夏的特有成分，有机酸和多糖含量最低。与生半夏相比较，法半夏的生物碱和有毒成分含量降低。

民间验方

1. 疟疾：生半夏 10 克，捣烂置于胶布上，于疟疾发作前 3 ~ 4 小时贴于脐部，可控制发作。

2. 急性乳腺炎：取生半夏 5 ~ 10 克，葱白 2 ~ 3 根，共捣烂，揉成团（亦可用生半夏捣细和米饭少许捏成丸），塞于患乳对侧鼻孔，每日 2 次，每次塞半小时。

3. 牙痛：生半夏 50 克，捣碎，置于 90% 酒精 150 克中，浸泡 1 日后即可使用，用时以棉球蘸药液塞入龋齿洞中，或涂擦痛牙周围。治疗 100 余例，95% 以上患者均有效果。

注意事项

半夏不宜与川乌、制川乌、草乌、制草乌、附子同用；生品有毒，内服宜慎，多以炮制品入药。

参考文献

[1] 杨丽，周易，王晓明，等 . 炮制对半夏化学成分及药理作用研究进展 [J]. 辽宁中医药大学学报，2022，24（2）：49–53.

[2] 南京中医药大学 . 中药大辞典 [M]. 上海：上海科学技术出版社，2006.

[3] 罗寅珠，刘勇，黄必胜，等 . 不同干燥方法对半夏药材干燥特性、外观性状与内在成分的影响 [J]. 中草药，2021，52（19）：5845–5853.

（刘　爽）

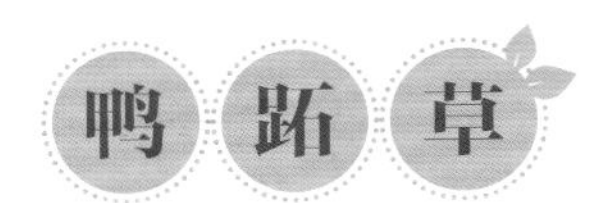

鸭跖草

别名

野靛青、蓝花草、蓝紫草、萤火虫草、日头黄、鸡蛋包草，鸦雀草、竹叶草、石桃砸、百日晒（畲药名）。

来源

为鸭跖草科植物鸭跖草 *Commelina communis* L. 的全草。

植物特征

为一年生草本，全株近无毛（图4-4-1）。茎肉质而柔弱，下部匍匐地面，上部直立。叶互生；叶片呈宽披针形至披针形；全缘叶；叶鞘闭合。聚伞花序生于茎及分枝的顶端；花序下有绿色佛焰苞状的苞片，呈心状卵形，折叠状，边缘分离；萼片3，膜质，上方2萼片基部连合；花瓣3，2大（蓝色）、1小（膜质）；雄蕊6枚，仅3枚能育，花丝有毛（图4-4-2）。蒴果呈椭圆形，光滑，背裂，内有4枚种子。种子近肾形，有不规则的窝孔。花期5 ~ 10月。

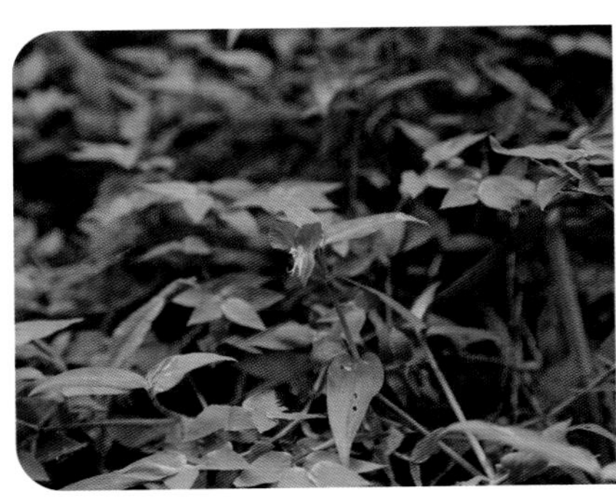

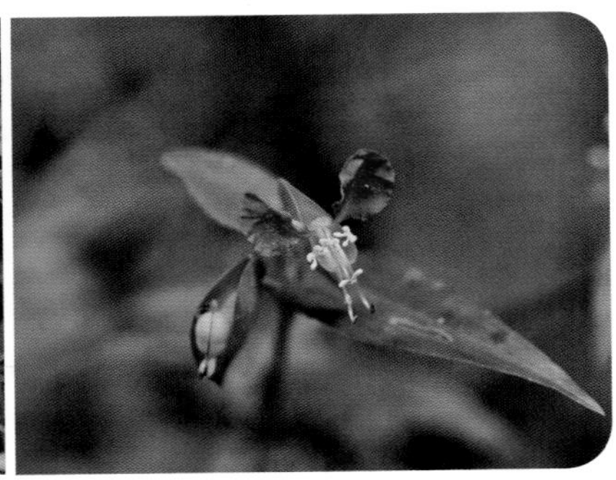

图4-4-1 鸭跖草

分布

鸭跖草多生长于较阴湿的山沟、溪边、庭院及杂园地等处。

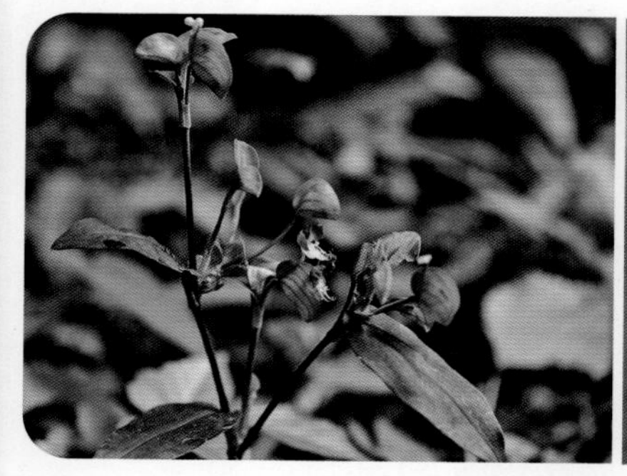
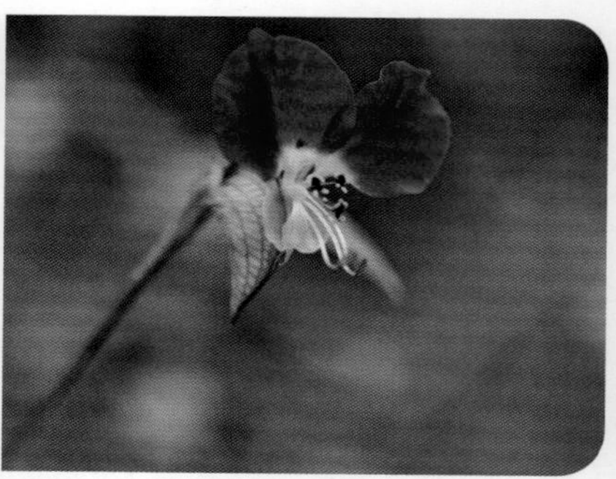

图 4-4-2　鸭跖草的苞片（左）和花（右）

采收加工

夏、秋二季采收，洗净，鲜用或干燥。

功效与主治

功效：清热泻火、解毒、利水消肿。主治：感冒发热、热病烦渴、咽喉肿痛、水肿尿少、热淋涩痛、痈肿疔毒。

用法与用量

煎服，15 ~ 30 克，外用适量。

现代研究

鸭跖草主要含当药黄素、异荭草苷、水仙苷、当药素 -2″-L- 鼠李糖苷、芦丁等，还含左旋黑麦草内酯、哈尔满、去甲哈尔满、丙二酸单酰基对香豆酰飞燕草苷等化学成分。现代药理研究发现，鸭跖草水煎液体外对金黄色葡萄球菌、志贺痢疾杆菌、枯草杆菌、大肠埃希菌等有抑制作用，并有解热、消炎、镇痛、抗高血糖、止咳、抗氧化、抗流感病毒等作用；鸭跖草水提物还有保肝作用，可降低谷丙转氨酶和谷草转氨酶活性。野生鸭跖草含有丰富的维生素和矿质元素，其嫩茎叶或茎尖炒食或做汤，味道鲜美，是纯绿色无公害的野菜。鸭跖草雄蕊细胞表皮毛对环境有监测作用，还可吸收空气中的苯和甲醛气体，能在监测环境的同时起到很好的净化空气的作用。同时，鸭跖草整株花期长，蓝色小花与绿叶相间清晰典雅，给人以美的享受，还可作为观赏植物。

民间验方

1. 流行性乙型脑炎：鸭跖草鲜嫩茎叶取汁，每次 15 毫升，每日 4 次，口服。

2. 流行性腮腺炎：鸭跖草鲜草 60 克、板蓝根 15 克、紫金牛 6 克，水煎服；另用鸭跖草鲜草适量，捣烂外敷肿处。

3. 扁桃体炎：鸭跖草鲜全草 60 克，水煎冲蜂蜜服，或捣汁服。

4. 肾盂肾炎：鸭跖草 30 克，车前草、白花蛇舌草、石韦各 15 克。发热重加爵床、白毛鹿茸草；腰痛加忍冬藤、秦艽；小便淋痛加白茅根、萹蓄；尿检脓球多加蕺菜、蒲公英；红细胞多加炒栀子；证偏寒加积雪草、马蹄金；后期或体虚加肾气丸。

5. 睑腺炎：先用生理盐水冲洗结膜囊及眼睑区附近睑皮组织；取鸭跖草茎 1 条洗净，手持约 45° 斜度置于酒精灯上燃烧上段，可见下段有水珠泡沫液体沸出，将液体滴于睑结膜、睑缘及睑皮表面，趁热涂之更好，无须冲洗或其他处理。

6. 关节肿痛、疖痈：鸭跖草鲜全草，捣烂加白酒少许敷患处，每日换药 2 次。

7. 咽喉肿痛：鸭跖草 100 克，洗净捣汁，频频含服。

8. 痈疽疮毒：鸭跖草 30 克，水煎服；另用鸭跖草加紫花地丁适量，捣烂外敷。

9. 毒蛇咬伤：鲜鸭跖草适量，捣烂外敷。

此外，鸭跖草还可用于治疗其他各种急性热病的发热期，小儿夏季热、丹毒、痢疾等。

注意事项

1. 脾胃虚弱者用量宜小。

2. 本品与饭包草 *Commelina benghalensis* L. 相似。饭包草叶鞘、叶柄及叶片两面均有白色柔毛，叶呈阔卵形至卵状椭圆形或近圆形；佛焰苞下部边缘相连，仅顶端张开，用于治疗尿路感染、赤痢、疔疮等。

参考文献

[1] 雷后兴，李建良. 中国畲药学 [M]. 北京：人民军医出版社，2014.

[2] 甘慈尧．浙南本草新编 [M]. 北京：中国中医药出版社，2016.
[3] 钟赣生．中药学 [M]. 北京：中国中医药出版社，2016.
[4] 王兴业，李剑勇，李冰，等．中药鸭跖草的研究进展 [J]. 湖北农业科学，2011，50（4）：652-655.
[5] 张国秀，郑明顺．鸭跖草的营养器官解剖及开发应用前景 [J]. 中国林副特产，2002，（4）：10-11.

（蓝　艳）

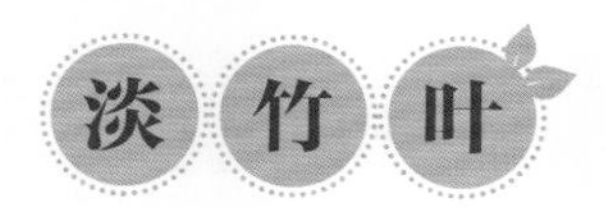

淡竹叶

别名

竹叶草、淡竹米、竹米（畲药名）。

来源

为禾本科植物淡竹叶 *Lophatherum* gracile Brongn. 的干燥茎叶。

植物特征

为多年生草本，具木质短缩的根头，须根稀疏，中部可膨大呈纺锤形。叶片呈披针形，先端渐尖，基部圆而收缩成短柄，表面浅绿色或黄绿色；叶脉平行，具横行小脉，形成长方形的网格状，下表面尤为明显（图 4-5-1）。

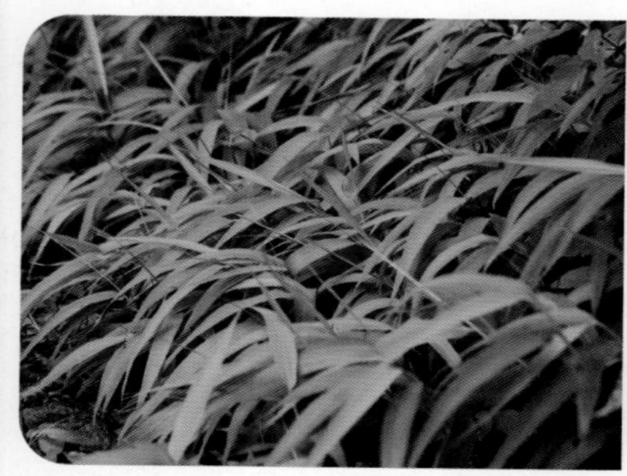
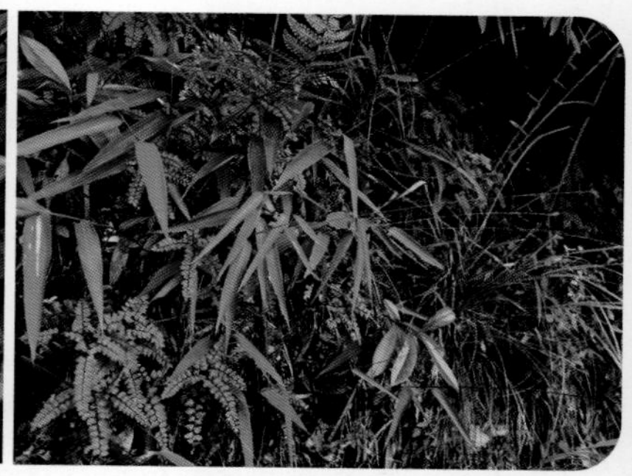

图 4-5-1　淡竹叶

分布

淡竹叶生长于我国长江流域及华南、西南各省，常生于山坡、林地或林缘、道旁庇荫处。印度、斯里兰卡、缅甸、马来西亚及日本均有分布。

采收加工

夏、秋二季割取枝叶或连根挖出，洗净晒干。

功效与主治

功效：清热泻火、除烦止渴、利尿通淋。主治：热病烦渴、小便短赤涩痛、口舌生疮。

用法与用量

9 ~ 15 克，煎汤；或煎汤代茶饮。

现代研究

淡竹叶的化学成分主要为黄酮类、多糖类、叶绿素、氨基酸等，可抑制胃癌，治疗心血管和脑血管疾病有显著作用。

民间验方

1. 蚕豆病：鲜竹叶 500 克，捣烂，加冰糖 120 克，水炖服。
2. 热病烦渴：淡竹叶 30 克、葛根 15 克，水煎服。
3. 口腔炎、牙周炎：淡竹叶 30 克、夏枯草 15 克、薄荷 9 克，水煎服。
4. 血尿：淡竹叶 30 克、凤尾草 30 克、海金沙 6 克，水煎服。
5. 盗汗：淡竹叶 15 克、玉米须 15 克、瘪桃干 6 克，水煎服。

注意事项

无。

参考文献

[1] 雷后兴，李建良．中国畲药学 [M]. 北京：人民军医出版社，2014.
[2] 宋秋烨，吴启南．中药淡竹叶的研究进展 [J]. 中华中医药学刊，2007，25（3）：526-527.

（郑圣鹤）

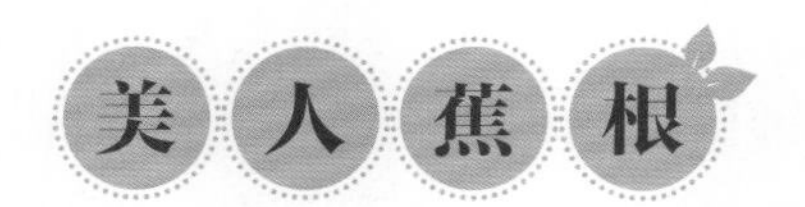

美人蕉根

别名

观音姜、小芭蕉头、状元红、白姜，美人蕉、芭蕉根（畲药名）。

来源

为美人蕉科植物美人蕉 *Canna indica* L. 的根茎。

植物特征

为多年生草本，高可达 1.8 米（图 4–6–1）。全株绿色无毛，具块状根茎（图 4–6–2），地上枝丛生。叶片呈卵状长圆形，长 10 ~ 30 厘米，宽达 10 厘米。总状花序疏花，略超出于叶片之上；花红色，单生；苞片卵形，绿色；萼片 3，披针形，绿色而有时染红；花冠管长不及 1 厘米，花冠裂片披针形，长 3 ~ 3.5 厘米，绿色或红色；外轮退化雄蕊 2 或 3 枚，鲜红色，其中 2 枚倒披针形，长 3.5 ~ 4 厘米，宽 5 ~ 7 毫米，另一枚如存在则特别小，长 1.5 厘米，宽仅 1 毫米；唇瓣披针形，长 3 厘米，弯曲；发育雄蕊长 2.5 厘米，花药室长 6 毫米；花柱扁平，长 3 厘米，一半和发育雄蕊的花丝连合（图 4–6–3）。蒴果呈绿色，长卵形，有软刺，长 1.2 ~ 1.8 厘米。花果期 3 ~ 12 月。

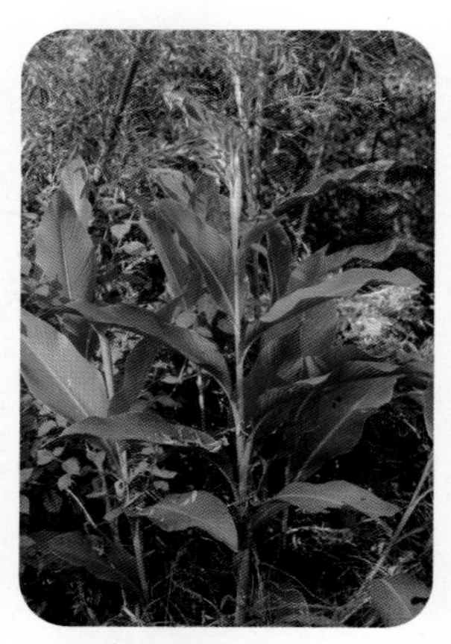

图 4–6–1　美人蕉根原植物（美人蕉）

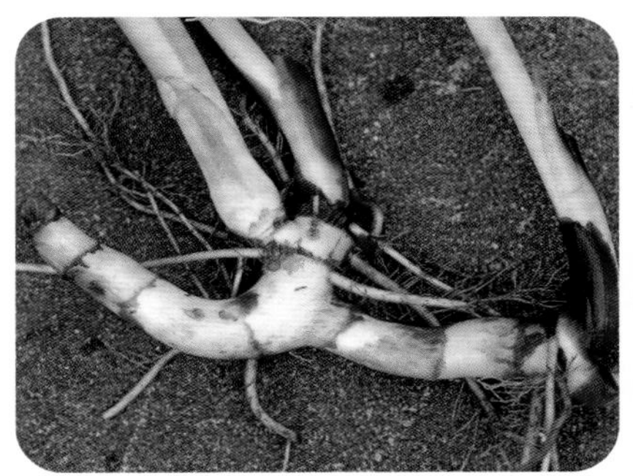

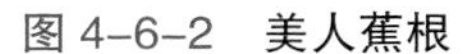
图 4–6–2　美人蕉根

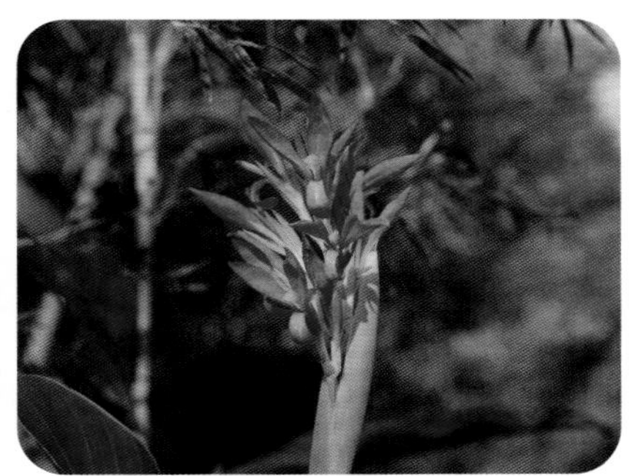

图 4–6–3　美人蕉的花

分布

美人蕉在我国南北各地常有栽培，原产于印度。

采收加工

深秋至冬季采收，洗净，鲜用或干燥。

功效与主治

功效：清热解毒、调经、利水。主治：月经不调、带下、黄疸、痢疾、疮疡肿毒。

用法与用量

内服煎汤，10 ~ 20 克，鲜用 30 ~ 50 克；捣烂榨汁吞服。

现代研究

美人蕉根茎含有生物碱、挥发油等成分，具有保肝利胆的药理作用。另外，从根茎中分离出了棕榈酸、棕榈酸 1– 单甘油酯、β – 谷甾醇、胡萝卜苷和对映 –11 α – 羟基 –15– 酮 – 贝壳杉 –16– 烯 –19– 甲酸等单体化合物。

民间验方

1. 咽喉肿痛：美人蕉根 15 克，水煎服。
2. 慢性咽喉炎：鲜美人蕉根 30 克，榨汁服。
3. 扁桃体炎：美人蕉根 20 克，水煎服。

注意事项

无。

参考文献

[1] 雷后兴，李建良．中国畲药学 [M]. 北京：人民军医出版社，2014.
[2] 中科院“中国植物志”编辑委员会．中国植物志．北京：科学出版社，2013.
[3] 国家中医药管理局《中华本草》编委会. 中华本草．上海：上海科学技术出版社，1999.
[4] 范树国，查建华，邱璐，等．美人蕉根部总生物碱提取方法初探 [J]. 江苏农业科学，2012，40（4）：283-285.
[5] 唐祥怡，刘军，张执候，等．美人蕉的化学成分研究 [J]. 中草药，1995（2）：107.

（毛佳乐）

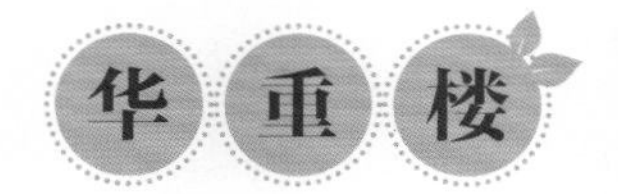

华重楼

别名

七叶一枝花，金烛台、七层塔（畲药名）。

来源

为百合科植物华重楼 *var. chinensis*（Franch.）H. Hara 的根茎。

植物特征

为百合科植物七叶一枝花的变种。植株高 35 ~ 100 厘米，无毛；根状茎粗厚，外面呈棕褐色，密生多数环节和许多须根。茎通常带紫红色。叶 5 ~ 8 枚轮生，通常 7 枚，呈倒卵状披针形、矩圆状披针形或倒披针形，基部通常楔形。花被片每轮 4 ~ 7 枚，外轮花被片呈叶状，绿色，开展，内轮花被片宽线形，上部较宽，远短于外轮花被片。蒴果近圆形，具棱，呈暗紫色，室背开裂。种子具红色肉质的外种皮（图 4–7–1）。花期 5 ~ 7 月（图 4–7–2）。果期 8 ~ 10 月。

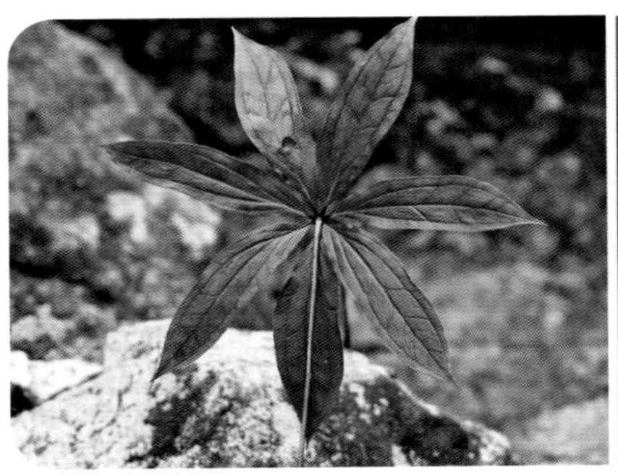
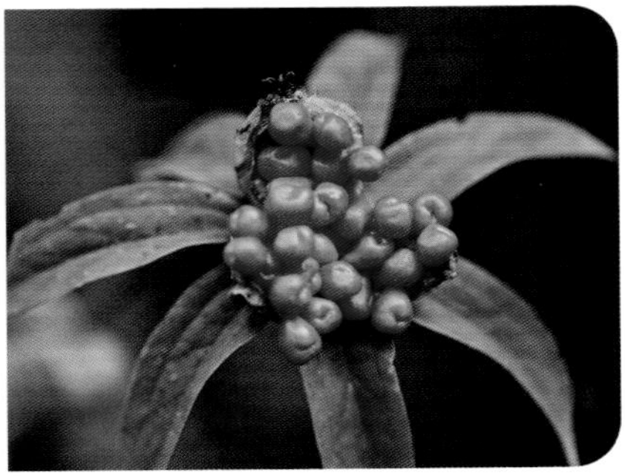

图 4-7-1　华重楼的叶（左）和种子（右）

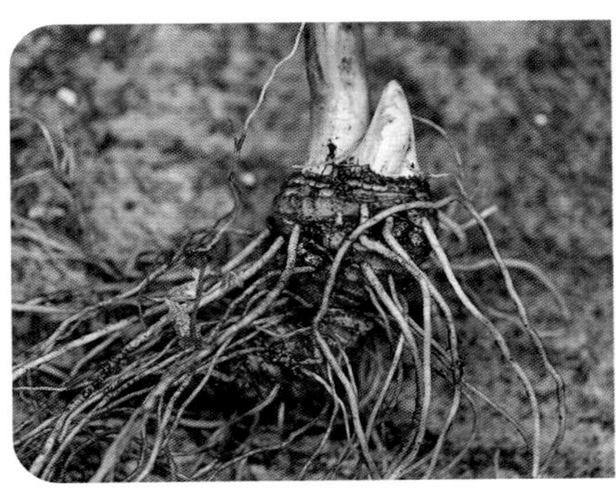
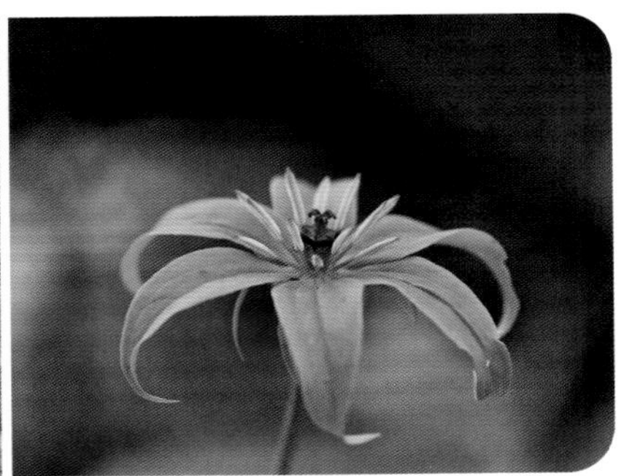

图 4-7-2　华重楼的根和根茎（左）及花（右）

分布

华重楼产于我国台湾、江苏、浙江、江西、福建、湖北、湖南、广东、广西壮族自治区、四川、贵州和云南，生于林下荫处或沟谷边的草丛中，海拔 600 ~ 1350 米。

采收加工

秋季采收，洗净，鲜用或干燥。

功效与主治

功效：清热解毒、消肿止痛、凉肝定惊。主治：疔疮痈肿、咽喉肿痛、蛇虫咬伤、跌扑伤痛、惊风抽搐。畲医主要用于治疗毒蛇咬伤、牙痛、小儿疳积、小儿惊厥。

用法与用量

内服 3 ~ 9 克，煎汤；外用适量。

现代研究

华重楼主要含有酚酸类、皂苷类、黄酮类、多糖类等成分，具有抗癌、止血、消炎、抗菌和抗氧化等药理作用，重楼皂苷是其主要成分。

民间验方

1. 毒蛇咬伤：鲜品适量，捣汁外敷。

2. 牙痛：华重楼根 1 个，加醋磨成汁抹患处。

3. 小儿疳积：华重楼根 3 克、雪里开 9 克、野猪牙皂适量，用米泔水磨汁加冰糖炖服。

4. 小儿惊厥：华重楼根 3 ~ 6 克、三叶青 6 克，水煎服。

注意事项

无。

参考文献

[1] 雷后兴，李建良．中国畲药学 [M]. 北京：人民军医出版社，2014.

[2] 李燕敏，关亮俊，陈两绵，等．华重楼不同部位的 UPLC-Q-TOF-MS/MS 定性分析和 HPLC 含量测定 [J]. 中国中药杂志，2021，46（12）：2900-2911.

[3] 曾平生，厉月桥，周新华，等．不同种源华重楼主要生物活性成分地理变异及其相关性分析 [J]. 林业科学研究，2021，34（1）：114-120.

（张晓芹）

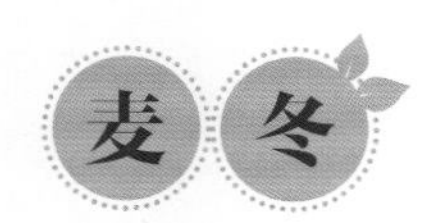

别名

沿阶草、麦门冬、小叶麦冬、野韭菜。

来源

为百合科植物麦冬 *Ophiopogon japonicus*（Thunb.）Ker-Gawl. 的干燥块根。

植物特征

为多年生常绿草本。根状茎短而肥厚，具细长匍匐茎，节上被膜质鳞片，须根中部或顶端常膨大成纺锤形；有时在1条须根上可接连几处膨大成连珠状（图4-8-1）。叶丛生，狭条形，深绿色，光滑无毛，有明显的平行脉（图4-8-2）。花茎常隐于叶丛中；总状花序顶生；苞片膜质；花梗弯曲，呈蓝紫色或淡紫色；花被片6，呈卵状椭圆形。种子呈球形，裸出成浆果状，熟时为蓝紫色（图4-8-3）。

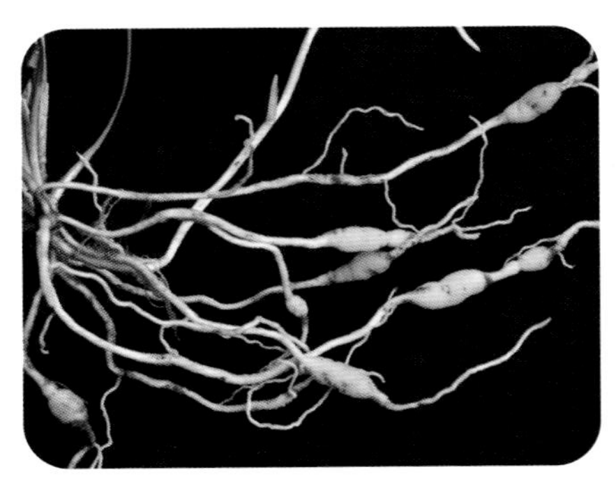

图4-8-1　麦冬的块根

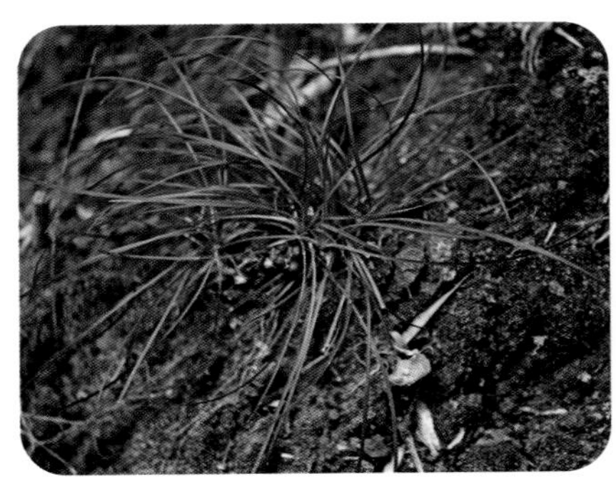

图4-8-2　麦冬

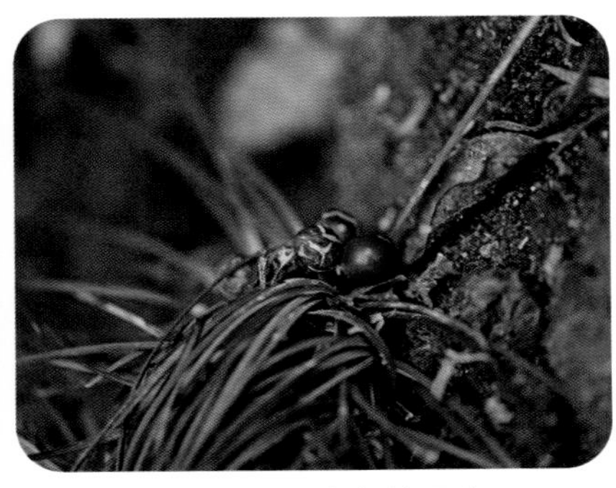

图4-8-3　麦冬的果实

分布

麦冬野生于溪沟岸边、阴湿的山谷、山坡林下，或山径草丛中；也有栽培于田间、庭园、路边或花坛中。

采收加工

立夏至小满采掘块根，最迟不要过芒种，否则抽茎开花，降低药效。清除泥沙及地上部分，把块根放入竹箩内，浸水中，淘洗洁白，堆放在竹簟上晒，须经 3 次曝晒和堆集；第一次晒 3 ~ 5 天，堆集 2 ~ 3 天；第二次晒和堆各 3 ~ 4 天；第三次晒 4 ~ 5 天，堆 6 ~ 7 天，此时干度约八成以上，剪除须根，拣取麦冬，再继续翻晒堆集，晒至充分干燥时，修去两端须根，再晒 1 次，趁热装箱，防止受潮发油（下午 3 时左右在烈日初斜时收起，趁热装入木箱或纸板箱内，加以密封）。

功效与主治

功效：养阴生津、润肺清心。主治：肺燥干咳、阴虚劳嗽、喉痹咽痛、津伤口渴、内热消渴、心烦失眠、肠燥便秘。

用法与用量

内服煎汤，6 ~ 12 克。

现代研究

近年来，麦冬的研究发展很快，国内外学者从麦冬类植物中分得 45 种皂苷类化合物，21 种高异黄酮类化合物等其他成分。临床和药理研究发现，麦冬的汤剂及注射剂治疗冠心病、心绞痛有一定疗效，麦冬、山麦冬注射液有提高小鼠的耐缺氧能力和抗实验性心律失常等作用。

民间验方

1. 胃热液枯：益胃汤（《温病条辨》，麦冬、沙参、生地、玉竹、冰糖），水煎服。

2. 肺热咳嗽：麦冬、桑叶各 9 克，生石膏 12 克，杏仁 6 克，水煎服。

3. 咽喉肿痛：麦冬、沙参、玄参各 9 克，水煎服。

注意事项

无。

参考文献

[1] 浙江药用植物志编写组．浙江药用植物志 [M]. 浙江：浙江科学技术出版社，1980.
[2] 国家药典委员会．中华人民共和国药典（2020 年版）：一部 [S]. 北京：中国医药科技出版社，2020.
[3] 袁艺刚，赵长春．麦冬的研究现状 [J]. 医学信息，2015（11）：288.

（王春春）

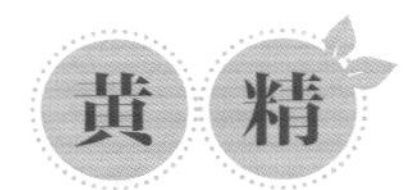

黄精

别名

千年运、山姜（长梗黄精）、九蒸姜（多花黄精）（畲药名）。

来源

为百合科植物多花黄精 *Polygonatum cyrtonema* Hua 或长梗黄精 *Polygonatum filipes* Merr. 的干燥根茎。

植物特征

多花黄精为多年生草本。根状茎连珠状（图 4-9-1）。叶互生，叶片呈椭圆形至长圆状披针形，先端急尖至渐尖，基部圆钝，两面无毛。伞形花序常具 2 ~ 7 花，下弯；花呈绿白色，近圆筒形；花柱不伸出花被之外（图 4-9-2）。浆果成熟时呈黑色。

长梗黄精为多年生草本。根状茎结节状（图 4-9-3）。叶互生，叶片呈椭圆形至长圆形，上面无毛，下面脉上有短毛。伞形花序或伞房常具 2 ~ 4 花，下垂；总花梗呈细丝状；花呈绿白色，近圆筒形；花柱稍伸出花被之外（图 4-9-4）。

分布

黄精多生长于山坡林下阴湿处、沟边或灌草丛中。

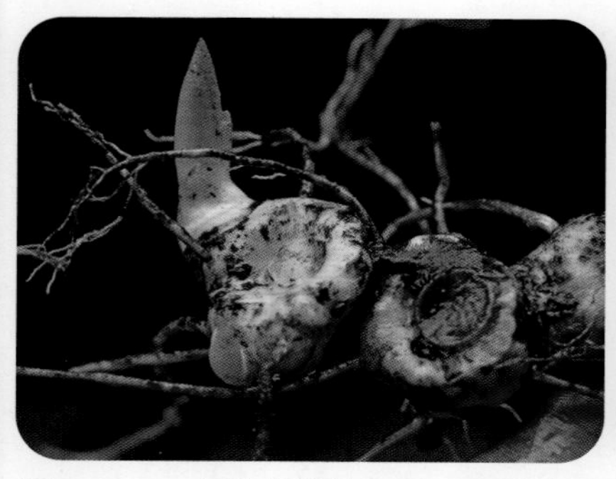

图 4-9-1　多花黄精的根茎（连珠状）

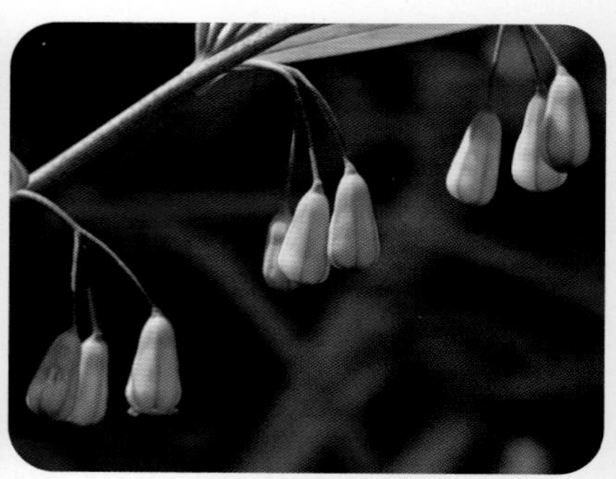

图 4-9-2　多花黄精的花

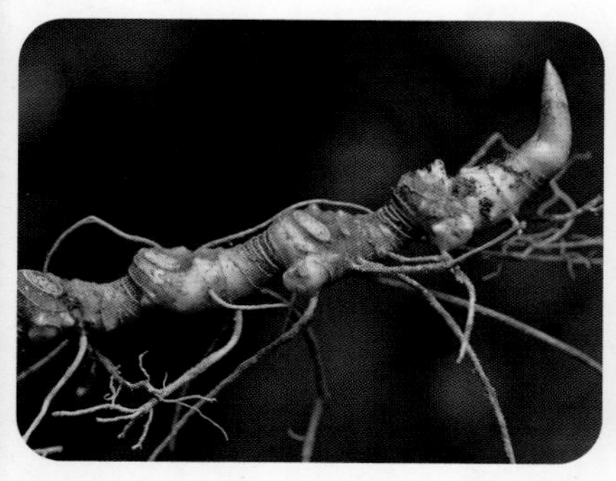

图 4-9-3　长梗黄精的根茎（结节状）

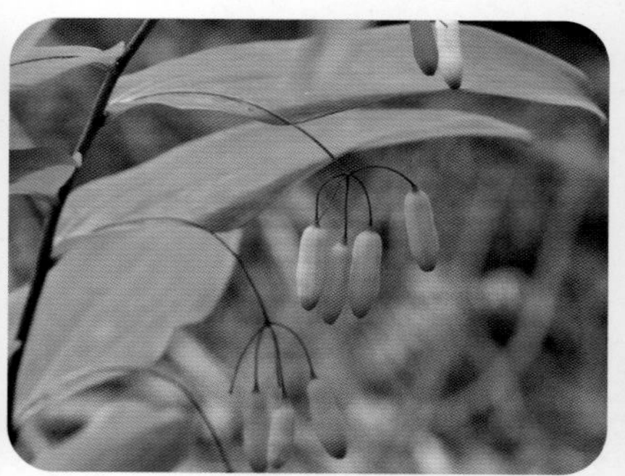

图 4-9-4　长梗黄精的花

采收加工

秋季采收，洗净，鲜用或干燥。

功效与主治

功效：补气养阴、健脾、润肺、益肾。主治：脾胃气虚、体倦乏力、口干食少、劳嗽咯血、精血不足、腰膝酸软、须发早白。

用法与用量

煎汤内服，9 ~ 15 克。

现代研究

黄精富含功能性多糖、黄酮类化合物、甾体类、皂苷类等生物活性物质，具有提高免疫力、保护肾脏、调节血糖血脂的作用。

民间验方

1. 痫疾（小儿）：鲜黄精 30 克，切成 2 毫米厚的片，放在火上炙黄后摊凉，水煎服，每日 1 剂。

2. 小儿腹泻：黄精 20 克、青绳儿根（木防己）5 ~ 9 克，将黄精切片晒干后炒热摊凉与青绳儿根（木防己）一同水煎服。

注意事项

体寒便溏、咳嗽痰多者慎用。

参考文献

[1] 雷后兴，李建良 . 中国畲药学 [M]. 北京：人民军医出版社，2014.

[2] 杨德，薛淑静，卢琪，等 . 黄精药理作用研究进展及产品开发 [J]. 湖北农业科学，2020，59（21）：5–9.

[3] 浙江省食品药品监督管理局 . 浙江省中药炮制规范（2015 年版）[M]. 北京：中国医药科技出版社，2016.

（诸葛智鑫）

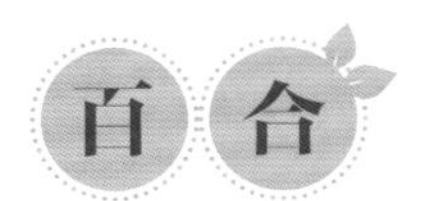

别名

红花百合、鹿子百合、条形百合。

来源

百合品种繁多，在此主要介绍浙南地区 4 种野生百合，分别是百合科植物野百合 *Lilium brownii* F.E.Br.ex Miellez、卷丹 *Lilium lancifolium* Thunb.、药百合 *Lilium speciosum* Thunb.var.*gloriosoides* Baker、条叶百合 *Lilium callosum* Siebold et Zucc.。畲医应用部位主要是百合的鳞叶、花及种子。

植物特征

百合鳞叶呈长椭圆形，长 2 ~ 5 厘米，宽 1 ~ 2 厘米，中部厚 1.3 ~ 4

毫米。表面呈黄白色至淡棕黄色，有的微带紫色，有数条纵直平行的白色维管束。顶端稍尖，基部较宽，边缘薄，微波状，略向内弯曲。质硬而脆，断面较平坦，角质样。气微，味微苦（图 4–10–1）。

野百合是多年生草本。叶互生，花单生或数朵排列，成顶生近伞房状花序，呈乳白色，喇叭形，稍向下垂；苞片披针形，背面稍带紫色，内面无斑点，上部张开或先端外弯但不反卷，蜜腺两侧有小乳头状突起（图 4–10–2）。人们时常能在野外路边、溪沟边见到野百合的“身影”，除西北外，在全国的大部分地区均有分布。

卷丹便是丽水人俗称的红花百合，是药典收载的百合来源之一，因其向外翻卷的橙红色花瓣而得名卷丹。卷丹的花瓣除反卷外，其上还分布有紫黑色的斑点。叶散生，上部叶腋有珠芽（图 4–10–3）。

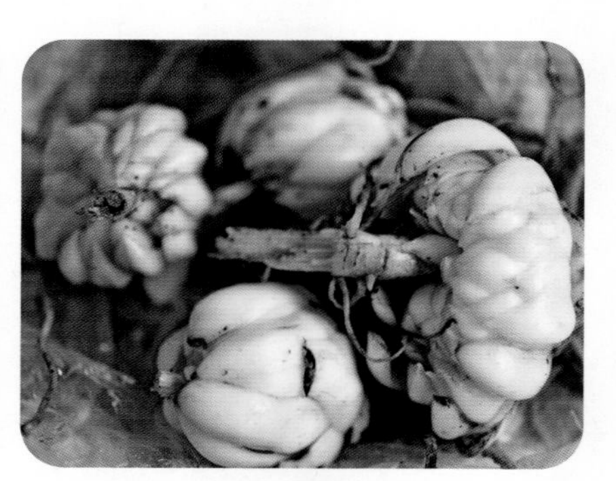

图 4–10–1　新鲜百合鳞叶

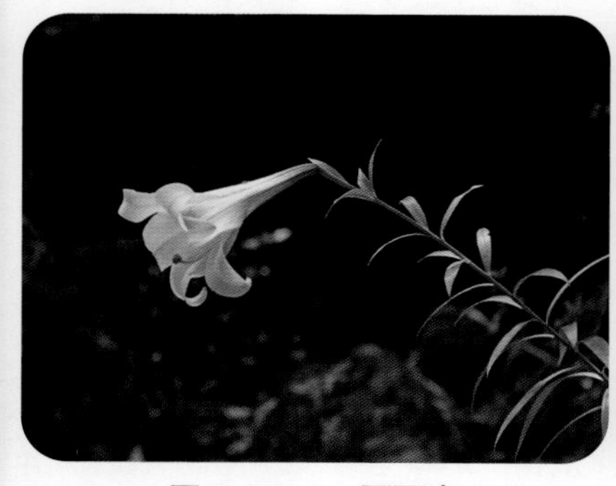

图 4–10–2　野百合

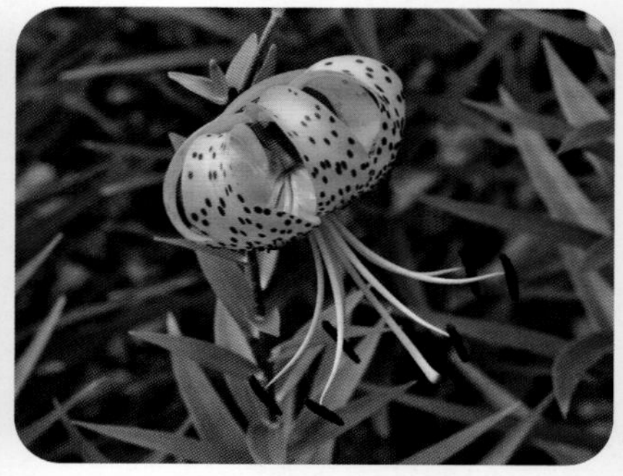

图 4–10–3　卷丹

药百合又称鹿子百合，叶散生。花 1 ~ 5 朵，排列成总状花序或近伞形花序；花下垂，花瓣白色反卷，边缘波状，花瓣中心至二分之一处有紫红色斑块或斑点，蜜腺两边有红色流苏状突起和乳头状突起。

条叶百合叶散生，条形；花单生或少有数朵排成总状花序。花下垂；花被片中部以上反卷，呈红色或淡红色，几无斑点（图 4–10–5）。

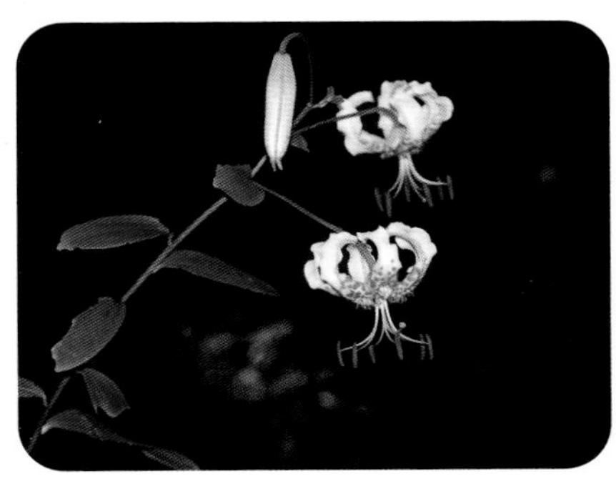

图 4–10–4　**药百合**

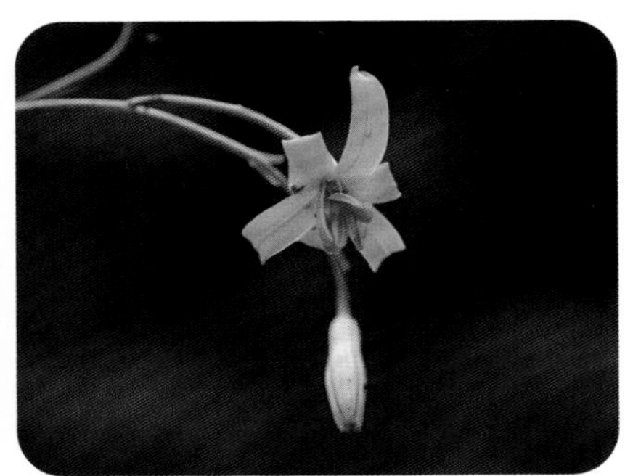

图 4–10–5　**条叶百合**

分布

陕西、四川、云南地区是我国野生百合种质资源重要的分布地区。丽水全市范围内均有分布，在丽水的景宁和青田的舒桥有较大的种植基地。

采收加工

花入药，夏季开花时采收；鳞叶入药秋季采收，洗净，鲜用或干燥；种子宜秋季果实成熟时采收。

功效与主治

1. 鳞叶：味甘，性寒，具有养阴润肺、清心安神的功效。

2. 花：味甘，微苦，性微寒，具有清热润肺、宁心安神的功效。

3. 种子：味甘，微苦，性凉，具有清热止血的功效。

在药用百合中，以鳞叶为主，主治阴虚久咳、痰中带血、虚烦惊悸、失眠多梦、精神恍惚。

用法与用量

干燥百合鳞叶内服煎汤，6 ~ 12 克，外用适量。

现代研究

百合鳞茎中的基本营养成分主要为淀粉、果胶及蛋白质，有镇咳祛痰、镇静、抗疲劳、止血等作用。

民间验方

百合鳞叶

1. 肺虚久咳、痰中带血：百合 30 克、雪梨 1 个（去心切块）、款冬花 10 克（布包）、冰糖 10 克，隔水炖 1 小时，去款冬花（布包），分 2 日温服食。

2. 心悸失眠，体质虚弱：百合 30 克、莲子肉 30 克、瘦猪肉 100 克，入锅加水煲熟，加盐，高汤适量调味，经常食用。

民间畲医用药一般善用鲜药，喜就地取材，野百合用的相对要多，并以花入药。

1. 痈疽：百合花头 20 克、食盐 10 克，共捣烂（加适量水），调成糊状，敷患处。

2. 疮疖：百合花头适量，碾成细粉，加适量水调成糊状，敷患处。

3. 干咳：百合花头 15 克、冰糖 60 克，水煎服。

注意事项

由于百合性偏寒，风寒咳嗽及脾胃虚寒便溏者禁服。另外，从资源保护和可持续利用的角度考虑，同样的疾病，能用花就尽量不用鳞叶。

参考文献

[1] 雷后兴，李建良. 中国畲药学 [M]. 北京：人民军医出版社，2014.
[2] 程文亮，李建良. 浙江丽水药物志 [M]. 北京：中国农业科学技术出版社，2014.
[3] 甘慈尧. 浙南本草新编（续编）[M]. 北京：中国中医药出版社，2018.

（叶娇燕）